Dieta Mediterranea

500 de las recetas más buscadas para quemar grasa y energizar el cuerpo.

Plan de comidas de 2 semanas.

Desafío de pérdida de peso

Por

Fiona Griffith

TABLA DE CONTENIDOS

UN PLAN DE MENÚ DE 14 DÍAS 13

ENSALADAS 22

1. PASTA GRIEGA DE ACEITUNAS Y QUESO FETA 22
2. TOMATES RELLENOS DE QUESO DE CABRA 22
3. ENSALADA SIRIA DE PEPINO Y YOGUR 23
4. TABBOULEH CLÁSICO 23
5. ENSALADA DE HABAS BLANCAS GRIEGAS SALADAS 24
6. ENSALADA DE ESPÁRRAGOS ASADOS CON NARANJA PICANTE 24
7. VEGETALES MIXTOS DEL MEDITERRÁNEO . 25
8. ENSALADA DE CALABACÍN NORTEAFRICANA 26
9. VEGETALES CON MEDALLONES DE QUESO 26
10. ENSALADA DE HINOJO 27
11. ENSALADA DE AGUACATE 27
12. ENSALADA DE ZANAHORIA TUNECINA .. 27
13. ENSALADA GRIEGA CLÁSICA 28
14. ENSALADA CÉSAR LIGERA 28
15. ENSALADA DE BERENJENA MARROQUÍ. 29
16. ENSALADA DE ATÚN TUNECINO 29
17. ENSALADA RECIÉN CORTADA CON ADEREZO DE NUEZ 30
18. ENSALADA ESPAÑOLA SIMPLE 31
19. ENSALADA DE PEREJIL Y CUSCÚS 31
20. ENSALADA DE SARDINA 32
21. ENSALADA DE PASTA Y CAMARONES 32
22. ENSALADA DE BERRO CON MANDARINA PICANTE 33
23. ENSALADA DE CAPRI TOSTADO 33
24. ENSALADA DE ENDIBIAS Y ESPINACAS .. 34
25. ENSALADA DE RÚCULA Y PERA ASIÁTICA 34
26. ENSALADA DE HIGO Y JAMÓN 35
27. ENSALADA DE ALCACHOFAS A LA PARRILLA 35
28. GARBANZOS Y VEGETALES DE JARDÍN ... 36
29. ENSALADA DE BERROS PICANTES 36
30. ENSALADA DE PATATAS CON HIERBAS .. 37
31. ENSALADA DE SANDÍA 37
32. ENSALADA DE PASTA DE VERANO 38
33. ESCAROLA CON ADEREZO DE ANCHOAS 38
34. ENSALADA DE PERA Y NUEZ 38
35. ENSALADA CRUJIENTE DE POLLO Y FRUTA 39
36. ENSALADA DE PERA Y BERROS 39
37. ENSALADA DE CHAMPIÑONES Y CEBADA 40
38. ENSALADA FRESCA Y PICADA DEL JARDÍN 41
39. ENSALADA DE PEPINO 41
40. ENSALADA DE MAÍZ Y FRIJOLES 41
41. ENSALADA DE PERA EXÓTICA 42
42. ENSALADA DE PASTA DE TOMATE 42
43. ENSALADA DE ESPINACA 43
44. ENSALADA DE COL ROJA DULCE 43
45. ENSALADA DE REMOLACHA Y TOMATE. 44
46. ENSALADA DE GUISANTES 44
47. ENSALADA DE TOMATE CON ALBAHACA, ALCAPARRAS Y VINAGRETA 44
48. ENSALADA DE COL PICANTE 45

SOUPS 46

49. SOPA DE PASTA DE HUEVO Y LIMÓN 46
50. CALDO DE POLLO, FRESCO 46
51. SOPA VERDE CREMOSA DE JARDÍN 47
52. SOPA DE POLLO Y ORZO CON LIMÓN ... 47
53. SOPA FRÍA DE AGUACATE 48
54. SOPA DE PATATAS Y BRÓCOLI CON VERDURAS 48
55. SOPA DE VERDURAS Y TORTELLINI 49
56. ESTOFADO DE OSTRAS A LA ANTIGUA ... 49

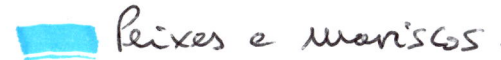 Peixes e mariscos.

57. SOPA DE HUEVO CON VEGETALES 50
58. SOPA DE TORTELLINI CON ESPINACAS .. 51
59. SOPA DE ALMEJAS ROJAS 51
60. GUISO DE VERDURAS PICANTES 51
61. SOPA DE COLIFLOR 52
62. SOPA DE TORTELLINI CON TOMATE 53
63. STRACCIATELLA 53
64. SOPA DE LENTEJAS 54
65. UNA SABROSA SOPA MEDITERRÁNEA DE GARBANZOS 54
66. GAZPACHO DE JARDÍN FRESCO 55
67. SOPA DE TOMATE FRÍA 56
68. SOPA ITALIANA: MINESTRONE CON PESTO 56
69. SOPA DE POLLO CON TROZOS DE REPOLLO 57
70. SOPA FRANCESA PISTOU 58
71. UNA BUENA SOPA DE FRIJOLES! 58
72. SOPA DE ESPINACAS Y QUESO FETA 59
73. SOPA DE PESCADO CON TROZOS DE AZAFRÁN 60
74. SOPA DE ESCAROLA DE POLLO 60
75. SOPA FRÍA DE PEPINO 61
76. SOPA DE BERENJENA CON JEREZ SECO Y QUESO FETA 61
77. SOPA DE PASTA Y FRIJOLES 62
78. SOPA DE POLLO DE LA MAMÁ 63
79. SOPA DE PATATAS Y PUERROS CON SALMÓN AHUMADO 63

Pizza, salsas para pizza y bordes de la pizza 65

80. PIZZA DE SALMÓN AHUMADO Y QUESO MOZZARELLA 65
81. PIZZAS DE PAN PLANO DE BRÓCOLI Y PECORINO 65
82. PIZZA DE CHAMPIÑONES Y QUESO SUIZO. 66
83. PIZZA DE ALBAHACA FRESCA Y QUESO MOZZARELLA 66

84. PIZZA DE CAMARONES Y QUESO MOZZARELLA. 67
85. PIZZA MARGHERITA 67
86. PIZZA DE TOMATE, BERENJENA Y ALBAHACA 68
87. PIZZA DE PIMIENTO DULCE PICANTE ... 68
88. PIZZA DE HONGOS SILVESTRES 69
89. PIZZA DE TOMATES SECOS CON ANCHOAS 70

Salsas para pizza 71

90. SALSA DE PIZZA TRADICIONAL 71
91. SALSA DE PIZZA PICANTE DE TOMATE Y ALBAHACA 71
92. SALSA DE PIZZA DE TOMATE SECO AJO PICANTE Y ACEITE DE OLIVA 72
93. SALSA DE PIZZA 72

El contorno de la pizza 73

94. MASA CRUJIENTE DE PIZZA INTEGRAL DELGADA 73
95. MASA DE PIZZA INTEGRAL 73
96. MASA DE PIZZA DE CORTEZA FINA 74
97. MASA DE PIZZA DE CORTEZA FINA DE GRANO ENTERO 74

Tortillas, huevos, frittatas y cereales 76

98. TORTILLA DE MANZANA, PASAS Y CANELA CON QUESO 76
99. HUEVOS ESCALFADOS CON VEGETALES 76
100. FRITTATA VEGETAL MIXTA 77
101. TORTILLA ESPAÑOLA 77
102. FRITTATA DE QUESO Y BRÓCOLI 78
103. FRITTATA DE JAMÓN Y CALABACÍN 79
104. FRITTATA DE CALABACÍN 80
105. TORTILLA DE VEGETALES CON PESTO 81

Platos principales 82

106. FILETE DE LENGUADO PICANTE 82
107. PAELLA ESPAÑOLA CON ARROZ AL AZAFRÁN, MARISCOS Y POLLO 82

3

108. BROCHETAS DE CORDERO MEDITERRÁNEO A LA PARRILLA Y VERDURAS 83
109. TRUCHA RELLENA AL HORNO 84
110. GRANDIOSOS FRIJOLES Y POLLO DEL NORTE 84
111. BOUILLABAISSE 85
112. BRÓCOLI PICANTE RABE CON PASTA PENNE 85
113. SALMÓN CÍTRICO A LA PARRILLA CON HOJAS DE AJO 86
114. LINGUINE AL ESTILO SICILIANO CON BERENJENA Y PIMIENTOS ASADOS 87
115. PENNE CON ROMERO Y VINAGRE BALSÁMICO 87
116. POLLO Y BERENJENA 88
117. CAPELLINI DE TRIGO ENTERO PICANTE CON AJO 89
118. PARGO ROJO ASADO CON AJO 89
119. PASTA CON PIÑONES Y VIEIRAS 90
120. CAMARONES PICANTES CON PASTA CABELLO DE ÁNGEL 90
121. SALMÓN GLASEADO CON FRUTAS Y CUSCÚS 91
122. PASTA PRIMAVERA CON CAMARONES .. 92
123. GUISO DE MEJILLONES TURCO 92
124. CONCHAS RELLENAS DE PESTO 93
125. LUBINA AL VAPOR 94
126. LENGUADO TAHINI AL HORNO 95
127. POLLO PICANTE CON CUSCÚS 95
128. VIEIRAS Y CAMARONES CÍTRICOS 96
129. VIEIRAS ESCALFADAS ITALIANAS 96
130. MERO A LA PARRILLA LIGERAMENTE EMPANIZADO 97
131. TILAPIA RELLENA PICANTE 97
132. TILAPIA HORNEADA 98
133. RIGATONI PICANTE CON MEJILLONES ... 99
134. LINGUINE Y MARISCOS MIXTOS 99
135. CORDERO CON ACEITUNAS NEGRAS ... 100
136. PEZ ESPADA ENNEGRECIDO 101
137. RIGATONI CON CORDERO 101
138. PASTA CORBATA DE LAZO CON BERENJENA Y ACEITUNAS NEGRAS 102
139. PASTA CON SALSA DE ALMEJAS ROJAS 102
140. PASTA CON ALMEJAS, VINO Y PIMIENTOS PICANTES. 103
141. ESPAGUETI DE TRIGO INTEGRAL CON SALSA DE ANCHOAS Y AJO 104
142. FETTUCCINE CON TOMATES SECOS Y QUESO DE CABRA 104
143. CERDO ASADO FLORENTINO 105
144. POLLO CON SALSA DE GRANADA 105
145. PICCATA DE POLLO 106
146. ATÚN Y TOMATE A LA PARRILLA 107
147. CAMARONES EN SALSA DE FRIJOLES NEGROS PICANTES 107
148. POLLO Y VERDURAS CON LIMÓN 108
149. SALMÓN CON INCRUSTACIONES DE RÁBANO PICANTE 108
150. PASTELES DE SALMÓN CON SALSA DE CREMA AGRIA Y ENELDO 109
151. PARGO ROJO INCRUSTADO CON SALSA DE ENELDO 110
152. VIEIRAS CON INCRUSTACIONES DE RÁBANO NARANJA 111
153. CANGREJO DUNGENESS AL VAPOR 111
154. TRUCHA ARCO IRIS ENTERA A LA PARRILLA CON SALSA DE CEBOLLINO 112
155. FILETES DE ATÚN ENNEGRECIDOS CON SALSA DE MOSTAZA Y JENGIBRE 112
156. PECHUGAS DE POLLO RELLENAS DE SÉSAMO 113
157. FILETES DE PECHUGA DE POLLO CON MANGO A LA PARRILLA 114
158. HAMBURGUESAS DE PAVO A LA PARRILLA 114
159. PENNE DE TRIGO ENTERO CON CAMARONES Y BRÓCOLI 115

■ Peixes e mariscos ■ Pasta

160. PLATIJA AL HORNO CON ALCAPARRAS Y CAMARONES BEBÉS.................. 115
161. TILAPIA A LA PARRILLA 116
162. CHULETAS DE CORDERO CON AJO A LA PARRILLA 117
163. SALSA DE TOMATE Y ANCHOAS CON PASTA 117
164. MEJILLONES AL VAPOR CON AJO Y VERMÚ SECO 118
165. LASAÑA SIN CARNE............................. 118
166. HAMBURGUESAS DE MARISCOS CON FRIJOLES NEGROS 119
167. HAMBURGUESAS DE PAVO 120
168. FETTUCCINI CON SALMÓN AHUMADO Y PESTO DE ALBAHACA.. 120
169. FILETES DE FLETÁN A LA PARRILLA CON PESTO DE TOMATE 121
170. BACALAO EN SALSA DE PESTO CON TOMATES SECOS... 121
171. TRUCHA ALMANDINA 122
172. VIEIRAS A LA PARRILLA CON SALSA DE NARANJA Y JENGIBRE 123
173. HAMBURGUESAS DE CANGREJO 123
174. HAMBURGUESAS DE CERDO MOLIDO A LA PARRILLA 124
175. MEJILLONES EN SALSA ROJA PICANTE. 124
176. MEJILLONES AL HORNO O A LA PARRILLA 125
177. POLLO CON HONGOS 126
178. MERO A LA PARRILLA 126
179. PECHUGAS DE POLLO CON CORTEZA .. 127
180. FETTUCCINI CON QUESO PROVOLONE Y PASTA DE ACEITUNAS NEGRAS........................ 127
181. CANELONES DE HONGOS CON RICOTTA 128
182. PASTELES DE CANGREJO...................... 128
183. SALTEADO DE PESCADO MIXTO SOBRE CUSCÚS DE AJO 129
184. GNOQUIS CON CAMARONES Y ESPÁRRAGOS 129
185. MARSALA DE CERDO........................... 130
186. PASTA PENNE CON POLLO EN SALSA DE AJO 131
187. POLLO Y ARROZ SALVAJE CON VERDURAS 131
188. PASTA DE LIMÓN CON QUESO DE CABRA Y ESPINACAS 132
189. MEZCLA DE MARISCOS ASADOS 132
190. CHULETAS DE CERDO Y SALVIA............ 133
191. PAN CON CARNE DE PAVO 134
192. PAVO TETRAZZINI 135
193. BACALAO A LA PARRILLA 135
194. POLLO CACCIATORE............................. 136
195. PASTA CON SALSA DE SALMÓN 136
196. POLLO HORNEADO CON MOSTAZA Y PIMENTÓN AHUMADO 137
197. PENNE CON PANCETA Y HONGOS 137
198. JUDÍAS BLANCAS Y SETAS SILVESTRES CON POLLO 138
199. PASTA FRESCA CON CANGREJO FRESCO Y LIMÓN 139
200. SALMÓN ASADO CON ESPINACAS MARCHITAS 139
201. CALABACINES RELLENOS CON VERDURAS Y SALCHICHAS DULCES ITALIANAS 140
202. CAMARONES CON MIEL Y MOSTAZA... 141
203. FILETE DE LENGUADO A LA PIMIENTA. 141
204. TRUCHA ARCO IRIS PICANTE A LA PARRILLA.. 142
205. POLLO ASADO Y CEBADA CON VERDURAS 142
206. VIEIRAS CON MANZANAS ESTOFADAS 143
207. ORECCHIETTE CON ESPINACAS, COL RIZADA, MIGAS DE PAN TOSTADO Y PIÑONES EN UNA SALSA ROJA.. 143
208. LINGUINI DE SALMÓN AL AJO............. 144
209. CHULETAS DE POLLO DESHUESADAS... 145
210. FILETES DE SALMÓN ASADOS A LA SARTÉN 145

Peixes e mariscos — Pasta

211. LUBINA CHILENA AL HORNO 146
212. QUICHE DE ESPINACAS Y QUESO SUIZO 146
213. GALLINAS DE MAÍZ TOSTADAS 147
214. POLLO A LA PARRILLA CON SALSA DE POMODORO 147
215. BERENJENA PARMESANA DE FÁCIL COCCIÓN 148
216. PASTA MEDITERRÁNEA PICANTE 149
217. FRIJOLES BLANCOS Y CAMARONES DE PIMENTÓN AHUMADO 149
218. CUSCÚS DE CAMARONES Y HONGOS SALTEADOS 150
219. ALBÓNDIGAS AL HORNO 151
220. LA LASAÑA HECHA FÁCIL 151
221. VIEIRAS DE QUESO PARMESANO A LA PLANCHA CON ARROZ PILAF 152
222. SALMÓN CON PIMIENTA DE LIMÓN 153
223. VIEIRAS DORADAS 153
224. FUSILLI Y TOMATE FRESCO 154
225. TRUCHA LIGERAMENTE FRITA EN LA SARTÉN CON SALSA DE ENELDO 154
226. BRANZINO ENTERO ASADO CON SALSA MANTECOSA DE LIMÓN 155
227. PASTA DE SARDINAS CON LIMÓN Y AJO 155
228. RIGATONI EN UNA SALSA DE HIERBAS FRESCAS 156
229. PASTA Y JUDÍAS BLANCAS 157
230. PESCADO CON CORTEZA DE PARMESANO 157
231. SALMÓN CON PIMENTÓN AHUMADO 158
232. FRIJOLES Y MÁS FRIJOLES 158
233. PASTA DE ORQUÍDEA Y TOMATES ASADOS 159
234. FLETÁN A LA SARTÉN CON SALSA DE LIMÓN. 159
235. TILAPIA DE LIMÓN Y PIMIENTA A LA PLANCHA 160

236. PASTA CON TOFU EN UNA SALSA MARINERA PICANTE 160
237. FETTUCCINE DE ESPINACAS CON ALCACHOFAS BEBÉ 161
238. PECHUGAS DE POLLO ASADAS AL ROMERO 162
239. POLLO Y HUMUS PICANTE 162
240. ALBÓNDIGAS DE PAVO CON PASTA INTEGRAL Y SALSA DE TOMATE 163
241. CALAMARES EN SALSA ROJA PICANTE. 164
242. FRIJOLES NEGROS Y ARROZ INTEGRAL 164
243. GUISADO CON LENTEJA 165
244. SALMÓN ENNEGRECIDO A LA PARRILLA 166
245. CABELLO DE ÁNGEL CON MARINARA FRESCA 166
246. PASTA DE CAMARONES AL LIMÓN 167
247. LUBINA ENTERA A LA PARRILLA 167
248. PIEL DE TERNERA 168
249. BERENJENA PICANTE 169

Panqueques 170

250. TORTITAS DE SUERO DE LECHE DE FRESA 170
251. PANQUEQUES DE SUERO DE BANANA 170
252. PANQUEQUES DE ARÁNDANOS MULTIGRANO CON NUECES 171
253. PANQUEQUES DE MANZANA Y NUEZ MULTIGRANO 171

PLATOS DE ACOMPAÑAMIENTO 173

254. ARROZ DE SAFFRON 173
255. LIMÓN PICANTE ACELGA SUIZA 173
256. ORZO CON QUESO FETA Y FLORES DE BRÓCOLI 174
257. PIMIENTOS ASADOS 174
258. ESPINACAS Y PIÑONES CLÁSICOS 174
259. CONCHAS DE PASTA RELLENAS Y FRÍAS 175
260. ARROZ GRIEGO 176
261. ARROZ DE AJO 176

Arroz, cous-cous, etc... ☐ Vexetais

262. CUSCÚS, TOMATES Y JUDÍAS NEGRAS. 177
263. ESPÁRRAGOS CON HIERBAS FRESCAS DE JARDÍN 177
264. BRÓCOLI CON AJO FRESCO 178
265. PISTO TIERNO Y CRUJIENTE 178
266. ACELGAS CON AJO 179
267. MAZORCA GRAN MAÍZ 179
268. PÁSAME LOS GUISANTES, POR FAVOR!180
269. DEDOS DE PATATA ASADA CON CHALOTAS Y HIERBAS FRESCAS 180
270. COL RIZADA CON ADEREZO DE MOSTAZA NARANJA 181
271. MITADES DE AGUACATE ASADAS Y QUESO CHEDDAR 181
272. BRÓCOLI CON ALMENDRAS Y ACEITUNAS 182
273. POLENTA A LA PARRILLA CON QUESO CHEDDAR Y TOMATES 182
274. CUSCÚS CON NABOS Y VERDURAS 183
275. CUÑAS DE PATATAS ASADAS AL HORNO 183
276. REMOLACHAS ROJAS FRESCAS HERVIDAS 184
277. COL RIZADA Y ESPINACAS SALTEADAS CON SETAS Y TOMATE 184
278. ALCACHOFAS BEBÉS ASADAS Y QUESO PARMESANO 185
279. BRÓCOLI ITALIANO 185
280. BRÓCOLI TIERNO Y CRUJIENTE 186
281. PAPAS FRITAS PICANTES CORTADAS CON JULIANAS 186
282. TOMATES FRESCOS GUISADOS 187
283. PATATAS DULCES DOS VECES HORNEADAS CON QUESO Y SALVIA FRESCA 187
284. CALABAZA DE BELLOTA ASADA 188
285. GUISANTES NEVADOS PICANTES 188
286. CUSCÚS DE LIMÓN Y ALMENDRA 189
287. CALABAZA DE BELLOTA HORNEADA 189
288. GUISANTES CON PESTO DE ALBAHACA 189
289. SAUTÉED KALE 190
290. COLES DE BRUSELAS CARAMELIZADAS CON AJO Y PIMIENTOS ROJOS 190
291. CEBOLLAS CARAMELIZADAS Y COL ASADA 191
292. BRÓCOLI ASADO 192
293. ESPINACAS FRESCAS CON SETAS ASADAS 192
294. PAPAS FRITAS DE CHIRIVÍA AL HORNO CON ROMERO 193
295. PARMESANO CÉSAR ASADO ROMANO 193
296. LIMÓN, AJO, ESPÁRRAGOS 194
297. HABAS CON SALSA PESTO 194
298. PURÉ DE CHIRIVÍAS Y ZANAHORIAS 195
299. FETA Y FRIJOLES MIXTOS 195
300. HINOJO COCIDO TOSCANO 196
301. HONGOS JUMBO PORTOBELLO A LA PARRILLA 196
302. GARBANZOS CON CUSCÚS 196
303. CUSCÚS PICANTE 197
304. VERDURAS SALTEADAS CON TOMILLO FRESCO 198
305. CUSCÚS DE CANELA 198
306. ACELGAS Y ARROZ ARBÓREO 199
307. ARROZ PILAF BÁSICO 199
308. BERENJENA HORNEADA CON AJO Y ALBAHACA 200
309. POLENTA 201
310. PORTOBELLOS SALTEADOS CON AJO Y PEREJIL 201
311. FRIJOLES CANNELLINI CON AJO 201
312. POLENTA CON SETAS Y AJO 202
313. BERENJENA A LA PARRILLA 202
314. JUDÍAS VERDES CON JENGIBRE Y VAINAS DE GUISANTES 203
315. ALCACHOFAS AL VAPOR 203
316. ARROZ INTEGRAL DE MAMÁ 204

317. PATATAS FRITAS AL HORNO CON PESTO DE ALBAHACA 204
318. JUDÍAS VERDES Y PORTOBELLOS 205
319. COLIFLOR ASADA AL AJO 205
320. ESPINACAS SALTEADAS AL AJO............ 206
321. RISOTTO DE ALCACHOFA 206

ENVOLTORIOS Y SÁNDWICHES 208

322. SÁNDWICH DE PIMIENTO ROJO ASADO 208
323. CORDERO WRAP................................. 208
324. VEGGIE WRAP..................................... 209
325. BOLSILLOS DE PITA RELLENOS DE CANGREJO Y AGUACATE................................. 209
326. SÁNDWICH DE HONGOS JUMBO PORTOBELLO A LA PARRILLA 210
327. KHUBZ DE TRIGO INTEGRAL RELLENO. 210
328. HUMUS PICANTE EN PANES TOSTADOS DE PITA 211
329. BOLSILLOS DE GARBANZOS PITA 212
330. ENVOLTURA DE HONGOS PICANTES ... 212
331. SÁNDWICH DE GARBANZOS Y ESPINACAS FRESCAS... 213
332. SÁNDWICH DE PESCADO AHUMADO Y PIMIENTA ASADA... 213
333. HAMBURGUESA DE HONGOS PORTOBELLO CON CEBOLLAS CARAMELIZADAS 214
334. UNA GRAN ENSALADA DE ATÚN EN UNA TOSTADA DE GRANO ENTERO 214
335. "EL DESCUIDADO JOE SIN CARNE" 215
336. SÁNDWICH DE PERA, QUESO CREMA Y CEBOLLA ROJA 215
337. SÁNDWICH DE QUESO DE CABRA Y PESTO 216
338. SÁNDWICH DE ATÚN Y CHILE A LA PARRILLA 216
339. ENVOLTURA DE MANZANA, NUEZ Y PASAS 217
340. ENVOLTURA DE POLLO AL PESTO 217
341. ENVOLTURA DE CAMARÓN Y AGUACATE 218

PANES.. 219

342. FOCACCIA 219
343. KHUBZ EGIPCIO (PAN DE PITA) 220
344. LAVOSH 220
345. PAN DE PLÁTANO Y NUEZ 220
346. PAN DE SÉSAMO (KERSA) 221
347. PAN INTEGRAL DE MIEL 222
348. PAN INTEGRAL DE ARÁNDANOS Y NUECES 222
349. PAN INTEGRAL DE FRUTAS Y NUECES.. 223
350. PAN INTEGRAL DE GRANADA CON NUECES 223
351. PAN INTEGRAL CON NUECES 224
352. PAN BLANCO DE TRIGO CON ALBAHACA Y TOMATE SECO 224

POSTRES... 226

353. FRESAS Y PERAS ESCALFADAS.............. 226
354. HIGOS CON YOGURT NATURAL 226
355. DELEITE DE MOUSSE DE MIEL.............. 227
356. TORTAS DE ESPECIAS 227
357. COMPOTA DE MELOCOTÓN MARSALA 228
358. MELOCOTONES O NECTARINAS SALTEADAS CON JARABE DE ARCE 228
359. MOUSSE DE MANGO DULCE................ 229
360. FRUTA FRESCA AL YOGURT CON RON . 230
361. BROCHETAS DE FRUTA FRESCA Y SALSA DE MIEL DE CANELA............................. 230
362. STUFFED DATES 231
363. ARROZ CON LECHE DULCE ITALIANO ... 231
364. CREMA DE PLÁTANO Y MANZANAS ASADAS 231
365. SORBETE DE MELÓN 232
366. SORBETE DE MELAZA.......................... 232
367. FRESAS Y JARABE BALSÁMICO 233
368. MELOCOTONES CON LICOR 233

🟦 Peixe e marisco   🟧 Arroz, cous-cous, etc...
☐ Vexetais

369. ALBARICOQUES CON LICOR 234
370. TARTALETAS CON CEREZAS ENDULZADAS Y MIEL 234
371. NARANJAS DULCES MARROQUÍES 235
372. PUDÍN DE CALABAZA 235
373. NIDOS DE MIEL 235
374. PUDÍN DE QUINOA DE FRESA Y RUIBARBO 236
375. FRESAS BORRACHAS 237
376. YOGURT DELICIOSAMENTE AZUCARADO 237
377. PASTEL DE MELOCOTÓN 238
378. PASTELES DE LIMÓN 238
379. COMPOTA DE VAINILLA Y RUIBARBO .. 239
380. REFRESCANTES ESTALLIDOS DE NARANJA 239
381. PASTEL DE FRESA Y NUEZ 240
382. SALSA DE MANZANA 240
383. SORBETE DE ALBARICOQUE 241
384. PIÑA CARAMELIZADA Y PISTACHOS 241
385. MANZANAS ESPECIALES 242
386. FRESAS AMARETTO 242
387. SHERBET DE LIMÓN 243
388. CREMA AGRIA Y GALLETAS DE NUEZ ... 243
389. TAZAS DE POSTRE DE MERENGUE DE LIMA 244
390. PASTEL DE MANZANA CASERO 245
391. TAZAS DE CREPES TOSTADAS CON BAYAS FRESCAS EN UNA SALSA DE YOGURT DE LIMÓN 245
392. CREPES DE PLÁTANO Y FRESA SALTEADOS Y TOSTADOS 246
393. ROLLOS DE PASTA DE NUECES FRITAS. 247
394. GALLETAS DE MERENGUE 247
395. MERENGUES CON FRAMBUESA 248
396. BROWNIES 248
397. COMPOTA DE CIRUELAS DULCES 249
398. MACARRONES DE NARANJA 249
399. PIÑA FRESCA EN JARABE DE RON PICANTE 250
400. MAGDALENAS DE CHOCOLATE SALUDABLES 251
401. PANECILLOS SALUDABLES DE PLÁTANO Y NUECES 251
402. PERAS CARAMELIZADAS 252
403. SORBETO DE PLOMO 252
404. PUDÍN DE DOBLE CHOCOLATE OSCURO 253
405. MAGDALENAS DE ÁNGEL NARANJA 253
406. DULCES DE CHOCOLATE 254
BATIDOS Y SORBETES 255
407. ARÁNDANO CON SUERO DE LECHE BATIDO 255
408. EL FRESCOR DEL VERANO 255
409. SUNDAE DE FRESA SUERO DE LECHE ... 256
410. MOUSSE DE CHOCOLATE CON SUERO DE LECHE 256
411. DELICIA DE PIÑA CON SUERO DE LECHE LICUADO 257
412. PLÁTANO, MELOCOTÓN, VAINILLA, LECHE DE SOJA Y BATIDO 257
413. BATIDO DE CHOCOLATE, FRAMBUESA Y LECHE DE SOJA 257
414. MELÓN CON SUERO DE LECHE 258
APERITIVOS, SALSAS Y BOCADILLOS 259
415. ☐ AJO ASADO 259
416. ☐ HOJAS DE UVA RELLENAS (DOLMAS) ... 259
417. ☐ BRUSCHETTA DE TOMATE Y AJO 260
418. ☐ BRUSCHETTA DE TOMATE Y QUESO PARMESANO FRESCO 260
419. ☐ CROSTINI ITALIANO 261
420. ☐ CROSTINI DE HONGOS 261
421. ☐ ANTIPASTI 262
422. ☐ AGUACATE UNTADO CON TOSTADAS DE AJO CRUJIENTES 263
423. 🟦 CAMARONES EN CENTENO TOSTADO . 263
424. ☐ HUMUS Y BROTES DE ALFALFA 264

Salsas →

425. CROSTINI DE MANZANA, GORGONZOLA Y NUEZ 264
426. SALSA DE AGUACATE Y MANGO 264
427. VIEIRAS DE LAUREL CON PIMENTÓN AHUMADO 265
428. CROSTINI CON PESTO, PROSCIUTTO, MOZZARELLA Y TOMATES SECOS. 265
429. BOTES DE TOMATE ASADO.................. 266
430. MORDISCOS DE CANGREJO CON QUESO 266
431. UN CRUJIENTE POLLO PARMESANO.... 267
432. BOTES DE CALABACÍN PARA PIZZA 267
433. TOSTADAS DE AGUACATE 268
434. POLENTA CRUJIENTE CUBIERTA CON UNA MARINARA PICANTE 268
435. SALSA FRÍA DE AGUACATE.................. 269
436. SALSA DE TRUCHA AHUMADA............. 269
437. SALSA MEDITERRÁNEA 270
438. SALSA DE PEPINO 271
439. MANGO CHUTNEY 271
440. SALSA REMOULADE 271
441. HUMMUS DIP 272
442. FETA GRIEGA Y SALSA DE NUEZ 272
443. SALSA DE FRIJOLES GRIEGOS 273
444. SALSA DE YOGURT DE PEPINO DE HIERBAS 273
445. SALSA DE PIMIENTA ASADA 274
446. HUMMUS CON SALSA DE TAHINI 274
447. MORDISCOS DE CHOCOLATE............... 275
448. OBLEAS DE CANELA Y LINAZA............. 275

BOCADILLOS RÁPIDOS Y FÁCILES 276
449. Cualquier tipo de fruta fresca o vegetal crudo 276
450. 10-20 almendras o nueces crudas con un vaso de agua de 8 onzas 276
451. Batidos de proteína de suero 276
452. Estallido de arándanos 277
453. Sundae de fresa 277
454. Mousse de chocolate........................... 277
455. Batido de chocolate............................. 278
456. Batido de suero de leche de Pineapple Delight 278
457. Locura de melón 279
458. Pepino a Las Finas Hierbas.................. 279
459. Tomate Fresco en Rodajas con Albahaca Fresca 279
460. Gaufres de plátano 280
461. Sándwich de pescado 280
462. Frambuesa y chocolate........................ 280
463. Sándwich de frutas y nueces 281

ESPECIAS, SALSAS, ADOBOS Y ADEREZOS 282
465. MIXTO DE ESPECIALIDADES 282
466. HARISSA (ESPECIA DE PIMIENTO ROJO) 282
467. FROTES DE ESPECIALIDADES................ 282
468. FROTES DE POLLO 283
469. MEZCLA DE CONDIMENTOS ENNEGRECIDOS 283
470. FROTAMIENTO DE POLLO PICANTE 283
471. SALSA DE NARANJA Y JENGIBRE 284
472. GLASEADO DULCE Y PICANTE 284
473. SALSA ROJA DE PESTO 284
474. PASTA DE ACEITUNA NEGRA 285
475. SALSA DE LIMA CON ALMENDRAS TOSTADAS... 285
476. SALSA DE BERENJENA RESISTENTE 286
477. PESTO DE ALBAHACA.......................... 286
478. SALSA DE VINO BLANCO 287
479. SALSA DE CHAMPIÑONES 287
480. UNA SIMPLE Y RÁPIDA SALSA DE TOMATE 288
481. PASTA DE ALMIDÓN DE MAÍZ.............. 288
482. MELAZA GRUESA DE GRANADA........... 288
483. SALSA PESTO PICANTE CON AJO......... 289
484. PESTO DE TOMATES SECOS 289

485.	SALSA DE TOMATE Y ALBAHACA 289	496.	DELICIOSO ADOBO PARA EL POLLO 294
486.	SALSA DE MIEL Y MOSTAZA 290	497.	UN GRAN ADOBO 295
487.	PESTO DE PISTACHO PICANTE 290	498.	ADEREZO DE YOGURT 295
488.	SALSA DE SARDINAS PARA PASTA 291	499.	ADEREZO DE LIMÓN 295
489.	SALSA PESTO DE ALBAHACA 291	500.	ADEREZO PARA ENSALADA DE PIMIENTA Y LIMÓN 296
490.	SALSA DE ALMEJAS ROJAS 292	501.	UN GRAN ADEREZO PARA ENSALADAS 296
491.	SALSA DE ANCHOAS Y AJO 292	502.	ADEREZO SICILIANO 296
492.	SIMPLEMENTE UNA GRAN SALSA MARINARA 293	503.	VINAGRETA DE HIGOS FRESCOS 297
493.	SIMPLE SALSA DE TOMATE PARA PASTA 293	504.	ADEREZO DE VINAGRETA DE MENTA .. 297
494.	ADOBO DE JENGIBRE Y AJO 294	505.	VINAGRETA DE CEBOLLINO 298
495.	GRAN ADOBO DE PESCADO 294	506.	VINAGRETA DE CHALOTE-BALSÁMICO 298

© Copyright 2019 por   Fiona Griffith - Todos los derechos reservados.

El siguiente libro electrónico se reproduce a continuación con el objetivo de proporcionar información lo más precisa y fiable posible. Sin embargo, la compra de este libro electrónico puede verse como un consentimiento al hecho de que tanto el editor como el autor de este libro no son de ninguna manera expertos en los temas tratados en él y que cualquier recomendación o sugerencia que se haga aquí es sólo para fines de entretenimiento. Se debe consultar a los profesionales, según sea necesario, antes de emprender cualquiera de las medidas aquí respaldadas.

Esta declaración es considerada justa y válida tanto por la Asociación Americana de Abogados como por el Comité de la Asociación de Editores y es legalmente vinculante en todo el territorio de los Estados Unidos.

Además, la transmisión, duplicación o reproducción de cualquiera de los siguientes trabajos, incluida la información específica, se considerará un acto ilegal, independientemente de que se realice electrónicamente o en forma impresa. Esto se extiende a la creación de una copia secundaria o terciaria de la obra o una copia registrada y sólo se permite con el consentimiento expreso por escrito del editor. Se reservan todos los derechos adicionales.

La información que figura en las siguientes páginas se considera en general una exposición veraz y exacta de los hechos y, como tal, toda falta de atención, utilización o uso indebido de la información en cuestión por parte del lector hará que las acciones resultantes queden únicamente bajo su competencia. No hay ningún escenario en el que el editor o el autor original de esta obra pueda ser considerado de alguna manera responsable de cualquier dificultad o daño que pueda ocurrirles después de emprender la información aquí descrita.

Además, la información que figura en las páginas siguientes tiene fines exclusivamente informativos y, por lo tanto, debe considerarse universal. Como corresponde a su naturaleza, se presenta sin garantías en cuanto a su validez prolongada o su calidad provisional. Las marcas comerciales que se mencionan se hacen sin consentimiento escrito y no pueden considerarse en modo alguno como un respaldo del titular de la marca.

UN PLAN DE MENÚ DE 14 DÍAS

La dieta mediterránea no es un plan de dieta para perder peso rápidamente, sino un plan nutricional saludable que le ayudará a alcanzar y mantener su peso óptimo, y este plan de menú de muestra de 14 días le ayudará a empezar. Puede sustituir cualquier receta mediterránea por las que figuran en el plan de menús de 14 días. Además, se le anima a comer una amplia variedad de frutas y verduras de colores diferentes. Todas las recetas de este libro están hechas de alimentos frescos, saludables y no procesados. El contenido de grasa incluido en estas recetas es principalmente grasa insaturada (especialmente grasa monoinsaturada y grasa omega-3), con limitada grasa saturada y sin grasas trans. El contenido de sodio de las recetas que usan frijoles enlatados puede reducirse significativamente si se escurren y se enjuagan con agua fría antes de usarlos. Recuerde que debe hacer ejercicio diariamente y ajustar el tamaño de sus porciones para lograr el peso corporal ideal.

DÍA 1

DESAYUNO

- 4 onzas de jugo de vegetales o frutas
- 1 rebanada de pan integral tostado con aceite de oliva extra virgen o 1 cucharadita de pasta vegetal para untar (pasta de aceite de canola/aceite de oliva sin grasas trans)
- 1 cucharadita de mermelada
- ½ taza de yogur natural bajo en grasas (endulzado con edulcorante no calórico, si se desea)
- ½ taza de arándanos o fresas
- 8 onzas de agua
- Café o té (leche de soja o descremada, crema de café sin grasas trans y edulcorante sin calorías, si se desea)

APROXIMADAMENTE. 239 CALORÍAS

UN BOCADILLO OPCIONAL A MEDIA MAÑANA

- 10-20 almendras o nueces
- 8 onzas de agua o bebida no calórica

ALMUERZO

- Garbanzo Pita Pocket
- 1 manzana mediana, cortada en rodajas y rociada con miel.
- 8 onzas de agua o bebida no calórica

APROXIMADAMENTE. 319 CALORÍAS

BOCADILLO DE MEDIODÍA OPCIONAL

- 10-20 almendras o nueces
- 8 onzas de agua o bebida no calórica

CENA

- 1 diente de Ajo grande asado
- ½ (6 pulgadas) pan de pita integral, abierto, rociado con aceite de oliva extra virgen y condimentos de hierbas de su elección, y tostado en el microondas o en el horno hasta que esté crujiente
- Tomates rellenos de queso de cabra
- Mezcla de mariscos
- Vegetal fresco a su elección (dele un poco de sabor con aceite de oliva o vegetales para untar, como se desee)
- Albaricoques borrachos
- 8 onzas de agua
- 1 o 2 (4 onzas) vasos de vino tinto o jugo de uva púrpura
- Café o té (leche de soja o sin grasa, crema de café sin grasas trans y edulcorante sin calorías, si se desea)

APROXIMADAMENTE. 761 CALORÍAS

MERIENDA OPCIONAL DE LA NOCHE

- 1 manzana o naranja
- 8 onzas de agua

DÍA 2

DESAYUNO

- 4 onzas de jugo de vegetales o frutas
- ½ taza de claras de huevo con cebolla, tomate y pimientos verdes cortados en dados y cocinados en una tortilla
- 1 rebanada de pan integral tostado con aceite de oliva extra virgen o 1 cucharadita de pasta vegetal para untar (pasta de aceite de canola/aceite de oliva sin grasas trans)
- 1 cucharadita de mermelada de fruta

- ½ banana pequeña
- 8 onzas de agua
- Café o té (leche de soja o descremada, crema de café sin grasas trans y edulcorante sin calorías, si se desea)

APROXIMADAMENTE. 230 CALORÍAS

UN BOCADILLO OPCIONAL A MEDIA MAÑANA

- 10-20 almendras o nueces
- 8 onzas de agua o bebida no calórica

ALMUERZO

- Pasta griega de aceitunas y queso Feta
- ½ (6 pulgadas) pan de pita integral, tostado, si se desea
- ⅛-pulgadas de melón fresco
- 8 onzas de agua o bebida no calórica

APROXIMADAMENTE. 354 CALORÍAS

BOCADILLO DE MEDIODÍA OPCIONAL

- 1 manzana
- 8 onzas de agua o bebida no calórica

CENA

- 1 diente de ajo grande asado
- ½ (6 pulgadas) pan de pita integral, abierto, rociado con aceite de oliva extra virgen y condimentos de hierbas de su elección, y tostado hasta que esté crujiente en el horno o el microondas
- 6-8 aceitunas mixtas marinadas
- Salmón cítrico a la parrilla con hojas de ajo
- Berenjena a la parrilla
- Fresas y jarabe balsámico
- 8 onzas de agua
- 1 o 2 (4 onzas) vasos de vino tinto o jugo de uva púrpura
- Café o té (leche de soja o descremada, crema de café sin grasas trans y edulcorante sin calorías, si se desea)

APROXIMADAMENTE. 653 CALORÍAS

MERIENDA OPCIONAL DE LA NOCHE

- 1 manzana o naranja
- 8 onzas de agua

DÍA 3

DESAYUNO

- 4 onzas de jugo de vegetales o frutas
- ½ taza de claras de huevo con cebolla, tomate y pimientos verdes picados
- 1 rebanada de pan integral tostado con aceite de oliva extra virgen o 1 cucharadita de pasta vegetal para untar (pasta de aceite de canola/aceite de oliva sin grasas trans)
- 1 cucharadita de mermelada de fruta
- 1 melocotón fresco mediano o 1 ciruela grande
- 8 onzas de agua
- Café o té (leche de soja o descremada, crema de café sin grasas trans y edulcorante sin calorías, si se desea)

APROXIMADAMENTE. 230 CALORÍAS

UN BOCADILLO OPCIONAL A MEDIA MAÑANA

- 10-20 almendras o nueces
- 8 onzas de agua o bebida no calórica

ALMUERZO

- Sopa italiana de Minestrone con pesto
- 1 rebanada de pan integral crujiente con aceite de oliva extra virgen
- ½ taza de frambuesas frescas
- ½ taza de yogur natural bajo en grasas, endulzado con edulcorante no calórico, si se desea
- 8 onzas de agua o bebida no calórica

APROXIMADAMENTE. 390 CALORÍAS

BOCADILLO DE MEDIODÍA OPCIONAL

- 1 manzana
- 8 onzas de agua o bebida no calórica

CENA

- Ensalada española simple
- 1 diente de ajo grande asado
- ½ (6 pulgadas) pan de pita integral, abierto, rociado con aceite de oliva extra virgen y condimentos de hierbas de su elección, y tostado hasta que esté crujiente en el horno o el microondas
- 1 rebanada de queso de cabra suave
- 6-8 aceitunas mixtas marinadas
- Vegetal fresco a su elección (dele sabor con aceite de oliva o vegetales para untar, como se desee)
- Pollo Piccata
- Sorbete de melaza

- 8 onzas de agua
- 1 o 2 (4 onzas) vasos de vino tinto o jugo de uva púrpura
- Café o té (leche de soja o descremada, crema de café sin grasas trans y edulcorante sin calorías, si se desea)

APROXIMADAMENTE. 725 CALORÍAS

MERIENDA OPCIONAL DE LA NOCHE

- 2 galletas de merengue (página 427)
- Té verde o 8 onzas de agua

DÍA 4

DESAYUNO

- 4 onzas de jugo de vegetales o frutas
- 2 rebanadas de tostadas de trigo integral
- 2 cucharadas de mantequilla de cacahuete fresca en trozos.
- 2 cucharaditas de miel
- ½ pomelo rojo rubí, endulzado con edulcorante no calórico, si se desea
- 8 onzas de agua
- Café o té (leche de soja o descremada, crema de café sin grasas trans y edulcorante sin calorías, si se desea)

APROXIMADAMENTE. 385 CALORÍAS

UN BOCADILLO OPCIONAL A MEDIA MAÑANA

- 10-20 almendras o nueces
- 8 onzas de agua o bebida no calórica

ALMUERZO

- Ensalada César Ligera
- 1 rebanada de Pizza Margherita
- 10-20 uvas sin semillas
- 8 onzas de agua o bebida no calórica

APROXIMADAMENTE. 302 CALORÍAS

BOCADILLO DE MEDIODÍA OPCIONAL

- 1 manzana
- 8 onzas de agua o bebida no calórica

CENA

- 1 diente de ajo grande asado
- ½ (6 pulgadas) pan de pita integral, abierto, rociado con aceite de oliva extra virgen y condimentos de hierbas de su elección, y tostado hasta que esté crujiente en el horno o el microondas
- Sopa de tomate fría
- Ensalada de hinojo
- Vegetal fresco a su elección (dele sabor con aceite de oliva o vegetales para untar, como se desee)
- Capellini de trigo entero picante con ajo
- 8 onzas de agua
- Compota de ciruelas dulces
- 1 o 2 (4 onzas) vasos de vino tinto o jugo de uva púrpura
- Café o té (leche de soja o descremada, crema de café sin grasas trans y edulcorante sin calorías, si se desea)

APROXIMADAMENTE. 786 CALORÍAS

MERIENDA OPCIONAL DE LA NOCHE

- 1 manzana o naranja
- 8 onzas de agua

DÍA 5

DESAYUNO

- 4 onzas de jugo de vegetales o frutas
- 1 rebanada de pan integral tostado con aceite de oliva extra virgen o 1 cucharadita de pasta vegetal para untar (pasta de aceite de canola/aceite de oliva sin grasas trans)
- 1 cucharadita de mermelada de fruta
- ½ taza de yogur natural bajo en grasas, endulzado con edulcorante no calórico, si se desea
- ½ taza de arándanos o fresas
- 8 onzas de agua
- Café o té (leche de soja o descremada, crema de café sin grasas trans y edulcorante sin calorías, si se desea)

APROXIMADAMENTE. 289 CALORÍAS

UN BOCADILLO OPCIONAL A MEDIA MAÑANA

- 10-20 almendras o nueces
- 8 onzas de agua o bebida no calórica

ALMUERZO

- Sopa de frijoles
- 1 rebanada de pan integral con aceite de oliva extra virgen o 1 cucharadita de pasta

vegetal (pasta de aceite de canola/aceite de oliva sin grasas trans)
- 3 albaricoques frescos
- 8 onzas de agua o bebida no calórica

APROXIMADAMENTE. 414 CALORÍAS

BOCADILLO DE MEDIODÍA OPCIONAL

- 1 manzana
- 8 onzas de agua o bebida no calórica

CENA

- 4 cucharadas de humus
- ½ (6 pulgadas) pan de pita integral, abierto, rociado con aceite de oliva extra virgen y condimentos de hierbas de su elección, y tostado hasta que esté crujiente en el horno o el microondas
- 4 gajos de tomate cubiertos con rodajas de cebolla roja, queso mozzarella recién rallado y cilantro fresco picado, y rociados con vinagre balsámico añejo y una cucharadita de aceite de oliva extra virgen.
- Fettuccine con salmón ahumado y pesto de albahaca
- Peach Marsala Compote
- 1 o 2 (4 onzas) vasos de vino tinto o jugo de uva púrpura
- 8 onzas de agua
- Café o té (leche de soja o descremada, crema de café sin grasas trans y edulcorante sin calorías, si se desea)

APROXIMADAMENTE. 774 CALORÍAS

MERIENDA OPCIONAL DE LA NOCHE

- 2 galletas de merengue
- Té verde o 8 onzas de agua

DÍA 6

DESAYUNO

- 4 onzas de jugo de vegetales o frutas
- ½ taza de avena seca, cocida y endulzada con edulcorante no calórico, si se desea
- 1 cucharada de pasas negras sin semillas
- 1 naranja mediana, en rodajas
- 8 onzas de agua
- Café o té (leche de soja o descremada, crema de café sin grasas trans y edulcorante sin calorías, si se desea)

APROXIMADAMENTE. 292 CALORÍAS

UN BOCADILLO OPCIONAL A MEDIA MAÑANA

- 10-20 almendras o nueces
- 8 onzas de agua o bebida no calórica

ALMUERZO

- Envoltura de vegetales
- Pimientos asados
- 6-8 aceitunas mixtas marinadas
- 1 pera, melocotón o manzana frescos y medianos
- 8 onzas de agua o bebida no calórica

APROXIMADAMENTE. 601 CALORÍAS

BOCADILLO DE MEDIODÍA OPCIONAL

- 1 manzana
- 8 onzas de agua o bebida no calórica

CENA

- 1 diente de ajo grande asado
- ½ (6 pulgadas) pan de pita de trigo integral, abierto, rociado con aceite de oliva extra virgen y condimentos de hierbas, y tostado hasta que esté crujiente en el horno o el microondas
- Verdes mixtos del Mediterráneo
- Tilapia al horno
- Espinacas y piñones clásicos
- Fresas Amaretto
- 8 onzas de agua
- 1 o 2 (4 onzas) vasos de vino tinto o jugo de uva morado café o té (leche de soya o descremada, crema de café sin grasas trans y edulcorante no calórico, si se desea)

APROXIMADAMENTE. 597 CALORÍAS

MERIENDA OPCIONAL DE LA NOCHE

- 2 galletas de merengue
- Té verde o 8 onzas de agua

DÍA 7

DESAYUNO

- 4 onzas de jugo de vegetales o frutas
- ½ taza de claras de huevo con cebolla roja, tomate y pimientos verdes cortados en dados y cocinados en una tortilla
- 1 rebanada de pan integral tostado con aceite de oliva extra virgen o 1 cucharadita

de pasta vegetal para untar (pasta de aceite de canola/aceite de oliva sin grasas trans)
- 1 cucharadita de mermelada de fruta
- 1 ciruela púrpura
- 8 onzas de agua
- Café o té (leche de soja o descremada, crema de café sin grasas trans y edulcorante sin calorías, si se desea)

APROXIMADAMENTE. 230 CALORÍAS

UN BOCADILLO OPCIONAL A MEDIA MAÑANA

- 10-20 almendras o nueces
- 8 onzas de agua o bebida no calórica

ALMUERZO

- Sopa de berenjena con jerez seco y queso feta
- Una rebanada de pan integral crujiente, rociado con aceite de oliva extra virgen y condimentos de hierbas a elección.
- 1 kiwi grande, cortado en rodajas
- ½ taza de fresas frescas, en rodajas
- 8 onzas de agua o bebida no calórica

APROXIMADAMENTE. 420 CALORÍAS

BOCADILLO DE MEDIODÍA OPCIONAL

- 1 manzana
- 8 onzas de agua o bebida no calórica

CENA

- 1 rebanada de pan integral con aceite de oliva extra virgen y condimentos de hierbas a su elección.
- 6-8 aceitunas marinadas variadas
- Brócoli con ajo fresco
- Fettuccini con tomates secos y queso de cabra.
- Brochetas de fruta fresca y salsa de miel y canela
- 8 onzas de agua
- 1 o 2 (4 onzas) vasos de vino tinto o jugo de uva púrpura
- Café o té (leche de soja o descremada, crema de café sin grasas trans y edulcorante sin calorías, si se desea)

APROXIMADAMENTE. 1050 CALORÍAS

MERIENDA OPCIONAL DE LA NOCHE

- 1 manzana o naranja

- 8 onzas de agua

DÍA 8

DESAYUNO

- 4 onzas de jugo de vegetales o frutas
- ½ taza de avena seca, cocida y endulzada con edulcorante no calórico, si se desea
- 1 cucharada de pasas oscuras sin semillas
- 1 plátano pequeño, en rodajas
- 8 onzas de agua
- Café o té (leche de soja o descremada, crema de café sin grasas trans y edulcorante sin calorías, si se desea)

APROXIMADAMENTE. 323 CALORÍAS

UN BOCADILLO OPCIONAL A MEDIA MAÑANA

- 10-20 almendras o nueces
- 8 onzas de agua o bebida no calórica

ALMUERZO

- Ensalada de perejil de cuscús
- ½ (6 pulgadas) pan de pita de trigo integral, abierto, rociado con aceite de oliva extra virgen y condimentos de hierbas, y tostado hasta que esté crujiente en el horno o el microondas
- Fruta fresca en yogur natural bajo en grasa
- 8 onzas de agua o bebida no calórica

APROXIMADAMENTE. 331 CALORÍAS

BOCADILLO DE MEDIODÍA OPCIONAL

- 1 manzana
- 8 onzas de agua o bebida no calórica

CENA

- 4 camarones grandes precocidos con cola
- 2 cucharadas de salsa de cóctel
- Ensalada de aguacate
- ½ (6 pulgadas) pan de pita integral, abierto, rociado con aceite de oliva extra virgen y condimentos de hierbas de su elección, y tostado hasta que esté crujiente en el horno o el microondas
- 1 cucharada de mostaza, si se desea
- 1 cucharada de salsa de gato, si se desea.
- 1 rodaja de cebolla cruda
- 1 rodaja de tomate
- Hamburguesas de pavo de mamá
- ½ rebanadas de miel o melón

- 8 onzas de agua
- 1 o 2 (4 onzas) vasos de vino tinto o jugo de uva púrpura
- Café o té (leche de soja o descremada, crema de café sin grasas trans y edulcorante sin calorías, si se desea)

APROXIMADAMENTE. 714 CALORÍAS

MERIENDA OPCIONAL DE LA NOCHE

- 1 manzana o naranja
- 8 onzas de agua

DÍA 9

DESAYUNO

- 4 onzas de jugo de vegetales o frutas
- 2 rebanadas de tostadas de trigo integral
- 2 cucharadas de mantequilla de cacahuete fresca en trozos.
- 2 cucharaditas de miel
- ½ pomelo rojo rubí, endulzado con edulcorante no calórico
- 8 onzas de agua
- Café o té (leche de soja o descremada, crema de café sin grasas trans y edulcorante sin calorías, si se desea)

APROXIMADAMENTE. 385 CALORÍAS

UN BOCADILLO OPCIONAL A MEDIA MAÑANA

- 10-20 almendras o nueces
- 8 onzas de agua o bebida no calórica

ALMUERZO

- Sopa de escarola de pollo
- 1 rebanada de pan integral crujiente
- - ⅛ de melaza en forma de cuña
- 8 onzas de agua o bebida no calórica

APROXIMADAMENTE. 259 CALORÍAS

BOCADILLO DE MEDIODÍA OPCIONAL

- 1 manzana
- 8 onzas de agua o una bebida no calórica

CENA

- 2 hojas de uva rellenas (Dolmas) con rodajas de limón
- ½ (6 pulgadas) pan de pita integral, abierto, rociado con aceite de oliva extra virgen y condimentos de hierbas de su elección, y tostado hasta que esté crujiente en el horno o el microondas
- 6-8 aceitunas marinadas variadas
- Berenjena al horno con ajo y albahaca
- Lubina al vapor
- Sorbete de melón
- 8 onzas de agua
- 1 o 2 (4 onzas) vasos de vino tinto o jugo de uva púrpura
- Café o té (leche de soja o descremada, crema de café sin grasas trans y edulcorante sin calorías, si se desea)

APROXIMADAMENTE. 662 CALORÍAS

MERIENDA OPCIONAL DE LA NOCHE

- 2 galletas de merengue
- Té verde o 8 onzas de agua

DÍA 10

DESAYUNO

- 4 onzas de jugo de vegetales o frutas
- 1 rebanada de pan integral tostado con aceite de oliva extra virgen o 1 cucharadita de pasta vegetal para untar (pasta de aceite de canola/aceite de oliva sin grasas trans)
- 1 cucharadita de mermelada de fruta
- ½ taza de yogur natural bajo en grasas, endulzado con edulcorante no calórico
- ½ taza de arándanos o fresas frescas
- 8 onzas de agua
- Café o té (leche de soja o descremada, crema de café sin grasas trans y edulcorante sin calorías, si se desea)

APROXIMADAMENTE. 289 CALORÍAS

UN BOCADILLO OPCIONAL A MEDIA MAÑANA

- 10-20 almendras o nueces
- 8 onzas de agua o bebida no calórica

ALMUERZO

- Cáscaras de pasta rellenas de frío
- 10-20 uvas sin semillas
- 1 mandarina grande y fresca
- 8 onzas de agua o bebida no calórica

APROXIMADAMENTE. 292 CALORÍAS

BOCADILLO DE MEDIODÍA OPCIONAL

- 1 manzana

- 8 onzas de agua o bebida no calórica

CENA

- 1 diente de ajo grande asado
- ½ (6 pulgadas) pan de pita integral, abierto, rociado con aceite de oliva extra virgen y condimentos de hierbas de su elección, y tostado hasta que esté crujiente en el horno o el microondas
- Pimientos asados
- Camarones picantes con pasta de cabello de ángel
- Crème de Banana
- 8 onzas de agua
- 1 o 2 (4 onzas) vasos de vino tinto o jugo de uva púrpura
- Café o té (leche de soja o descremada, crema de café sin grasas trans y edulcorante sin calorías, si se desea)

APROXIMADAMENTE. 735 CALORÍAS

MERIENDA OPCIONAL DE LA NOCHE

- 1 manzana o naranja
- 8 onzas de agua

DÍA 11

DESAYUNO

- 4 onzas de jugo de vegetales o frutas
- ½ taza de avena seca, cocida y endulzada con edulcorante no calórico, si se desea
- 1 cucharada de pasas oscuras sin semillas
- 1 naranja mediana, en rodajas
- 8 onzas de agua
- Café o té (leche de soja o descremada, crema de café sin grasas trans y edulcorante sin calorías, si se desea)

APROXIMADAMENTE. 292 CALORÍAS

UN BOCADILLO OPCIONAL A MEDIA MAÑANA

- 10-20 almendras o nueces
- 8 onzas de agua o bebida no calórica

ALMUERZO

- Frijoles Cannellini con ajo
- ½ (6 pulgadas) pan de pita integral, abierto, rociado con aceite de oliva extra virgen y condimentos de hierbas de su elección, y tostado en el horno o microondas
- 1 manzana mediana cortada y rociada con 1 cucharadita de miel.
- 8 onzas de agua o bebida no calórica

APROXIMADAMENTE. 389 CALORÍAS

BOCADILLO DE MEDIODÍA OPCIONAL

- 10-20 almendras o nueces
- 8 onzas de agua o bebida no calórica

CENA

- Ensalada César Ligera
- 1 rebanada de pan integral o panecillo integral.
- 1 cucharada de aceite de oliva extra virgen y un chorrito de vinagre balsámico añejo para mojar, sazonado con pimienta recién molida, si se desea.
- Limón Ajo Espárragos
- Lasaña sin carne
- Fresas y peras escalfadas
- 8 onzas de agua
- 1 o 2 (4 onzas) vasos de vino tinto o jugo de uva púrpura
- Café o té (leche de soja o descremada, crema de café sin grasas trans y edulcorante sin calorías, si se desea)

APROXIMADAMENTE. 790 CALORÍAS

MERIENDA OPCIONAL DE LA NOCHE

- 2 galletas de merengue
- Té verde o 8 onzas de agua

DÍA 12

DESAYUNO

- 4 onzas de jugo de vegetales o frutas
- ½ taza de claras de huevo con cebolla, tomate y pimientos verdes cortados en dados y cocinados en una tortilla
- 1 rebanada de pan integral tostado con aceite de oliva extra virgen o 1 cucharadita de pasta vegetal para untar (pasta de aceite de canola/aceite de oliva sin grasas trans)
- 1 cucharadita de mermelada de fruta
- ½ banana pequeña
- 8 onzas de agua
- Café o té (leche de soja o descremada, crema de café sin grasas trans y edulcorante sin calorías, si se desea)

APROXIMADAMENTE. 230 CALORÍAS

UN BOCADILLO OPCIONAL A MEDIA MAÑANA

- 10-20 almendras o nueces
- 8 onzas de agua o bebida no calórica

ALMUERZO

- Sándwich de pescado ahumado y pimienta asada
- ½ taza de frambuesas frescas
- ½ taza de yogur natural bajo en grasas, edulcorante no calórico, si se desea
- 8 onzas de agua o bebida no calórica

APROXIMADAMENTE. 322 CALORÍAS

BOCADILLO DE MEDIODÍA OPCIONAL

- 1 manzana
- 8 onzas de agua o bebida no calórica

CENA

- Vegetales mixtos del Mediterráneo
- Bruschetta de tomate y queso parmesano fresco
- 1 rebanada de pan francés tostado con aceite de oliva extra virgen.
- Vegetales frescos de elección (sabor con aceite de oliva o aceite de canola/aceite de oliva sin grasas, como se desee)
- Pasta de lazo con berenjena y aceitunas negras
- Arroz dulce italiano con leche
- 8 onzas de agua
- 1 o 2 (4 onzas) vasos de vino tinto o jugo de uva púrpura
- Café o té (leche de soja o descremada, crema de café sin grasas trans y edulcorante sin calorías, si se desea)

APROXIMADAMENTE. 984 CALORÍAS

MERIENDA OPCIONAL DE LA NOCHE

- 1 manzana o naranja
- 8 onzas de agua

DIA 13

DESAYUNO

- 4 onzas de jugo de vegetales o frutas
- 2 rebanadas de tostadas de trigo integral
- 2 cucharadas de mantequilla de cacahuete fresca en trozos.
- 2 cucharaditas de miel
- ½ pomelo rojo rubí, endulzado con edulcorante no calórico, si se desea
- 8 onzas de agua
- Café o té (leche de soja o descremada, crema de café sin grasas trans y edulcorante sin calorías, si se desea)

APROXIMADAMENTE. 385 CALORÍAS

UN BOCADILLO OPCIONAL A MEDIA MAÑANA

- 10-20 almendras o nueces
- 8 onzas de agua o bebida no calórica

ALMUERZO

- Garbanzos y vegetales de jardín
- ½ (6 pulgadas) pan de pita integral, abierto, rociado con aceite de oliva extra virgen y condimentos de hierbas de su elección, y tostado en el horno o microondas
- 1 naranja mediana, en rodajas
- 8 onzas de agua o bebida no calórica

APROXIMADAMENTE. 325 CALORÍAS

BOCADILLO DE MEDIODÍA OPCIONAL

- 1 manzana
- 8 onzas de agua o bebida no calórica

CENA

- 1 diente de ajo grande asado
- ½ (6 pulgadas) pan de pita integral, abierto, rociado con aceite de oliva extra virgen y condimentos de hierbas de su elección, y tostado hasta que esté crujiente en el horno o el microondas
- 6-8 aceitunas marinadas variadas
- Alcachofas al vapor
- Trucha Almandine
- Fresas y jarabe balsámico
- 8 onzas de agua
- 1 o 2 (4 onzas) vasos de vino tinto o jugo de uva púrpura
- Café o té (leche de soja o descremada, crema de café sin grasas trans y edulcorante sin calorías, si se desea)

APROXIMADAMENTE. 578 CALORÍAS

MERIENDA OPCIONAL DE LA NOCHE

- 2 galletas de merengue
- Té verde o 8 onzas de agua

DÍA 14

DESAYUNO

- 4 onzas de jugo de vegetales o frutas
- ½ taza de avena seca, cocida y endulzada con edulcorante no calórico, si se desea
- 1 cucharada de pasas oscuras sin semillas
- 1 naranja mediana, en rodajas
- 8 onzas de agua
- Café o té (leche de soja o descremada, crema de café sin grasas trans y edulcorante sin calorías, si se desea)

APROXIMADAMENTE. 292 CALORÍAS

UN BOCADILLO OPCIONAL A MEDIA MAÑANA

- 10-20 almendras o nueces
- 8 onzas de agua o bebida no calórica

ALMUERZO

- Envoltura de hongos picantes
- 1 melocotón fresco mediano
- 8 onzas de agua o bebida no calórica

APROXIMADAMENTE. 544 CALORÍAS

BOCADILLO DE MEDIODÍA OPCIONAL

- 1 manzana
- 8 onzas de agua o bebida no calórica

CENA

- 1 diente de ajo grande asado
- ½ (6 pulgadas) pan de pita integral, abierto, rociado con aceite de oliva extra virgen y condimentos de hierbas de su elección, y tostado hasta que esté crujiente en el horno o el microondas
- Tomates rellenos de queso de cabra
- Vegetal fresco de elección (sabor con aceite de oliva o vegetales para untar, como se desee)
- Pasta con salsa de almejas rojas
- Duraznos borrachos
- 8 onzas de agua
- 1 o 2 (4 onzas) vasos de vino tinto o jugo de uva púrpura
- Café o té (leche de soja o descremada, crema de café sin grasas trans y edulcorante sin calorías, si se desea)

APROXIMADAMENTE. 830 CALORÍAS

MERIENDA OPCIONAL DE LA NOCHE

- 2 galletas de merengue
- Té verde o 8 onzas de agua

ENSALADAS

1. PASTA GRIEGA DE ACEITUNAS Y QUESO FETA

TIEMPO DE PREPARACIÓN: 16 MINUTOS; HACE 4 PORCIONES

Ingredientes

- 4½ onzas de pasta ziti
- 3 onzas de queso feta desmoronado
- 10 pequeñas aceitunas griegas, sin hueso y picadas en trozos grandes
- ¼ taza de hojas de albahaca fresca, picada gruesa
- 2 dientes de ajo fresco, finamente picados
- 1 cucharada de aceite de oliva extra virgen + más para lloviznar
- ¼ cucharadita de pimienta picante finamente picada
- ½ pimiento rojo, cortado en cubos
- ½ pimiento amarillo, cortado en cubos
- 2 tomates ciruela, sin semillas y cortados en cubos

Instrucciones de preparación

- Poner el agua a hervir, añadir la pasta y cocinarla hasta que esté *al dente*.
- Retire del fuego, escurra la pasta y vuelva a la olla, rociando con una escasa cantidad de aceite de oliva para evitar que la pasta se pegue.
- Aparta. En un gran tazón de servicio combine queso feta, aceitunas, albahaca, ajo, aceite de oliva y pimienta picante, y déjelo a un lado por 30 minutos.
- Añade la pasta cocida, los pimientos rojos y amarillos y los tomates; mezcla bien los ingredientes.
- Cúbralo y refrigérelo durante al menos 1 hora, hasta que esté bien refrigerado. Lanza otra vez antes de servir.
- Esta ensalada va bien como acompañamiento de cordero o pescado a la parrilla.

Datos nutricionales

Aproximadamente 235 calorías por porción; 7g de proteína, 10g de grasa total, 1g de grasa saturada, 0 grasas trans; 27g de carbohidratos, 18mg de colesterol, 98mg de sodio, 2g de fibra

2. TOMATES RELLENOS DE QUESO DE CABRA

TIEMPO DE PREPARACIÓN: 15 MINUTOS; HACE 2 PORCIONES

Ingredientes

- 6-8 hojas de rúcula
- 2 tomates medianamente maduros
- 3 onzas de queso feta desmoronado
- Sal y pimienta recién molida a gusto
- Vinagre balsámico para lloviznar
- Aceite de oliva extra virgen para lloviznar
- 1 cebolla roja, cortada muy finamente para adornar.
- Perejil fresco picado para adornar

Instrucciones de preparación

- Coloca 3-4 hojas de rúcula en el centro de cada plato de ensalada. Corta la parte superior de los tomates (alrededor de ¼ pulgadas).
- Con un cuchillo de pelar, saca el centro de los tomates, a unos ½ pulgadas de profundidad.

- Rellenar los tomates con queso feta desmenuzado, añadir sal y pimienta a gusto y rociar con vinagre balsámico y aceite de oliva.
- Adorne con rodajas de cebolla roja y perejil picado. Servir a temperatura ambiente.

Datos nutricionales

Aprox. 142 calorías por porción; 7g de proteína, 13g de grasa total, 3g de grasa saturada, 0 de grasas trans; 7g de carbohidratos, 37mg de colesterol, 485mg de sodio, 1g de fibra

3. ENSALADA SIRIA DE PEPINO Y YOGUR

TIEMPO DE PREPARACIÓN: 25 MINUTOS; HACE 4 PORCIONES

Ingredientes

- 1½ cucharaditas de ajo fresco triturado
- ⅛ cucharadita de eneldo fresco picado
- Sal al gusto
- Un cuarto de yogur natural bajo en grasa
- 2 pepinos ingleses, pelados y cortados en cubos
- 2 cucharadas de menta seca

Instrucciones de preparación

- En un tazón combine el ajo, el eneldo y la sal. Añade el yogur y mézclalo bien. Añade los pepinos y la menta.
- Cúbralo y refrigérelo hasta que esté bien frío antes de servirlo.

Datos nutricionales: Aprox. 167 calorías por porción; 13g de proteína, 4g de grasa total, <0.5g de grasa saturada, 0 de grasas trans; 21g de carbohidratos, 10mg de colesterol, 183mg de sodio, 1g de fibra

4. TABBOULEH CLÁSICO

TIEMPO DE PREPARACIÓN: 30 MINUTOS; HACE 4-6 PORCIONES COMO ENSALADA DE LA CENA O 8-10 COMO APERITIVO

Ingredientes

- Sal marina y pimienta recién molida a gusto
- 3 tomates ciruela maduros, pelados, sin semillas y cortados en cubos.
- ½ taza de menta fresca finamente picada
- ½ taza de jugo de limón fresco
- 1 pepino grande, pelado, sin semillas y cortado en cubitos
- Un puñado de verdes para servir
- Cuñas de pita condimentadas
- ¾ taza de cebolletas picadas, partes blancas y verdes
- ¾ cup bulgur
- 1½ tazas de agua
- 2 tazas de perejil recién picado
- ½ taza de aceite de oliva extra virgen
- ½ pimiento rojo, cortado en cubos
- ½ pimiento verde, cortado en cubos

Instrucciones de preparación

- En una pequeña cacerola remoje el bulgur en agua durante 30 minutos.
- Escurra el bulgur a través de un tamiz y déjelo secar completamente.
- Limpia el perejil bajo agua corriente fría y presiona suavemente entre las toallas de papel para secarlo.
- Coloca el bulgur, el perejil, las cebolletas, los pimientos y la menta en un bol grande. Revuelva para mezclar bien.

- En un tazón separado, bata el jugo de limón y el aceite de oliva. Sazone la mezcla de bulgur con sal y pimienta al gusto.
- Añade la mezcla de limón al bulgur, lo suficiente para que la ensalada se humedezca (no se escurra), y mézclala. Dobla los tomates y el pepino, luego cúbrelos y enfríalos.
- Servir en una cama de verdura, con trozos de pita condimentados para mojar.
- Esta ensalada va bien con triángulos de pita integral tostados y sazonados con hierbas.

Datos nutricionales: Aprox. 177 calorías por porción; 3g de proteína, 21g de grasa total, 2g de grasa saturada, 0 de grasas trans, 19g de carbohidratos, 0 de colesterol, 23mg de sodio, 4g de fibra

5. ENSALADA DE HABAS BLANCAS GRIEGAS SALADAS

TIEMPO DE PREPARACIÓN: 15 MINUTOS. HACE 4 PORCIONES

Ingredientes

- *1¼ tazas de habas blancas secas*
- *2-3 hojas de salvia fresca*
- *Sal al gusto*
- *2 dientes de ajo fresco, finamente picados*
- *1 cebolla pequeña, finamente picada*
- *1 tallo de apio, finamente picado*
- *3 cucharadas de jugo de limón fresco*
- *½ cucharadita de orégano seco*
- *3 cucharadas de aceite de oliva extra virgen*
- *4½ cucharadas de vinagre de vino tinto*
- *Pimienta recién molida a gusto*

Instrucciones de preparación

- Remoje los frijoles durante la noche en agua fresca (el agua debe cubrir los frijoles en el doble de su volumen).
- Por la mañana, escurrir las judías, enjuagarlas con agua fresca y escurrirlas por segunda vez. Combinar frijoles escurridos y un cuarto de agua fresca en una olla grande; llevar a ebullición. Añade salvia, tapa la olla y cocina durante unos 45 minutos.
- Revuelva suavemente y añada sal a su gusto. Continúe cocinando por otros 15 minutos, hasta que los frijoles estén suaves pero no blandos.
- Quítalo del calor y drénalo. Deje que las judías se enfríen un poco, y luego mézclelas con ajo, cebolla, apio, zumo de limón, orégano, aceite de oliva y vinagre.
- Añada pimienta al gusto, y enfríe durante 1 hora o más antes de servir.

Datos nutricionales: Aproximadamente 253 calorías por porción; 12g de proteína, 11g de grasa total, 1g de grasa saturada, 0 grasa trans, 28g de carbohidratos, 0 colesterol, 15mg de sodio, 12g de fibra

6. ENSALADA DE ESPÁRRAGOS ASADOS CON NARANJA PICANTE

TIEMPO DE PREPARACIÓN: 30 MINUTOS. HACE 6 PORCIONES

Ingredientes

- *Espárragos frescos de una libra, cortados en trozos diagonales de ½ pulgadas.*
- *4 cucharadas de aceite de oliva extra virgen*
- *Sal al gusto*
- *4 cucharadas de zumo de naranja fresco, dulce y sin pulpa.*
- *1 cucharada de jugo de limón recién exprimido*
- *2 dientes de ajo finamente picados*
- *Sal y pimienta recién molida a gusto*
- *6 tazas de lechuga romana fresca picada*
- *3 cucharadas de piñones tostados*

- *1 cucharada de hoja de albahaca fresca picada*
- *Queso Romano recién rallado (opcional)*

Instrucciones de preparación

- Mezcle los espárragos con 2 cucharadas de aceite de oliva y sal al gusto.
- Ponga los espárragos en una sola capa en el horno y áselos durante unos 10 minutos hasta que estén crujientes y tiernos.
- Ponga esto a un lado y en un recipiente, bata rápidamente el ajo, el jugo de limón, el jugo de naranja y dos cucharadas de aceite de oliva y luego agregue pimienta y sal a gusto.
- Dividir la lechuga en 6 porciones cuando esté lista para servir y disponerla en platos de ensalada y cubrirla con espárragos.
- Bata el aderezo y viértalo sobre la ensalada de espárragos y la lechuga.
- Cubrir con albahaca y piñones y luego adornar con una pequeña cantidad de queso Romano si lo desea.

Para tostar las nueces en el horno:

- Coloca las nueces en una capa sobre una bandeja de hornear antiadherente. Hornee a 375 grados, revolviendo de vez en cuando, hasta que esté ligeramente marrón. Sáquelas del horno y déje enfriar.

Datos nutricionales: Aprox. 124 calorías por porción; 4g de proteína, 10g de grasa total, 2g de grasa saturada, 0 de grasas trans, 6g de carbohidratos, 0 de colesterol, 16mg de sodio, 3g de fibra

7. VEGETALES MIXTOS DEL MEDITERRÁNEO

TIEMPO DE PREPARACIÓN: 10 MINUTOS. HACE 4-6 PORCIONES

Ingredientes

- *6 tazas de verduras mixtas frescas surtidas*
- *1 cebolla roja pequeña, cortada en rodajas finas y separada en anillos*
- *20 tomates cherry firmes, cortados por la mitad*
- *¼ taza de nueces picadas*
- *¼ taza de arándanos secos*
- *Queso feta desmenuzado (opcional)*
- *Pimienta recién molida a gusto*

Para el aderezo:

- *2 cucharadas de vinagre balsámico*
- *4 cucharadas de aceite de oliva extra virgen*
- *1 cucharada de agua*
- *½ cucharadita de orégano seco triturado*
- *2 dientes de ajo fresco, finamente picados*

Instrucciones de preparación

- En una gran ensaladera, combine las verduras, cebolla, tomates, nueces y arándanos. Lance suavemente.

Aderezo:

- Combina el vinagre, el aceite de oliva, el agua, el orégano y el ajo; agítalo bien. Vierte el aderezo sobre la ensalada y tíralo ligeramente para cubrirla.
- Adorne con queso feta, si lo desea, y pimienta al gusto.

Datos nutricionales: Aprox. 140 calorías por porción; 2g de proteína, 12g de grasa total, 1g de grasa saturada, 0 grasa trans, 6g de carbohidratos, 0 colesterol, 47mg de sodio, 1g de fibra

8. ENSALADA DE CALABACÍN NORTEAFRICANA

TIEMPO DE PREPARACIÓN: 22 MINUTOS. HACE 4 PORCIONES

Ingredientes

- 1 libra de calabacín verde firme, cortado en rodajas finas.
- Jugo de un limón grande
- 2 dientes de ajo fresco, finamente picados
- ½ cucharadita de comino molido
- 1 cucharada de aceite de oliva extra virgen
- 1½ cucharadas de yogur natural bajo en grasa
- Sal y pimienta recién molida a gusto
- Perejil finamente picado para adornar
- Queso feta desmenuzado (opcional)

Instrucciones de preparación

- Cocine al vapor los calabacines hasta que estén crujientes y tiernos, aproximadamente de 2 a 5 minutos. Enjuague bajo agua fría y escúrralo bien. En una gran ensaladera, mezcla el jugo de limón, ajo, comino, aceite de oliva, yogur, sal y pimienta al gusto. Añade calabacines y mézclelos suavemente.
- Enfríe en el refrigerador de 45 minutos a 1 hora antes de servir. Adorne con perejil y queso feta, si lo desea.

Datos nutricionales: Aprox. 66 calorías por porción; 4g de proteína, 4g de grasa total, <0.5g de grasa saturada, 0 grasa trans, 6g de carbohidratos, 0 colesterol, 22mg de sodio, 1g de fibra

9. VEGETALES CON MEDALLONES DE QUESO

TIEMPO DE PREPARACIÓN: 25 MINUTOS. HACE 6 PORCIONES

Ingredientes

- 6 onzas de queso de cabra suave, estilo tronco.
- ½ taza de aceite de oliva extra virgen, dividido por la mitad
- ¼ taza de migajas de pan sin relleno
- 2 cucharadas de ajo recién machacado
- Aceite de oliva en aerosol de cocina
- 6 tazas (aproximadamente 16-18 onzas) de verduras mixtas como la escarola, la lechuga de hoja roja y verde, la achicoria y la escarola, lavadas y bien secadas
- 1 taza de tomates cherry cortados por la mitad
- 2 cucharadas de vinagre de vino tinto
- 2 cucharaditas de mostaza de Dijon
- Sal y pimienta recién molida a gusto
- Nueces finamente picadas (opcional)

Instrucciones de preparación

- Precalentar la parrilla. Cortar el tronco de queso de cabra en 6 trozos iguales y colocar los medallones de queso en un bol que contenga ¼ taza de aceite de oliva; mezcla ligeramente movida.
- Transfiera los medallones de queso cargados de aceite a un recipiente que contenga una mezcla de pan rallado y ajo machacado. Cubra los medallones por ambos lados con pan rallado y mezcla de ajo.
- Rocíe ligeramente una bandeja de hornear con aceite de cocina y coloque los medallones en la bandeja; ase hasta que estén dorados y crujientes, 1-2 minutos por cada lado. Mezcla las verduras con los tomates, divídelas en 6 porciones y cubre cada porción con un medallón de queso. Combine el resto de ¼ taza de aceite de oliva, vinagre de vino tinto y mostaza de Dijon en una botella y agítelo para mezclarlo bien.
- Rocie la mezcla sobre las ensaladas. Añade sal y pimienta al gusto. Adorne con nueces, si lo desea, antes de servir.

Datos nutricionales: Aprox. 204 calorías por porción; 6g de proteína, 25g de grasa total, 6.9g de grasa saturada, 0 de grasas trans, 6g de carbohidratos, 0 de colesterol, 159mg de sodio, 1g de fibra

10. ENSALADA DE HINOJO

TIEMPO DE PREPARACIÓN: 15 MINUTOS. HACE 4-6 PORCIONES

Ingredientes

- *1 diente grande de ajo fresco, cortado por la mitad*
- *1 bulbo de hinojo grande, cortado en rodajas finas*
- *½ Pepino inglés, en rodajas finas*
- *1 cucharada de cebollino fresco picado*
- *8 rábanos grandes, cortados en rodajas finas*
- *3 cucharadas de aceite de oliva extra virgen*
- *2½ cucharadas de jugo de limón recién exprimido*
- *Sal y pimienta recién molida a gusto*
- *Aceitunas mixtas marinadas (opcional)*

Instrucciones de preparación

- Frota el interior de un gran tazón con ajo. Añade hinojo, pepino, cebollino y rábanos.
- En un tazón separado, bata el aceite de oliva, el jugo de limón fresco y la sal y la pimienta a gusto.
- Vierta la mezcla de aceite de oliva sobre la ensalada y mézclela. Adorne con aceitunas marinadas, si lo desea.

Datos nutricionales: *Aproximadamente* 76 calorías por porción; 0 proteína, 10g de grasa total, 1g de grasa saturada, 0 grasa trans, 3g de carbohidratos, 2mg de colesterol, 20mg de sodio, 1g de fibra

11. ENSALADA DE AGUACATE

TIEMPO DE PREPARACIÓN: 10 MINUTOS. HACE 3 PORCIONES

Ingredientes

- *1 aguacate grande y maduro, deshuesado y pelado*
- *1 taza de tomates cherry cortados por la mitad*
- *2 cucharadas de perejil fresco picado*
- *1 cebolla pequeña, finamente picada*
- *½ pimiento picante pequeño, finamente picado (opcional)*
- *2 cucharaditas de jugo de limón fresco*
- *Sal y pimienta recién molida a gusto*

Instrucciones de preparación

- Corta el aguacate en trozos del tamaño de un bocado. Combina tomates, perejil, cebolla, pimiento picante y zumo de lima.
- Mezclar bien; añadir sal y pimienta al gusto. Añade el aguacate y mézclalo suavemente.
- Dividir en 3 porciones iguales y servir.

Datos nutricionales: Aprox. 130 calorías por porción; 2g de proteína, 10g de grasa total, 2g de grasa saturada, 0 grasa trans, 10g de carbohidratos, 0 colesterol, 110mg de sodio, 4g de fibra

12. ENSALADA DE ZANAHORIA TUNECINA

TIEMPO DE PREPARACIÓN: 25 MINUTOS. HACE 6 PORCIONES

Ingredientes

- 10 zanahorias medianas, peladas y cortadas en rodajas de ½ pulgadas de grosor
- 5 cucharaditas de ajo recién picado
- Sal al gusto
- 2 cucharaditas de semilla de alcaravea
- 1 cucharada de Harissa
- 6 cucharadas de vinagre de sidra
- ¼ taza de aceite de oliva extra virgen
- 1 taza de queso feta desmoronado, dividido
- 20 aceitunas Kalamata deshuesadas, reservando algunas para adornar.

Instrucciones de preparación

- En una cacerola mediana llena de agua, cocine las zanahorias hasta que estén tiernas. Escurrir y enfriar bajo agua corriente fría, luego escurrir de nuevo y colocar en un recipiente.
- Combinar ajo, sal y semillas de alcaravea en un mortero y moler hasta que se forme una pasta áspera, y luego pulsar la pasta en un procesador de alimentos.
- Añade Harissa y vinagre al bol con las zanahorias y mézclalo bien. Muele las zanahorias.
- Añade la mezcla de ajo y alcaravea a la mezcla de zanahoria de Harissa, mezcla bien, y mezcla en aceite de oliva. Añade ¾ taza de queso feta y aceitunas y vuelve a tirar.
- Coloca la ensalada en un bol poco profundo y adórnala con el resto del queso feta y las aceitunas.

Datos nutricionales: Aprox. 138 calorías por porción; 7g de proteína, 15g de grasa total, 5g de grasa saturada, 0 de grasas trans, 13g de carbohidratos, 0 de colesterol, 643mg de sodio, 17g de fibra

13. ENSALADA GRIEGA CLÁSICA

TIEMPO DE PREPARACIÓN: 20 MINUTOS. HACE 6 PORCIONES

Ingredientes

- ¼ taza de aceite de oliva extra virgen
- 3 cucharadas de vinagre de vino tinto
- 2 dientes de ajo fresco, finamente picados
- 1 cucharada de orégano seco
- Una pizca de edulcorante de hornear bajo en calorías
- Sal y pimienta recién molida a gusto
- ½ cabeza de escarola, triturada
- 6 tomates grandes y firmes, cortados en cuartos
- ½ Pepino inglés, pelado, sin semillas y cortado en rodajas finas
- 1 pimiento rojo mediano, sin semillas y en rodajas
- ½ cebolla roja, en rodajas
- ½ libra de queso griego feta, cortado en pequeños cubos
- 20 aceitunas negras griegas
- ¼ taza de perejil italiano recién picado

Instrucciones de preparación

- Bata el aceite de oliva, el vinagre, el ajo, el orégano, el edulcorante y la sal y la pimienta a gusto, y déjelo a un lado.
- Combina escarola, tomates, pepino, pimiento, cebolla y queso en una gran ensaladera y mézclalo.
- Rocía la mezcla de aceite sobre la ensalada y vuelve a mezclarla. Esparza aceitunas y perejil sobre la ensalada y sírvala.

Datos nutricionales: Aprox. 268 calorías por porción; 23g de proteína, 17g de grasa total, 7g de grasa saturada, 0 de grasas trans, 44g de carbohidratos, 0 de colesterol, 595mg de sodio, 3g de fibra

14. ENSALADA CÉSAR LIGERA

TIEMPO DE PREPARACIÓN: 15 MINUTOS. HACE 6 PORCIONES

Ingredientes

- 1 ó 2 manojos de lechuga romana pre-limpiada, hecha en pedazos.
- ½ taza de yogurt natural sin grasa
- 2 cucharaditas de jugo de limón
- 2½ cucharaditas de vinagre balsámico
- 1 cucharadita de salsa Worcestershire
- 2 dientes de ajo recién picados
- ½ cucharadita de pasta de anchoas
- ½ taza de queso parmesano rallado
- 10 pequeñas aceitunas negras sin hueso, picadas

Instrucciones de preparación

- Limpiar y secar la lechuga romana y colocarla en una gran ensaladera.
- En una licuadora, mezclar el yogur, el jugo de limón, el vinagre, la salsa Worcestershire, el ajo, la pasta de anchoas y ¼ taza de queso parmesano hasta que esté suave.
- Vierta la mezcla sobre la lechuga y tírala. Adorne con el queso restante y las aceitunas.

Datos nutricionales: Aprox. 49 calorías por porción; 4g de proteína, 1g de grasa total, <0.1g de grasa saturada, 0 grasas trans, 4g de carbohidratos, 4mg de colesterol, 112mg de sodio, 1g de fibra

15. ENSALADA DE BERENJENA MARROQUÍ

TIEMPO DE PREPARACIÓN: 1 Hr. 20 MINS; HACE 4-6 SERVICIOS

Ingredientes

- 1 berenjena grande sin pelar (alrededor de 1 libra), cortada en cubos
- 3 dientes de ajo fresco, finamente picados
- 5 tazas de agua
- 1 cucharadita de sal
- 3 cucharadas de aceite de oliva extra virgen
- 2 tomates grandes, picados
- 1 cucharadita de comino
- 1 cucharadita de pimentón
- ¼ taza de jugo de limón

Instrucciones de preparación

- En una olla, coloque cubos de berenjena, aproximadamente ⅓ del ajo, agua y sal. Cúbrelo y hiérvelo durante unos 5-10 minutos o hasta que la berenjena esté cocida pero todavía firme.
- Escurra los cubos en un colador y déjelos enfriar. En una gran sartén, calienta 2 cucharadas de aceite de oliva. Añade los tomates, el ajo restante, el comino y el pimentón. Revuelva mientras se tritura con un tenedor hasta que la mezcla esté algo suave. Quítalo del calor.
- Combine los cubos de berenjena con la mezcla de tomate en un recipiente; deje enfriar ligeramente antes de cubrirlos. Refrigerar y enfriar durante unas 2 horas. Antes de servir, agregue el jugo de limón y el resto del aceite de oliva, y revuelva suavemente.

Datos nutricionales: Aprox. 128 calorías por porción; 1g de proteína, 7g de grasa total, 1g de grasa saturada, 0 grasa trans, 13g de carbohidratos, 0 colesterol, 561mg de sodio, 4g de fibra

16. ENSALADA DE ATÚN TUNECINO

TIEMPO DE PREPARACIÓN: 20 MINUTOS. HACE 4 PORCIONES

Ingredientes

- *3 tomates maduros grandes, pelados*
- *2 pimientos verdes medianos, sin semillas y cortados en anillos finos.*
- *1 pepino grande, cortado en rodajas*
- *1 cebolla dulce, cortada en rodajas finas y separada en anillos*
- *2 huevos duros, sin cáscara y divididos en cuartos.*
- *2 cucharadas de jugo de limón fresco*
- *2 dientes de ajo fresco, picado*
- *2 cucharadas de vinagre de vino tinto*
- *1 cucharada de agua*
- *1 cucharadita de mostaza de Dijon*
- *2 cucharadas de albahaca fresca picada*
- *¼ taza de aceite de oliva extra virgen*
- *1 lata de 12 onzas de atún blanco envasado en agua, escurrido y dividido en 4 partes iguales*
- *Sal y pimienta recién molida a gusto*
- *Alcaparras, enjuagadas y escurridas, para la guarnición*
- *Aceitunas Kalamata, picadas, para adornar*

Instrucciones de preparación

- Divida los tomates, pimientos, pepinos, cebollas y huevos en 4 porciones. En 4 bandejas de ensalada individuales, primero ponemos capas de tomates, luego las cubrimos con capas de anillos de pimiento, rodajas de pepino y anillos de cebolla. Coloca los huevos alrededor de los bordes de las bandejas.
- En un pequeño tazón, bata el jugo de limón, ajo, vinagre, agua, mostaza y albahaca hasta que esté suave. Poco a poco, bata el aceite de oliva. Vierta el aderezo sobre cada plato de ensalada. Coloque una cucharada de atún en el centro de cada ensalada y añade sal y pimienta al gusto. Adorne con alcaparras y aceitunas.

Datos nutricionales: Aprox. 306 calorías por porción; 27g de proteína, 17g de grasa total, 3g de grasa saturada, 0 de grasas trans, 13g de carbohidratos, 132mg de colesterol, 332mg de sodio, 3g de fibra

17. ENSALADA RECIÉN CORTADA CON ADEREZO DE NUEZ

TIEMPO DE PREPARACIÓN: 20 MINUTOS. HACE 6 PORCIONES

Ingredientes

- *3 tomates medianamente maduros, sin semillas y picados*
- *1 pepino mediano, pelado, sin semillas y cortado en cubos*
- *1 pimiento verde grande, sin semillas y cortado en cubos.*
- *5 cebolletas, finamente picadas*
- *1 cabeza de lechuga iceberg*
- *¼ taza de hojas de menta fresca, finamente picadas*
- *20 aceitunas negras de Kalamata sin hueso*

Para el Aderezo de nuez:

- *2 rebanadas de pan italiano, empapadas en agua, exprimidas y desmenuzadas.*
- *¼ taza de nueces con cáscara finamente picadas*
- *½ cucharadita de ajo finamente triturado*
- *¼ taza de aceite de oliva extra virgen*
- *Jugo de limón, recién exprimido, al gusto*
- *Sal al gusto (opcional)*
- *Salsa de pimiento rojo picante a gusto (opcional)*

Instrucciones de preparación

- En un gran tazón para mezclar se combinan los tomates, el pepino, el pimiento verde y las cebolletas. Añada el Aderezo de Nuez y mezcle bien. Añada sal al gusto. Forre una bandeja de servir con hojas de lechuga.

- Ponga la mezcla de la ensalada sobre las hojas de lechuga limpias y separadas, espolvoree con menta y adorne con aceitunas.
- Sirva inmediatamente.

Aderezo de nueces:

- En una licuadora o procesador de alimentos, agregue el pan, las nueces y el ajo y mezcle mientras agrega lentamente el aceite de oliva.
- Añada gradualmente el jugo de limón y bata hasta que la mezcla esté suave. Añada sal y salsa picante al gusto.

Datos nutricionales: Aprox. 195 calorías por porción de ensalada más aderezo; 4g de proteína, 16g de grasa total, 1g de grasa saturada, 0 grasa trans, 13g de carbohidratos, 0 colesterol, 227mg de sodio, 3g de fibra

18. ENSALADA ESPAÑOLA SIMPLE

TIEMPO DE PREPARACIÓN: 10 MINUTOS. HACE 6 PORCIONES

Ingredientes

- *1 bolsa (2 manojos) de lechuga romana limpiada y cortada en trozos del tamaño de un bocado.*
- *3 tomates medianamente maduros, cortados en trozos de ¼ pulgadas*
- *1 cebolla dulce grande, cortada en rodajas finas*
- *1 pimiento verde, sin semillas y cortado en rodajas finas*
- *1 pimiento rojo, sin semillas y cortado en rodajas finas*
- *¼ taza de aceitunas verdes marinadas picadas y sin hueso*
- *¼ taza de aceitunas negras picadas y deshuesadas*
- *¼ taza de aceite de oliva extra virgen*
- *3 cucharadas de vinagre balsámico*
- *Sal y pimienta recién molida a gusto (opcional)*

Instrucciones de preparación

- Coloque una cama de lechuga romana en 6 platos de ensalada fría. Disponga tomates, cebolla, pimientos y aceitunas sobre la lechuga en cada plato.
- Mezcla el aceite de oliva y el vinagre, y rocía la ensalada. Añada sal y pimienta, si lo desea, y sirva.

Datos nutricionales: Aprox. 107 calorías por porción; 2g de proteína, 9g de grasa total, 1g de grasa saturada, 0 grasa trans, 7g de carbohidratos, 0 colesterol, 145mg de sodio, 3g de fibra

19. ENSALADA DE PEREJIL Y CUSCÚS

TIEMPO DE PREPARACIÓN: 25 MINUTOS. HACE 4 PORCIONES

Ingredientes

- *¼ taza de cuscús*
- *¼ taza de agua*
- *2 cucharadas de jugo de limón fresco*
- *2 cucharaditas de aceite de oliva extra virgen*
- *¼ taza de hojas de perejil plano fresco finamente picado*
- *2 cucharadas de hojas de menta fresca finamente picadas*
- *2 cucharaditas de cáscara de limón*
- *2 cucharadas de piñones*
- *Sal y pimienta recién molida a gusto*
- *1 tomate mediano maduro, pelado, sin semillas y cortado en cubos.*

- *2 cabezas de escarola belga, se deja para la recolección...*
- *Redondos de pita de trigo entero, cortados en trozos y tostados hasta que estén crujientes (opcional)*

Instrucciones de preparación

- Combine el cuscús con agua y jugo de limón en un tazón mediano y déjelo reposar por 1 hora.
- Después de 1 hora, agregue aceite de oliva, perejil, menta, cáscara de limón, piñones, y sal y pimienta al gusto. Mezcla bien.
- Moldea la mezcla de cuscús en un montículo en el centro de una fuente de servir y adórnalo con tomate.
- Rodéelo con hojas de endibia o cuñas de pita tostada, si lo desea. Servir a temperatura ambiente.

Datos nutricionales: Aprox. 120 calorías por porción; 5g de proteína, 2g de grasa total, <0.5g de grasa saturada, 0 grasa trans, 18g de carbohidratos, 0 colesterol, 65mg de sodio, 9g de fibra

20. ENSALADA DE SARDINA

TIEMPO DE PREPARACIÓN: 15 MINUTOS. HACE 4-6 PORCIONES

Ingredientes

- *8 onzas de pasta en forma de espiral*
- *¼ taza de aceite de oliva extra virgen + más un poco mas para rociar*
- *1 cebolla mediana, en rodajas finas*
- *2 dientes de ajo fresco, picado*
- *½ pimiento picante pequeño, sin semillas y finamente picado*
- *⅓ taza de jugo de naranja recién exprimido*
- *¼ taza de pasas doradas*
- *¼ taza de almendras tostadas en rodajas*
- *16 aceitunas verdes jumbo sin hueso, picadas*
- *7½ onzas (2 latas) de sardinas en aceite de oliva*
- *Sal y pimienta recién molida a gusto*
- *Salpicadura de jugo de limón*
- *4 cucharadas de perejil fresco finamente picado para adornar.*
- *Queso parmesano finamente rallado (opcional)*

Instrucciones de preparación

- Poner el agua a hervir, añadir la pasta y cocinarla hasta que esté tierna. Retire del fuego, escurra la pasta y vuelva a la olla, rociando con una escasa cantidad de aceite de oliva para evitar que la pasta se pegue.
- Calentar el aceite de oliva en una sartén grande; añadir la cebolla, el ajo y el pimiento picante y saltear hasta que se doren. Añade el zumo de naranja y las pasas y ponlo a hervir. Quítalo del calor pero mantenlo caliente.
- Combinar las almendras tostadas y las aceitunas con la mezcla de cebollas; revolver todo. Añada sardinas pero intenta no romperlas en pedazos. Vierta la mezcla de sardinas sobre la pasta.
- Añada sal y pimienta y un chorrito de jugo de limón a gusto. Adorne con perejil y una pequeña cantidad de queso parmesano, si lo desea. Servir a temperatura ambiente.

Datos nutricionales: Aprox. 467 calorías por porción; 31g de proteína, 26g de grasa total, 2g de grasa saturada, 0 grasas trans, 38g de carbohidratos, 60mg de colesterol, 288mg de sodio, 1g de fibra

21. ENSALADA DE PASTA Y CAMARONES

TIEMPO DE PREPARACIÓN: 16 MINUTOS. HACE 6 PORCIONES

Ingredientes

- ½ libra de fettuccine de trigo integral
- 16 camarones grandes (alrededor de 1 libra) precocidos
- 12 aceitunas negras sin hueso, cortadas por la mitad
- 6 tomates cherry, cortados por la mitad
- ½ taza de pimientos rojos asados en cubitos
- ¼ taza de perejil fresco picado
- ¼ taza de albahaca fresca picada
- 4 cebolletas, recortadas y rebanadas
- ¼ libra de queso feta, desmenuzado
- Sal y pimienta recién molida a gusto
- Aceite de oliva extra virgen para lloviznar

Instrucciones de preparación

- Llenar una olla grande con agua y calentarla hasta que hierva, añadir la pasta y cocinarla hasta que esté *al dente*. Cuando esté listo, escurra bien la pasta y pásela a un gran tazón para servir.
- Añade a la pasta los camarones cocidos, las aceitunas, los tomates, los pimientos, el perejil, la albahaca, las cebolletas y el queso feta.
- Lanza para mezclar. Salpimentar y rociar con aceite de oliva para humedecer ligeramente la pasta; servir.

Datos nutricionales: Aprox. 411 calorías por porción; 32g de proteína, 6g de grasa total, 2g de grasa saturada, 0 grasas trans, 57g de carbohidratos, 150mg de colesterol, 206mg de sodio, 3g de fibra

22. ENSALADA DE BERRO CON MANDARINA PICANTE

TIEMPO DE PREPARACIÓN: 45 MINUTOS. HACE 4 PORCIONES

Ingredientes

- 4 mandarinas dulces grandes
- Jugo de un limón fresco
- ¼ taza de aceite de oliva extra virgen
- Sal marina y pimienta recién molida a gusto
- 2 grandes racimos de berros (lavados, con tallos duros removidos)
- 10 tomates cherry, cortados por la mitad
- 16 aceitunas Kalamata sin hueso

Instrucciones de preparación

- Pelar las mandarinas y separar las secciones. Quita cualquier fosa y aprieta las secciones para obtener ¼ taza de jugo. Ponga las secciones a un lado. En un bol grande, bata el jugo de mandarina, el jugo de limón, el aceite de oliva y la sal y la pimienta a gusto.
- Seca el berro con toallas de papel para eliminar el exceso de agua. Añada el berro, los tomates y las aceitunas a las secciones de la mandarina en un bol grande y mézclelo con la mezcla de aceite. Sirva inmediatamente en platos de ensalada fría.

Datos nutricionales: Aprox. 195 calorías por porción; 3g de proteína, 16g de grasa total, 2g de grasa saturada, 0 de grasas trans, 14g de carbohidratos, 0 de colesterol, 125mg de sodio, 3g de fibra

23. ENSALADA DE CAPRI TOSTADO

TIEMPO DE PREPARACIÓN: 25 MINUTOS. HACE 4 PORCIONES

Ingredientes

- 1 tomate maduro grande y firme, cortado en 8 rebanadas finas.
- 8 finas rebanadas de cebolla roja

- *1 bola de queso mozzarella fresco, cortada en 8 rebanadas.*
- *12 aceitunas Kalamata sin hueso, cortadas por la mitad*
- *8 hojas enteras de albahaca fresca, adorno para los platos*
- *Vinagre balsámico envejecido para lloviznar*
- *Aceite de oliva extra virgen para lloviznar*
- *Sal marina y pimienta recién molida a gusto*
- *Albahaca fresca picada para adornar*

Instrucciones de preparación

- Precalentar el horno para asar. Divide los primeros 4 ingredientes en 4 porciones iguales.
- Alternar los ingredientes comenzando con tomate, cebolla y queso, y cubrir con unas cuantas aceitunas para hacer 4 pilas separadas. Coloca las pilas en una fuente de horno a unos 4 pulgadas bajo la parrilla, y asa durante unos 2-3 minutos o hasta que el queso se derrita parcialmente.
- Quítalo del horno. Coloca dos hojas enteras de albahaca en cada plato y cubre con un montón de ensalada tostada. Rocíe una pequeña cantidad de vinagre y aceite de oliva sobre cada ensalada, añada sal y pimienta, si lo desea, adorne con albahaca picada, y sirva.

Datos nutricionales: Aprox. 111 calorías por porción; 6g de proteína, 8g de grasa total, 4g de grasa saturada, 0 de grasas trans, 3g de carbohidratos, 20mg de colesterol, 117mg de sodio, <1g de fibra

24. ENSALADA DE ENDIBIAS Y ESPINACAS

TIEMPO DE PREPARACIÓN: 15 MINUTOS. HACE 6 PORCIONES

Ingredientes

- *Aceite de oliva de cocina en aerosol*
- *½ taza de nueces picadas*
- *¼ taza de aceite de oliva extra virgen*
- *4 cucharadas de chalotas recién cortadas*
- *2 cucharadas de vinagre de vino blanco*
- *1 cucharada de jarabe de arce puro*
- *Sal al gusto*
- *¼ cucharadita de pimienta recién molida*
- *1 bolsa (10 onzas) de espinacas frescas limpias*
- *2 cabezas de endibia belga*
- *1½ cucharadas de arándanos secos picados*
- *¼ taza de queso azul danés desmoronado*

Instrucciones de preparación

- Rocíe una pequeña sartén de fondo grueso con aceite de cocina y tueste ligeramente las nueces a fuego medio. Revuelva constantemente para evitar que se queme. Quítalo del fuego y déjalo a un lado.
- En un pequeño tazón, bate el aceite de oliva, los chalotes, el vinagre, el jarabe, la sal y la pimienta. Apartado para casar los sabores. Coloca las espinacas limpias en una gran ensaladera.
- Cortar la escarola en diagonal en rodajas finas con un cuchillo afilado y añadirla a las espinacas. Añade arándanos y nueces a las espinacas y mezcla todos los ingredientes con el aderezo. Espolvorear la ensalada con queso azul y servir.

Datos nutricionales: Aproximadamente 244 calorías por porción; 6g de proteína, 18g de grasa total, 3g de grasa saturada, 0 de grasas trans, 29g de carbohidratos, 4mg de colesterol, 108mg de sodio, 3g de fibra

25. ENSALADA DE RÚCULA Y PERA ASIÁTICA

TIEMPO DE PREPARACIÓN: 20 MINUTOS; HACE 4 PORCIONES

Ingredientes

- *⅓ taza de jugo de pomelo fresco*
- *⅓ taza de jugo de naranja fresco*
- *3 cucharadas de aceite de oliva extra virgen + suficiente para lloviznar*
- *Una pequeña chalota, finamente picada*
- *16 almendras crudas, picadas*
- *Una pizca de polvo de ajo*
- *1 bolsa de rúcula de 6 onzas*
- *1 pera asiática madura pero firme, cortada a la mitad y sin corazón*
- *¼ taza de queso azul desmenuzado*
- *Sal y pimienta recién molida a gusto*

Instrucciones de preparación

- Bate los dos jugos, el aceite de oliva y la chalota, y déjalos aparte para casar los sabores. En una pequeña sartén a fuego medio, añade las almendras picadas, el ajo en polvo y un chorrito de aceite de oliva. Tostad las almendras pero no las queméis; dejadlas a un lado.
- Dividir la rúcula en 4 porciones en los platos de ensalada. Cortar la pera en 16 rodajas y cubrir cada plato de rúcula con 4 rodajas de pera. Rocíe cada ensalada con aderezo, incluyendo trozos de chalota. Esparcir sobre el queso azul, las almendras tostadas, y sal y pimienta al gusto, y servir.

Datos nutricionales: Aprox. 208 calorías por porción; 5g de proteína, 16g de grasa total, 3g de grasa saturada, 0 de grasas trans, 10g de carbohidratos, 6mg de colesterol, 101mg de sodio, 3g de fibra

26. ENSALADA DE HIGO Y JAMÓN

TIEMPO DE PREPARACIÓN: 15 MINUTOS. HACE 4 PORCIONES

Ingredientes

- *1 paquete (10-12 onzas) de espinacas frescas para bebés*
- *1 cartón de higos, tallos retirados y cortados en cuartos*
- *4 rebanadas de prosciutto, cortadas en tiras*
- *½ taza de nueces, picadas en trozos grandes*
- *Queso parmesano rallado para adornar.*

Para el aderezo:

- *1 cucharada de jugo de naranja fresco*
- *1 cucharada de miel*
- *1 pimiento rojo picante pequeño, finamente cortado.*

Instrucciones de preparación

- Divida las espinacas en 4 porciones iguales. Colóquelo en platos de ensalada individuales. Cubrir cada uno de ellos con higos, jamón y nueces en cuartos.

Aderezo:

- En un pequeño tazón separado, combine el jugo de naranja, la miel y la pimienta picada. Bata para mezclar. Rocíe aderezo sobre la ensalada.
- Mezcle cada ensalada para cubrirla, adornarla con queso parmesano y servirla inmediatamente.

Datos nutricionales: Aprox. 190 calorías por porción; 26g de proteína, 9g de grasa total, 0 grasa saturada, 0 grasa trans, 17g de carbohidratos, 9mg de colesterol, 316mg de sodio, 5g de fibra

27. ENSALADA DE ALCACHOFAS A LA PARRILLA

TIEMPO DE PREPARACIÓN: 40 MINUTOS. HACE 4 PORCIONES

Ingredientes

- *Aceite de oliva en aerosol de cocina*

- *1 taza de corazones de alcachofa marinados, cortados en cuartos y escurridos, reserva 1*
- *cucharada y 2 cucharaditas de líquido*
- *6 filetes planos de anchoa, picados*
- *8 tazas de lechuga Boston desgarrada*
- *Queso parmesano rallado (opcional)*

Instrucciones de preparación

- Precalentar la parrilla. Rocíe ligeramente una pequeña bandeja de hornear con aceite de cocina.
- Mezcla las alcachofas con trozos de anchoa y extiende la mezcla en una sola capa en la bandeja de hornear.
- Asa la mezcla de alcachofas unos 3-5 minutos o hasta que empiecen a dorarse.
- Retire del fuego y deje enfriar ligeramente, luego mezcle la mezcla con la lechuga y el adobo reservado para cubrir y servir. Espolvorear con queso parmesano, si lo desea.

Datos nutricionales: Aproximadamente 96 calorías por porción; 4g de proteína, 5g de grasa total, 0 grasa saturada, 0 grasa trans, 5g de carbohidratos, 5mg de colesterol, 435mg de sodio, 5g de fibra

28. GARBANZOS Y VEGETALES DE JARDÍN

TIEMPO DE PREPARACIÓN: 25 MINUTOS. HACE 4 PORCIONES

Ingredientes

- *2 cucharadas de jugo de limón recién exprimido*
- *2 dientes de ajo fresco, finamente picados*
- *1 cucharada de hoja de albahaca fresca, cortada*
- *⅛ cucharadita de pimienta recién molida*
- *1 lata de garbanzos de 15 onzas, enjuagada y bien drenada*
- *2 tazas de brócoli fresco picado grueso.*
- *½ taza de zanahorias frescas en rodajas*
- *1 (7½-ounce) lata de tomates cortados en cubitos, sin escurrir*
- *1 taza de cubos de queso mozzarella parcialmente descremado.*

Instrucción de preparación

- En un gran tazón de servir, combine el jugo de limón, ajo, albahaca y pimienta molida.
- Añade los garbanzos, el brócoli, las zanahorias, los tomates con jugo y el queso mozzarella.
- Mezclar los ingredientes, mezclando bien. Cúbralo y refrigérelo durante al menos 4 horas.

Datos nutricionales: Aprox. 195 calorías por porción; 16g de proteína, 7g de grasa total, 2g de grasa saturada, 0 de grasas trans, 24g de carbohidratos, 17mg de colesterol, 411mg de sodio, 2g de fibra

29. ENSALADA DE BERROS PICANTES

TIEMPO DE PREPARACIÓN: 10 MINUTOS. HACE 4-6 PORCIONES

Ingredientes

- *2 racimos (unas 8 tazas) de berro, enjuagados y con los tallos ásperos retirados*
- *2 cucharaditas de vinagre de champán*
- *Sal y pimienta recién molida a gusto*
- *2 cucharadas de aceite de oliva extra virgen*

Instrucciones de preparación

- Deje que el berro se escurra. En un pequeño tazón, bate el vinagre, la sal y la pimienta y el aceite de oliva.

- Coloca el berro en una ensaladera y mézclalo bien con la mezcla de aceite de oliva para cubrirlo uniformemente. Sirva inmediatamente.

Datos nutricionales: Aprox. 67 calorías por porción; 4g de proteína, 7g de grasa total, 1g de grasa saturada, 0 grasa trans, 1g de carbohidratos, 0 colesterol, 28mg de sodio, 1g de fibra

30. ENSALADA DE PATATAS CON HIERBAS

TIEMPO DE PREPARACIÓN: 35 MINUTOS. HACE 4 PORCIONES

Ingredientes

- *2 libras de papas de piel roja, en cubos*
- *14 onzas de caldo de pollo sin grasa y bajo en sodio*
- *2 dientes de ajo fresco, picado*
- *½ taza de yogur natural bajo en grasa*
- *1 cucharada de eneldo fresco picado*
- *1 cucharada de orégano fresco picado*
- *2 cucharadas de mayonesa ligera*
- *2 cucharadas de aceite de oliva extra virgen*
- *2 cucharadas de vinagre de vino blanco*
- *Sal y pimienta recién molida a gusto*

Instrucciones de preparación

- En una cacerola grande, agregue 2 tazas de agua, papas, caldo de pollo y ajo.
- Cocina a fuego medio-alto durante unos 20 minutos o hasta que las patatas estén tiernas.
- Drene y deje que se enfríe. Bate el yogurt, el eneldo, el orégano, la mayonesa, el aceite de oliva, el vinagre, y la sal y la pimienta. Dobla suavemente las patatas en la mezcla de yogur y enfríalas durante al menos 2 horas antes de servirlas.

Datos nutricionales: Aprox. 274 calorías por porción; 8g de proteína, 10g de grasa total, 2g de grasa saturada, 0 grasas trans, 41g de carbohidratos, 3mg de colesterol, 702mg de sodio, 4g de fibra

31. ENSALADA DE SANDÍA

TIEMPO DE PREPARACIÓN: 15 MINUTOS. HACE 4 PORCIONES

Ingredientes

- *2 tazas de sandía sin semillas en cubos*
- *Sal y pimienta recién molida a gusto*
- *2 tazas de rúcula*
- *1 taza de pepino en rodajas, con piel*
- *4 onzas de queso feta fresco, cortado en trozos del tamaño de un bocado.*
- *3 cucharadas de aceite de oliva extra virgen*
- *2 cucharaditas de vinagre balsámico blanco*

Instrucciones de preparación

- Añada la sandía a una gran ensaladera y espolvorea con sal y pimienta a gusto. Añada rúcula, pepino y queso feta; tíralo para mezclarlo. Combina el aceite de oliva y el vinagre, y rocía sobre la ensalada. Echar a cubierto la ensalada y servir.

Datos nutricionales: Aprox. 94 calorías por porción; 5g de proteína, 16g de grasa total, 5g de grasa saturada, 0 de grasas trans, 7g de carbohidratos, 25mg de colesterol, 320mg de sodio, 0 de fibra

32. ENSALADA DE PASTA DE VERANO

TIEMPO DE PREPARACIÓN: 20 MINUTOS. HACE 4 PORCIONES

Ingredientes

- *5 onzas de pasta Fusilli de trigo entero*
- *4 tazas de rúcula para bebés sin apretar.*
- *⅓ taza de tomates secos, picados*
- *2 cucharadas de alcaparras, enjuagadas y escurridas*
- *2 cucharadas de queso parmesano raspado*
- *Vestido de bajas calorías de elección*

Instrucciones de preparación

- Cocine la pasta según las instrucciones del paquete y escúrrala. Combina la pasta con rúcula, tomates y alcaparras. Lanza suavemente para mezclar. Añade el queso parmesano y el aderezo de su elección.

***Datos nutricionales:* Aproximadamente** 250 calorías por porción; 10g de proteína, 2g de grasa total, 0 grasa saturada, 0 grasa trans, 47g de carbohidratos, 0mg de colesterol, 121mg de sodio, 7g de fibra

33. ESCAROLA CON ADEREZO DE ANCHOAS

TIEMPO DE PREPARACIÓN: 10 MINUTOS. HACE 4 PORCIONES

Ingredientes

- *4 tazas de escarola del tamaño de un bocado*
- *3 cebolletas, picadas*
- *½ (6,5 onzas) lata de aceitunas negras en rodajas, bien escurridas*
- *Queso parmesano rallado para adornar.*
- *2 cucharadas de vinagre de vino tinto*
- *1 cucharadita de mostaza de Dijon*
- *Jugo de 1 limón*
- *1 diente de ajo fresco, picado*
- *3 anchoas planas, en puré*
- *6 cucharadas de aceite de oliva extra virgen*
- *Sal y pimienta recién molida a gusto*

Para el aderezo de la anchoa:

Instrucciones de preparación

- Romper y limpiar la escarola, escurrirla y dejarla a un lado.

Aderezo:

- En un pequeño tazón, bate el vinagre, la mostaza y el jugo de limón. Agregue el ajo y las anchoas y bata lentamente en aceite de oliva. Añade sal y pimienta al gusto. Refrigerar para enfriar.
- En una gran ensaladera, combine escarola, cebolletas y aceitunas, mezcle con aderezo frío, ponga encima virutas de parmesano y sirva.

Datos nutricionales: Aprox. 153 calorías por porción; 1g de proteína, 18g de grasa total, 1g de grasa saturada, 0 grasas trans, 9g de carbohidratos, 0 colesterol, 403mg de sodio, 5g de fibra

34. ENSALADA DE PERA Y NUEZ

TIEMPO DE PREPARACIÓN: 15 MINUTOS. HACE 6 PORCIONES

Ingredientes

- *2 tazas de caldo de pollo bajo en sodio y sin grasa.*
- *1 taza de quinua de grano blanco*
- *2 cucharadas de aceite de canola*
- *1 cucharada de vinagreta de frambuesa*
- *¼ taza de cebollino fresco cortado*
- *Sal y pimienta recién molida a gusto*
- *2 peras maduras pero firmes, sin corazón y cortadas en cubitos*
- *½ taza de nueces tostadas para adornar*

Instrucciones de preparación

- En una cacerola grande, calienta el caldo hasta que hierva. Agregue la quinoa, cúbrala y reduzca a fuego lento, y cocine hasta que el líquido se absorba, unos 15-20 minutos.
- Mientras la quinua hierve a fuego lento, en un bol se mezcla el aceite de canola, la vinagreta, el cebollino y la sal y la pimienta. Añade las peras y tíralas al abrigo.
- Drenar el exceso de líquido restante de la quinoa y añadir quinoa a las peras. Lance para mezclar bien.
- Ponga la mezcla de pera y quinoa en el refrigerador y enfríela durante unos 15 minutos. Servir frío con un poco de nueces.

Datos nutricionales: Aproximadamente 244 calorías por porción; 6g de proteína, 13g de grasa total, 2g de grasa saturada, 0 grasa trans, 27g de carbohidratos, 0 colesterol, 24mg de sodio, 5g de fibra

35. ENSALADA CRUJIENTE DE POLLO Y FRUTA

TIEMPO DE PREPARACIÓN: 20 MINUTOS. HACE 4 PORCIONES

Ingredientes

- *¼ taza de nueces, picadas*
- *3 tazas de pollo asado picado, sólo carne de pechuga.*
- *1 cabeza grande de lechuga Bibb*
- *2 mandarinas maduras, peladas y cortadas*
- *2 manzanas pequeñas Granny Smith, sin corazón y picadas en trozos grandes.*

Para el aderezo:

- *⅓ taza de mayonesa light*
- *Una naranja, dividida por la mitad*
- *Sal y pimienta recién molida a gusto*

Instrucciones de preparación

- En una pequeña sartén a fuego lento, tostar las nueces, revolviéndolas frecuentemente hasta que se doren, y reservarlas. Divide el pollo, la lechuga, las rodajas de mandarina y las manzanas en 4 porciones. Colóquelo en platos individuales. Añade un chorrito de nueces tostadas y rocía cada porción con el aderezo.

Aderezo:

- En un pequeño tazón agregue mayonesa. Exprime el jugo de la naranja. Revuelva suficiente jugo en la mayonesa hasta que tenga una consistencia de aderezo. Añade sal y pimienta al gusto.

Datos nutricionales: Aprox. 286 calorías por porción; 34g de proteína, 11g de grasa total, 3g de grasa saturada, 0 de grasas trans, 12g de carbohidratos, 89mg de colesterol, 143mg de sodio, 3g de fibra

36. ENSALADA DE PERA Y BERROS

TIEMPO DE PREPARACIÓN: 15 MINUTOS. HACE 4 PORCIONES

Ingredientes

- *4 peras de piel lisa madura pero firme.*
- *2 tazas de berros*
- *2 cucharadas de mitades de nuez tostada*
- *2 onzas de queso azul desmoronado*
- *¼ taza de aliño de vinagreta*
- *Jugo de 1 limón*
- *Miel para lloviznar*

Instrucciones de preparación

- Deshuesar cada pera de abajo hacia arriba dejando el tallo intacto. En un tazón agregue berros, nueces, queso azul y vinagreta. Tírelos bien para cubrirlo y déjalo a un lado.
- Cortar cada pera en 4 rebanadas horizontales. Cepille los lados cortados con jugo de limón.
- Reensamblar las peras en su forma original, añadiendo mezcla de ensalada entre cada rebanada. Rocie peras con miel y sirve.

Datos nutricionales: Aprox. 143 calorías por porción; 4g de proteína, 4g de grasa total, 1g de grasa saturada, 0 grasas trans, 25g de carbohidratos, 3mg de colesterol, 110mg de sodio, 6g de fibra

37. ENSALADA DE CHAMPIÑONES Y CEBADA

TIEMPO DE PREPARACIÓN: 30 MINUTOS. HACE 6 PORCIONES

Ingredientes

- *½ taza de aceite de oliva extra virgen, dividido*
- *1½ libras de setas variadas, divididas por la mitad y divididas*
- *Sal y pimienta recién molida a gusto*
- *2 cabezas de lechuga Bibb, hojas separadas*
- *1½ tazas de cebada cocida*
- *½ taza de avellanas tostadas picadas*
- *½ taza de perejil fresco de hoja plana*

Para el aderezo:

- *1 chalota, picada*
- *3 cucharadas de vinagre de Jerez, divididas*
- *½ taza de crema agria baja en grasas*
- *3 cucharadas de cebollino fresco picado*
- *3 cucharaditas de tomillo fresco*
- *Sal y pimienta recién molida a gusto*

Instrucciones de preparación

- Calienta una cucharada de aceite de oliva en una sartén grande a fuego medio. Añade la mitad de los hongos y saltéalos hasta que se doren, revolviendo a menudo.
- Pasa a una gran ensaladera. Repita para el resto de los hongos.
- Añade sal y pimienta a gusto a los champiñones en el tazón. En el mismo tazón, agregue lechuga, cebada, avellanas y perejil. Añade el aderezo, tíralo al saco, y mientras sirves tíralo de vez en cuando para continuar con el saco.

Aderezo:

- Añade una cucharada de aceite de oliva y chalotas a una sartén (puedes usar la misma sartén) y cocina las chalotas a fuego lento hasta que se ablanden. Añade 2 cucharadas de vinagre y déjalo hervir a fuego lento hasta que se reduzca a la mitad. Retira del fuego y bate la crema agria y el resto del vinagre.
- Añade el resto del aceite de oliva y bátelo para combinarlo. Añade cebollino, tomillo, y sal y pimienta a gusto y deja que la mezcla se enfríe.

Datos nutricionales: Aproximadamente 238 calorías por porción; 6g de proteína, 16g de grasa total, 3g de grasa saturada, 0 de grasas trans, 17g de carbohidratos, 7mg de colesterol, 75mg de sodio, 3g de fibra

38. ENSALADA FRESCA Y PICADA DEL JARDÍN

TIEMPO DE PREPARACIÓN: 30 MINUTOS. HACE 4 PORCIONES

Ingredientes

- ½ lechuga iceberg cabeza, rallada
- 1 zanahoria grande, limpia y finamente picada
- 3 tallos de apio, limpiados y finamente picados
- ½ cebolla roja pequeña, finamente picada
- 4 rábanos rojos grandes, picados
- ½ (6,5 onzas) lata de aceitunas negras maduras en rodajas, bien escurridas
- ½ (6,5 onzas) lata de garbanzos, bien drenados
- 4 cucharaditas de tomates secos cortados en juliana en aceite de oliva
- 4 cucharadas de aceite del frasco de tomates secos.
- ½ tomate medio maduro pero firme, cortado en dados
- ½ aguacate grande, cortado en cubos de ½ pulgadas
- Sal y pimienta recién molida a gusto
- Crotones sazonados para adornar (opcional)

Instrucciones de preparación

- En una gran ensaladera, combine lechuga, zanahoria, apio, cebolla, rábanos, aceitunas negras, garbanzos y tomates secos. Rocíe la ensalada con el aceite de tomate seco.
- Mezcle suavemente la ensalada hasta que esté bien mezclada. Esparcir los trozos de tomate y aguacate sobre la ensalada y sazonar con sal y pimienta.
- Adorne con crotones, si lo desea, y sirva.

Datos nutricionales: Aprox. 119 calorías por porción; 2g de proteína, 4g de grasa total, 0 grasa saturada, 0 grasa trans, 16g de carbohidratos, 0 colesterol, 195mg de sodio, 6g de fibra

39. ENSALADA DE PEPINO

TIEMPO DE PREPARACIÓN: 3Hrs. 10 MINS. HACE 2 PORCIONES

Ingredientes

- 1 pepino grande, cortado en rodajas finas
- 1 cebolla roja pequeña, cortada en rodajas finas
- Vinagre de vino tinto añejo
- Sal y pimienta negra recién molida a gusto

Instrucciones de preparación

- Ponga rodajas de pepino y cebolla en un bol y cúbralas con vinagre.
- Cúbrete y enfríate durante al menos una o dos horas. Antes de servir, espolvorea con sal y pimienta al gusto.

Datos nutricionales: Aprox. 38 calorías por porción; 1g de proteína, <0.5g de grasa total, <0.05g de grasa saturada, 0 grasa trans, 4g de carbohidratos, 0 colesterol, 1mg de sodio, 0.05g de fibra

40. ENSALADA DE MAÍZ Y FRIJOLES

TIEMPO DE PREPARACIÓN: 20 MINUTOS. HACE 4 PORCIONES

- *1 bolsa de 10 onzas de maíz congelado, cocido al vapor y bien escurrido.*
- *1 lata de 15 onzas de judías rojas pequeñas, drenadas*
- *½ taza de pimiento verde picado*
- *1 lata (28 onzas) de tomates cortados en dados con chipotle, escurridos*
- *2 cucharadas de cilantro fresco picado*
- *1 diente de ajo fresco, picado*
- *Sal y pimienta recién molida a gusto*
- *8 grandes hojas de lechuga iceberg*
- *Aceite de oliva extra virgen para rociar*

Instrucciones de preparación

- En un tazón, combine todos los ingredientes excepto las hojas de lechuga y el aceite de oliva. Cúbralo y refrigérelo durante unas dos horas. Para servir, coloque 2 hojas de lechuga cada una en 4 platos de ensalada.
- Dividir la mezcla de la ensalada en 4 porciones. Mezcla de ensalada de montículo sobre la lechuga. Llovizna la ensalada con poca cantidad de aceite de oliva y sirve.

Datos nutricionales: Aprox. 203 calorías por porción; 8g de proteína, 0 grasa total, 0 grasa saturada, 0 grasa trans, 30g de carbohidratos, 0 colesterol, 388mg de sodio, 12g de fibra

41. ENSALADA DE PERA EXÓTICA

TIEMPO DE PREPARACIÓN: 30 MINUTOS. HACE 6 PORCIONES

Ingredientes

- *2 cabezas de escarola belga, cortadas en diagonal en tiras anchas de ½ pulgadas*
- *1 gran manojo de berros, limpiado y recortado*
- *1 cabeza mediana de achicoria, desgarrada en pequeños trozos*
- *¼ taza de hojas de perejil fresco italiano*
- *2 peras Anjou maduras, sin corazón y en rodajas finas.*
- *½ taza de trozos de nuez tostada*
- *½ taza de cerezas secas picadas*
- *½ taza de queso azul danés desmenuzado para adornar*

Para el aderezo:

- *3 cucharadas de vinagre de vino de Jerez*
- *1 cucharada de chalotas picadas*
- *2 cucharaditas de mostaza de Dijon*
- *6 cucharadas de aceite de nuez*
- *Sal y pimienta recién molida a gusto*

Instrucciones de preparación

- Añade rodajas de pera, nueces y cerezas, y déjalo a un lado.

Aderezo:

- Bata el vinagre, las chalotas y la mostaza en un pequeño tazón. Añade gradualmente aceite de nuez. Añade sal y pimienta al gusto. Añade el aderezo a la ensaladera y mézclalo suavemente para cubrirlo. Dividir en 6 platos individuales, adornar cada porción con queso azul desmoronado y servir.

Datos nutricionales: Aprox. 349 calorías por porción; 6g de proteína, 24g de grasa total, 4g de grasa saturada, 0 de grasas trans, 24g de carbohidratos, 5mg de colesterol, 228mg de sodio, 7g de fibra

42. ENSALADA DE PASTA DE TOMATE

TIEMPO DE PREPARACIÓN: 15 MINUTOS. HACE 4 PORCIONES

Ingredientes

- *8 onzas de pasta penne, cocida*
- *1 pinta de tomates de uva, cortados por la mitad*
- *4-6 onzas de queso mozzarella fresco*
- *1 pimiento rojo mediano, picado en trozos grandes.*
- *1 cebolla dulce pequeña, cortada en cubitos*
- *2 dientes de ajo fresco, picado*

- *½ taza de hojas de albahaca fresca, desgarrada en pedazos*

Para el aderezo:

- *2 cucharadas de vinagre balsámico*
- *2 cucharadas de aceite de oliva extra virgen*
- *1 cucharadita de mostaza de Dijon*
- *Sal y pimienta recién molida a gusto*

Instrucciones de preparación

- En una gran ensaladera, combine la pasta cocida, los tomates, el queso mozzarella, el pimiento rojo, la cebolla, el ajo y la albahaca.

Aderezo:

- En una jarra de aderezo para ensaladas, combine vinagre, aceite de oliva, mostaza, y sal y pimienta, y agite bien. Vierte el aderezo sobre la ensalada para cubrirla y revuelve suavemente. Cúbralo y déjelo enfriar toda la noche antes de servirlo.

Datos nutricionales: Aproximadamente 292 calorías por porción; 14g de proteína, 7g de grasa total, 4g de grasa saturada, 0 de grasas trans, 45g de carbohidratos, 22mg de colesterol, 504mg de sodio, 4g de fibra

43. ENSALADA DE ESPINACA

TIEMPO DE PREPARACIÓN: 5 MINUTOS. HACE 4 PORCIONES

Ingredientes

- *4 tazas de hojas de espinaca fresca, enjuagadas y bien escurridas*
- *1 paquete (8 onzas) de champiñones cremini frescos cortados en rodajas*
- *⅓ taza de cebolla roja en rodajas finas*
- *¼ taza de vinagre balsámico dulce*
- *2-3 cucharadas de queso parmesano fresco rallado para adornar.*

Instrucciones de preparación

- En una gran ensaladera, arroja espinacas, champiñones, cebolla y vinagre. Espolvorear con queso parmesano y servir.

Datos nutricionales: Aprox. 35 calorías por porción; 4g de proteína, 1g de grasa total, 1g de grasa saturada, 0 grasas trans, 3g de carbohidratos, 3mg de colesterol, 94mg de sodio, 1g de fibra

44. ENSALADA DE COL ROJA DULCE

TIEMPO DE PREPARACIÓN: 20 MINUTOS. HACE 6 PORCIONES

Ingredientes

- *1 cabeza pequeña de col roja*
- *1 cucharada de vinagre balsámico*
- *2 cucharadas de aceite de oliva*
- *½ taza de pasas de uva*
- *⅓ taza de agua*
- *¾ cucharadita de jugo de limón recién exprimido*
- *Sal y pimienta recién molida a gusto*

Instrucciones de preparación

- Cortar la cabeza de la col por la mitad y quitar el tallo. Cortar las mitades de la col en rodajas finas y colocarlas en un gran tazón. Añade el vinagre, el aceite de oliva y las pasas y mézclalo con la col.
- En una cacerola grande agregue la mezcla de col y agua y cocine a fuego medio-alto hasta que esté tierno, unos 15 minutos. Revuelva de vez en cuando. Añada jugo de limón y sal y pimienta a gusto y sirva.

Datos nutricionales: Aproximadamente 85 calorías por porción; 1g de proteína, 2g de grasa total, 1g de grasa saturada, 0 grasa trans, 16g de carbohidratos, 0 colesterol, 25mg de sodio, 2g de fibra

45. ENSALADA DE REMOLACHA Y TOMATE

TIEMPO DE PREPARACIÓN: 35 MINUTOS. HACE 4 PORCIONES

Ingredientes

- *2 libras de tomates (preferiblemente reliquia), en rodajas.*
- *1 pinta de tomates cherry, cortados por la mitad*
- *2 latas de 15 onzas de remolacha roja en rodajas, bien escurridas.*
- *¼ taza de queso feta reducido en grasas desmoronado*
- *¼ taza de hojas de cilantro fresco desgarradas, sin tallos*
- *¼ taza de aceite de oliva extra virgen*
- *Sal y pimienta recién molida a gusto*

Instrucciones de preparación

- Ponga los tomates y las remolachas en una bandeja. Esparce queso feta y cilantro por encima y rocía con aceite de oliva. Sazone con sal y pimienta al gusto.

Datos nutricionales: Aprox. 225 calorías por porción; 7g de proteína, 11g de grasa total, 2g de grasa saturada, 0 de grasas trans, 25g de carbohidratos, 3mg de colesterol, 565mg de sodio, 4g de fibra

46. ENSALADA DE GUISANTES

TIEMPO DE PREPARACIÓN: 35 MINUTOS. HACE 4 PORCIONES

Ingredientes

- *2 cucharadas de vinagre de vino blanco añejo*
- *2 cucharaditas de mostaza de Dijon*
- *¼ taza de aceite de oliva extra virgen*
- *Sal y pimienta recién molida a gusto*
- *2 cucharadas de chalotas picadas*
- *1 libra de guisantes frescos, cortados en rodajas finas.*
- *2 cucharadas de estragón fresco picado*

Instrucciones de preparación

- En un gran tazón, bate el vinagre, la mostaza y el aceite de oliva. Añade sal y pimienta al gusto. Añade chalotas, guisantes y estragón. Revuelva y refrigere de 4 a 6 horas antes de servir.

Datos nutricionales: Aprox. 138 calorías por porción; 3g de proteína, 10g de grasa total, 1g de grasa saturada, 0 grasa trans, 8g de carbohidratos, 0 colesterol, 4mg de sodio, 2g de fibra

47. ENSALADA DE TOMATE CON ALBAHACA, ALCAPARRAS Y VINAGRETA

TIEMPO DE PREPARACIÓN: 20 MINUTOS. HACE 6 PORCIONES

Ingredientes

- 5 tomates grandes y maduros para bistec, cortados en rebanadas de ½ pulgadas
- 2 cucharadas de alcaparras, enjuagadas y escurridas
- Sal y pimienta negra recién molida a gusto
- 10 hojas medianas de albahaca fresca, picadas

Para la vinagreta:

- 3 cucharadas de chalotas picadas
- 3 cucharadas de vinagre de vino blanco añejo
- ½ cucharadita de sal de ajo
- 1 cucharada de jarabe de arce puro
- ½ taza de aceite de oliva extra virgen

Instrucciones de preparación

- Coloca los tomates en una bandeja grande. Espolvorea las alcaparras y sazona con sal y pimienta a gusto. Esparce albahaca sobre los tomates. Bate la vinagreta de nuevo y rocía la ensalada.

Vinagreta:

- Combine los chalotes, el vinagre, la sal de ajo, el jarabe y el aceite de oliva en un tazón pequeño. Bátalo para mezclar los ingredientes y déjalo a un lado.

Datos nutricionales: Aprox. 148 calorías por porción; 2g de proteína, 14g de grasa total, 2g de grasa saturada, 0 de grasas trans, 6g de carbohidratos, 0 de colesterol, 92mg de sodio, 2g de fibra

48. ENSALADA DE COL PICANTE

TIEMPO DE PREPARACIÓN: 15 MINUTOS. HACE 4 PORCIONES

Ingredientes

- 1 cucharadita de aceite de canola
- 2 jalapeños, sin semillas y finamente picados
- 2 tomates grandes, sin semillas y cortados en trozos pequeños
- 3 hojas de col de Napa, desmenuzadas
- 1 cebolla roja pequeña, finamente picada
- Sal marina a gusto
- 1 cucharada de cáscara de cal rallada
- 1 cucharadita de pimentón ahumado
- ⅛ cucharadita de pimienta de cayena
- 1 aguacate, pelado, deshuesado y cortado en 8 cuñas
- 2 limas, 1 para el jugo y 1 cortada en 4 cuñas

Instrucciones de preparación

- En una pequeña y pesada sartén a fuego medio, añade aceite de canola y jalapeños. Revuelva la fritura hasta que los pimientos se doren y se ablanden. Quítalo del fuego y déjalo a un lado.
- En un tazón mediano, combine tomates, col, cebolla y jalapeños fritos. En un pequeño cuenco separado, combine la sal marina, la cáscara de limón, el pimentón y la pimienta.
- Revuelva para mezclar. Añade pequeñas pizcas de mezcla de condimentos a la mezcla de tomate y ensalada a gusto. Dividir la ensalada en 4 platos, añadir el aguacate y rociar con jugo de limón.
- Adorne con gajos de lima y sirva.

Datos nutricionales: Aprox. 112 calorías por porción; 1g de proteína, 8g de grasa total, 1g de grasa saturada, 0 grasa trans, 6g de carbohidratos, 0 colesterol, 6mg de sodio, 4g de fibra

SOUPS

49. SOPA DE PASTA DE HUEVO Y LIMÓN

TIEMPO DE PREPARACIÓN: 30 MINUTOS. HACE 4 PORCIONES

Ingredientes

- 4 tazas de caldo de pollo sin grasa y bajo en sodio.
- 4 onzas de pasta ditalini
- ½ sustituto de la taza de huevo o 2 huevos enteros grandes, si se desea
- ½ taza de jugo de limón fresco
- Sal y pimienta recién molida a gusto
- 4 cucharadas de perejil fresco picado para adornar.
- 1 limón, cortado en rodajas finas para adornar

Instrucciones de preparación

- En una cacerola mediana, ponga a hervir el caldo de pollo. Añade la pasta; vuelve a hervir, revolviendo una vez. Reduzca a baja, y cocine a fuego lento durante 3-5 minutos. Quítalo del calor.
- Bate los huevos en un tazón, luego bate el jugo de limón. Añade un cucharón de sopa a esta mezcla y revuélvela; pásala a la olla de la sopa. Calentar la sopa a fuego lento, teniendo cuidado de no cuajar los huevos. Añade sal y pimienta al gusto.
- Dividir la sopa en 4 porciones, adornar con perejil y rodajas de limón, y servir.

Datos nutricionales: Aproximadamente 161 calorías por porción; 10g de proteína, 2g de grasa total, <0.5g de grasa saturada, 0 grasas trans, 65g de carbohidratos, 5mg de colesterol, 197mg de sodio, 1g de fibra

50. CALDO DE POLLO, FRESCO

TIEMPO DE PREPARACIÓN: 2Hrs. 40 MINS. HACE 6-6½ PORCIONES

Ingredientes

- 2 libras de pollo sin piel y con hueso
- 2 tallos de apio con hojas, cortados en trozos
- 1 cebolla blanca grande, cortada en cuartos
- 2 zanahorias medianas, cortadas en trozos
- 2 dientes de ajo fresco, cortados en cubos
- 1 cucharadita de mezcla de condimentos italianos secos
- 9 tazas de agua fría

Instrucciones de preparación

- Poner todos los ingredientes en una olla grande y ponerlos a hervir. Usando una cuchara con ranuras, espolvorea la espuma de la superficie. Reduzca el calor a fuego lento, cúbralo y cocine durante 2 horas. Quita el pollo y déjalo enfriar.
- Colar el líquido a través de un colador, desechando las verduras y los condimentos. Refrigerar el caldo colado restante durante varias horas para enfriarlo. Antes de usar el caldo, desnaturalice la grasa de la superficie.
- Refrigerado, el caldo puede ser almacenado hasta 3-4 días o puede ser congelado y almacenado hasta 3 meses. El pollo enfriado puede ser deshuesado y usado para otras recetas.

Datos nutricionales: Aprox. 201 calorías por porción; 32g de proteína, 5g de grasa total, 1g de grasa saturada, 0 grasas trans, 4g de carbohidratos, 106mg de colesterol, 147mg de sodio, <0.5g de fibra

51. SOPA VERDE CREMOSA DE JARDÍN

TIEMPO DE PREPARACIÓN: 25 MINUTOS. HACE 6 PORCIONES

Ingredientes

- 4 cucharadas de aceite de colza/aceite de oliva sin grasas trans
- 1 cebolla blanca, picada
- 4 dientes de ajo fresco, picado
- 1 puerro grande, partes blancas en rodajas finas y partes verdes en rodajas, mantener separadas
- 8 onzas de coles de Bruselas frescas, en rodajas
- 5 onzas de judías verdes frescas, en rodajas finas
- 5 tazas de caldo de verduras bajo en sodio y sin grasa
- 1½ tazas de guisantes congelados, descongelados
- 1 cucharada de jugo de limón recién exprimido
- 1 cucharadita de cilantro molido
- 1 taza de leche baja en grasa
- 4 cucharaditas de harina para todo uso
- Sal y pimienta recién molida a gusto
- Crotones con sabor a hierbas para adornar (opcional)

Instrucciones de preparación

- En una gran sartén, derretir el aceite de colza/oliva extendido a fuego lento. Añada la cebolla y el ajo y cocine hasta que estén suaves y fragantes, pero no se doren. Añade las partes verdes del puerro, las coles de Bruselas y las judías verdes a la sartén.
- Añade caldo y ponlo a hervir. Reduzca el calor y déjelo hervir a fuego lento durante 10 minutos.
- Añade los guisantes, el zumo de limón y el cilantro y sigue dejando cocer a fuego lento durante 10-15 minutos más o hasta que las verduras estén tiernas. Retire la mezcla de vegetales del calor y deje que se enfríe ligeramente, luego transfiera a una licuadora o procesador de alimentos y procese hasta que esté suave. Vuelva a una cacerola y añada partes blancas de puerro.
- Poner a hervir a fuego medio-alto, luego reducir a fuego lento durante unos 5 minutos, y reducir de nuevo para mantener el calor. En un tazón pequeño separado, bate la leche y la harina hasta que esté suave. Añade la mezcla de harina a la sopa, revolviendo para incorporarla, y añade sal y pimienta al gusto. Servir con un esparcimiento de crotones encima, si se desea.

Datos nutricionales: Aprox. 163 calorías por porción; 4g de proteína, 8g de grasa total, 2g de grasa saturada, 0 de grasas trans, 15g de carbohidratos, 3mg de colesterol, 240mg de sodio, 3g de fibra

52. SOPA DE POLLO Y ORZO CON LIMÓN

TIEMPO DE PREPARACIÓN: 45 MINUTOS. HACE 4 PORCIONES

Ingredientes

- 1 cucharada de aceite de oliva
- ½ taza de cebolla blanca picada
- ½ taza de apio picado
- 6 tazas de caldo de pollo sin grasa y bajo en sodio.
- ½ taza de zanahoria en rodajas
- 12 onzas de pechugas de pollo sin piel y sin hueso
- Sal y pimienta recién molida a gusto
- ½ cup orzo
- ¼ taza de eneldo fresco picado
- Las mitades de limón para exprimir

Instrucciones de preparación

- En una olla grande, calienta el aceite de oliva a fuego medio. Añade la cebolla y el apio y cocina hasta que las verduras estén blandas. Añade caldo de pollo, zanahoria, pollo, y sal y pimienta al gusto. Deje que hierva, luego reduzca el fuego a fuego lento y cocine por unos 20 minutos hasta que el pollo esté cocido.
- Saque el pollo del caldo, déjelo enfriar, luego desmenuce el pollo en trozos del tamaño de un bocado y déjelo a un lado. Mantén la olla de caldo cubierta y a fuego muy bajo para mantener el calor mientras desmenuzas el pollo.
- Añade orzo al caldo, vuelve a hervir el caldo y cocina durante unos 8 minutos. Retire la olla del fuego, añada el pollo y el eneldo al caldo y sírvalo con un saludable chorro de jugo de limón fresco.

Datos nutricionales: Aprox. 248 calorías por porción; 25g de proteína, 4g de grasa total, 1g de grasa saturada, 0 grasas trans, 23g de carbohidratos, 49mg de colesterol, 237mg de sodio, 1g de fibra

53. SOPA FRÍA DE AGUACATE

TIEMPO DE PREPARACIÓN: 25 MINUTOS. HACE 4-6 PORCIONES

Ingredientes

- *3 aguacates medianamente maduros, cortados por la mitad, sin semillas, pelados y cortados en trozos.*
- *½ pepino, pelado y picado*
- *½ taza de cebolla blanca picada*
- *¼ taza de zanahoria finamente picada*
- *2 dientes de ajo fresco, picado*
- *2 tazas de caldo de pollo sin grasa y bajo en sodio, divididas*
- *Salsa de pimiento rojo picante a gusto*
- *Sal y pimienta recién molida a gusto*
- *Pimentón para espolvorear*
- *Rodajas finas de aguacate para adornar*
- *Crema agria baja en grasas (opcional)*

Instrucciones de preparación

- Enfríe unos 5 tazones de sopa y en un procesador de alimentos, combine la cebolla, el ajo, las zanahorias, el aguacate, el pepino y una taza de caldo y bata hasta que esté suave.
- Añade el resto de la salsa picante, pimienta, caldo y sal al gusto y procesa hasta que esté casi suave.
- Vierta esta combinación en los tazones refrigerados, cúbralos y enfríelos durante una hora más.
- Quitar de los tazones fríos y rociar con pimentón cada porción.
- Añade aguacate y una cucharada de crema agria si quieres.
- Sirve frío.

Datos nutricionales: Aprox. 255 calorías por porción; 4g de proteína, 22g de grasa total, 3g de grasa saturada, 0 de grasas trans, 15g de carbohidratos, 0 de colesterol, 70mg de sodio, 10g de fibra

54. SOPA DE PATATAS Y BRÓCOLI CON VERDURAS

TIEMPO DE PREPARACIÓN: 13 MINUTOS. HACE 4 PORCIONES

Ingredientes

- *3 papas medianas de color rojo-dorado, picadas*
- *2 dientes de ajo fresco, picado*
- *2 tazas de caldo de pollo bajo en sodio y sin grasa.*
- *3 tazas de flores de brócoli fresco*
- *3 cebolletas, en rodajas*
- *2 tazas de leche al 2%.*
- *3 cucharadas de harina para todo uso*
- *2 tazas de queso Gouda ahumado, rallado y más para adornar.*
- *Sal y pimienta recién molida a gusto*

- *2 tazas de hojas de escarola desgarradas, enjuagadas y drenadas.*
- *1 taza de crotones sazonados con pimienta para adornar*

Instrucciones de preparación

- En una olla grande, combine las patatas, el ajo y el caldo. Poner a hervir, luego reducir el fuego y dejar cocer a fuego lento sin tapar hasta que las patatas empiecen a ablandarse.
- Con un tenedor pesado, aplastar ligeramente las patatas. Añade el brócoli, las cebolletas y la leche, y calienta a fuego lento hasta que los floretes estén tiernos y crujientes. Reduzca el fuego a muy bajo, luego agregue la harina y el queso Gouda, revolviendo suavemente hasta que el queso se derrita y la salsa se espese.
- Sazone con sal y pimienta al gusto. Dividir la sopa en 4 porciones. Cubrir cada porción con escarola, queso adicional, y un esparcimiento de crotones, y servir.

Datos nutricionales: Aprox. 350 calorías por porción; 17g de proteína, 14g de grasa total, 8g de grasa saturada, 0 de grasas trans, 42g de carbohidratos, 30mg de colesterol, 349mg de sodio, 7g de fibra

55. SOPA DE VERDURAS Y TORTELLINI

TIEMPO DE PREPARACIÓN: 20 MINUTOS. HACE 8-10 PORCIONES

Ingredientes

- *1 cebolla blanca grande, picada*
- *4 dientes de ajo fresco, picado*
- *3 tallos de apio, picados*
- *2 cucharadas de aceite de oliva*
- *32 onzas de caldo de pollo sin grasa y bajo en sodio*
- *1 taza de maíz congelado*
- *1 taza de zanahoria picada*
- *1 taza de judías verdes congeladas cortadas*
- *1 taza de papa cruda cortada en cubos*
- *1 cucharadita de albahaca dulce seca*
- *1 cucharadita de tomillo seco*
- *1 cucharadita de cebollino picado*
- *2 latas (14,5 onzas) de tomates cortados en dados, sin escurrir.*
- *3 tazas de tortellini rellenos de pollo fresco*
- *Queso cheddar desmenuzado sin grasa o bajo en grasa (opcional)*
- *Crotones crujientes para adornar (opcional)*

Instrucciones de preparación

- En una olla grande, saltee la cebolla, el ajo, el apio y el aceite de oliva hasta que estén suaves y fragantes.
- Añade caldo, maíz, zanahoria, frijoles, papa, albahaca, tomillo y cebollino. Poner a hervir.
- Reduzca el calor, cúbralo y déjelo hervir a fuego lento durante unos 15 minutos o hasta que las verduras estén tiernas.
- Añade los tomates y los tortellini y déjalos hervir a fuego lento sin tapar durante otros 5 minutos o hasta que se calienten.
- Servir caliente con un espolvoreado de queso cheddar y unos crotones crujientes, si se desea.

Datos nutricionales: Aprox. 213 calorías por porción; 7g de proteína, 7g de grasa total, 1g de grasa saturada, 0 grasas trans, 26g de carbohidratos, 12mg de colesterol, 331mg de sodio, 2g de fibra

56. ESTOFADO DE OSTRAS A LA ANTIGUA

TIEMPO DE PREPARACIÓN: 30 MINUTOS. HACE 6 PORCIONES

Ingredientes

- *2 pintas de ostras frescas desgranadas (unas 32 onzas), sin escurrir.*
- *4 cucharadas de aceite de colza/aceite de oliva sin grasas trans*
- *1 taza de apio finamente picado*
- *6 cucharadas de chalotas picadas*
- *3 latas (12 onzas) de leche evaporada baja en grasa al 2%.*
- *Sal y pimienta recién molida a gusto*
- *2 pizcas de pimienta de cayena*
- *Cuadrados de pan, tostados*

Instrucciones de preparación

- Escurrir el líquido de las ostras, reservando el líquido. Cuele el líquido a través de un colador de alambre para eliminar cualquier arenilla o arena. En una olla grande y pesada, derretir el aceite de colza/oliva extendido a fuego medio. Reduzca el fuego a fuego lento y añada ostras, apio y chalotas.
- Deje hervir a fuego lento durante unos 4 minutos hasta que los bordes de las ostras empiecen a curvarse. Mientras las ostras están hirviendo a fuego lento, calienta la leche y el líquido de las ostras en una cacerola separada a fuego lento hasta que se calienten.
- Cuando se calienta, agregue la mezcla de leche a las ostras, revolviendo suavemente. Añade sal y pimienta a gusto y pimienta de cayena. Sirva la sopa caliente en tazones de sopa calentada con cuadrados de pan tostado.

Datos nutricionales: Aprox. 311 calorías por porción; 23g de proteína, 11g de grasa total, 2g de grasa saturada, 0 de grasas trans, 22g de carbohidratos, 63mg de colesterol, 516mg de sodio, 3g de fibra

57. SOPA DE HUEVO CON VEGETALES

TIEMPO DE PREPARACIÓN: 60 MINUTOS. HACE 2 PORCIONES

Ingredientes

- *3 cucharadas de aceite de oliva*
- *1 berenjena pequeña, cortada por la mitad y en rodajas finas (unas 2 tazas)*
- *½ taza de cebolla blanca picada*
- *2 dientes de ajo fresco, picado*
- *1 lata de salsa de tomate y albahaca baja en sodio para pasta.*
- *2 tazas de caldo de pollo bajo en sodio y sin grasa.*
- *½ taza de queso mozzarella desmenuzado y reducido en grasas*
- *2 cucharadas de pan rallado italiano*
- *2 cucharadas de queso parmesano recién rallado para adornar.*
- *Pan crujiente*

Instrucciones de preparación

- En una gran sartén antiadherente, calentar el aceite de oliva a fuego medio-alto y cocinar la berenjena durante unos 5 minutos, revolviendo de vez en cuando. Añade la cebolla y el ajo y continúa cocinando hasta que la berenjena esté dorada.
- Añade la salsa y el caldo, ponlo a hervir, luego reduce el fuego a fuego lento y continúa cocinando hasta que la sopa se espese. Calienta el horno para asar. Forre una bandeja de galletas con papel de aluminio y coloque dos tazones de horno en la bandeja.
- Divide la sopa en ambos tazones, cubre con queso mozzarella, pan rallado y un poco de queso parmesano.
- Asar a la parrilla durante unos 2-3 minutos o hasta que el queso esté derretido y dorado. Servir caliente con trozos de pan crujiente, si se desea.

Datos nutricionales: Aproximadamente 274 calorías por porción; 7g de proteína, 17g de grasa total, 3g de grasa saturada, 0 de grasas trans, 23g de carbohidratos, 7mg de colesterol, 476mg de sodio, 5g de fibra

58. SOPA DE TORTELLINI CON ESPINACAS

TIEMPO DE PREPARACIÓN: 15 MINUTOS. HACE 4 PORCIONES

Ingredientes

- *4 tazas de caldo de pollo sin grasa y bajo en sodio.*
- *2 dientes de ajo fresco, picado*
- *4 cebolletas, picadas*
- *¼ cucharadita de pimienta molida*
- *5 onzas de tortellini rellenos de queso fresco*
- *2 tazas de hojas de espinaca fresca picadas gruesas*
- *Queso parmesano fresco rallado (opcional)*

Instrucciones de preparación

- Caliente el caldo en una olla y añada ajo, cebolleta y pimienta. Poner a hervir, luego reducir a fuego medio. Añade los tortellini y cocínalos durante 10 minutos.
- Añade las espinacas y cocínalas durante 5 minutos más o hasta que la pasta esté tierna. Pase a 4 tazones y sirva con un poco de queso parmesano, si lo desea.

Datos nutricionales: Aprox. 97 calorías por porción; 6g de proteína, 4g de grasa total, 1g de grasa saturada, 0 grasas trans, 14g de carbohidratos, 11mg de colesterol, 129mg de sodio, <0.5g de fibra

59. SOPA DE ALMEJAS ROJAS

TIEMPO DE PREPARACIÓN: 45 MINUTOS. HACE 8-10 PORCIONES

Ingredientes

- *3 grandes tallos de apio, picados*
- *1 cebolla blanca grande, picada*
- *4 frascos (8 onzas) de jugo de almejas*
- *4 dientes de ajo fresco, picado*
- *Sazonador criollo de elección al gusto*
- *Salsa de tabasco al gusto*
- *¼ taza de salsa Worcestershire*
- *¼ taza de jugo de limón recién exprimido*
- *3-4 tazas de agua*
- *1½ (14,5 onzas) latas de tomates triturados*
- *6 tazas de papas crudas cortadas en cubos*
- *4 latas (10 onzas) de almejas enteras para bebés*
- *Salsa picante (opcional)*
- *Pan de campo crujiente*

Instrucciones de preparación

- Combina todos los ingredientes, excepto las almejas, la salsa picante y el pan, en una olla grande. Poner a fuego lento, tapar y cocinar durante 25-30 minutos.
- Añade las almejas y continúa cocinando a fuego lento durante otros 15-20 minutos. Sirva caliente con salsa picante, si lo desea, y pan de campo crujiente.

Datos nutricionales: Aprox. 181 calorías por porción; 13g de proteína, 3g de grasa total, 0 grasa saturada, 0 grasa trans, 18g de carbohidratos, 54mg de colesterol, 311mg de sodio, 3g de fibra

60. GUISO DE VERDURAS PICANTES

TIEMPO DE PREPARACIÓN: 50 MINUTOS. HACE 4 PORCIONES

Ingredientes

- 4 tazas de ramilletes de coliflor fresca
- 2 cucharaditas de polvo de curry
- ½ cucharadita de comino
- 1 lata de tomates asados en dados, sin escurrir.
- 2 dientes de ajo fresco, finamente picados
- 1 cucharada de chile serrano finamente picado
- 1 lata de garbanzos de 15 onzas, escurridos
- ¾ taza de puré de calabaza en lata y empaquetado sólido
- ¾ taza de agua
- Sal y pimienta recién molida a gusto
- 1 taza de guisantes bebés congelados
- 1 taza de maíz congelado
- Couscous o arroz integral, *cocido*

Instrucciones de preparación

- Coloca los ramilletes de coliflor en una olla y cúbrelos parcialmente con agua. Poner a hervir, cubrir y cocer al vapor hasta que los ramilletes estén casi tiernos.
- Retire del fuego, escurra bien y corte los grandes ramilletes en tamaños más pequeños. Aparta. En una gran sartén antiadherente a fuego medio, añada el polvo de curry y el comino y caliéntelo hasta que esté fragante.
- Añade los tomates con su jugo, ajo, pimiento, garbanzos, calabaza y agua.
- Poner a hervir, y luego reducir el calor a fuego lento. Añade los ramilletes y sal y pimienta a gusto y déjalo hervir a fuego lento durante unos 15 minutos. Añade los guisantes y el maíz y déjalo hervir a fuego lento durante 5 minutos más. Retire del fuego y sirva sobre el cuscús cocido o el arroz integral.

Datos nutricionales: Aproximadamente 228 calorías por porción; 12g de proteína, 2g de grasa total, 0 grasa saturada, 0 grasa trans, 43g de carbohidratos, 0 colesterol, 555mg de sodio, 13g de fibra

61. SOPA DE COLIFLOR

TIEMPO DE PREPARACIÓN: 30 MINUTOS. HACE 6 PORCIONES

Ingredientes

- 2 cucharadas de aceite de oliva
- 1 cebolla amarilla grande, picada en trozos grandes
- 2 cucharaditas de ajo fresco finamente picado
- 6 tazas de ramilletes de coliflor fresca (alrededor de 1 cabeza grande)
- ½ taza de zanahoria picada
- ½ taza de apio picado
- 1 chile jalapeño pequeño, sin semillas y cortado en cubos
- 3½ tazas de caldo de pollo bajo en sodio y sin grasa
- Una lata de 14,5 onzas de tomates cortados en dados
- 1 hoja de laurel
- ½ cucharadita de comino molido
- Sal y pimienta recién molida a gusto
- Crotones grandes (opcional)
- Queso feta desmenuzado para adornar

Instrucciones de preparación

- Calentar el aceite de oliva en una olla grande a fuego medio, añadir la cebolla y el ajo y saltear hasta que estén blandos. Añade los ramilletes de coliflor, zanahoria, apio y jalapeño.

- Cocina hasta que los floretes comiencen a dorarse. Añadir caldo, tomates, laurel, comino, y sal y pimienta, y poner a hervir. Reduzca el fuego a bajo y cocine por 20-25 minutos, revolviendo ocasionalmente, hasta que la coliflor esté tierna.
- Retire del fuego, deseche la hoja de laurel y sirva con croutons, si lo desea, y queso feta.

Datos nutricionales: Aprox. 68 calorías por porción; 2g de proteína, 5g de grasa total, 1g de grasa saturada, 0 grasa trans, 4g de carbohidratos, 0 colesterol, 57mg de sodio, 1g de fibra

62. SOPA DE TORTELLINI CON TOMATE

TIEMPO DE PREPARACIÓN: 35 MINUTOS. HACE 8 PORCIONES

Ingredientes

- *1 cucharada de aceite de oliva*
- *1 cebolla blanca, picada*
- *½ cucharadita de copos de pimiento rojo picante triturados*
- *2 cucharaditas de ajo fresco picado*
- *2 tazas de caldo de pollo bajo en sodio y sin grasa.*
- *1 taza de agua*
- *2 cucharaditas de base de caldo de carne de vacuno*
- *1 lata (14,5 onzas) de tomates bajos en sodio cortados en dados con albahaca y ajo.*
- *1 lata (15 onzas) de salsa de tomate baja en sodio*
- *1 cucharada de mezcla de condimentos italianos secos*
- *Sal y pimienta recién molida a gusto*
- *1 bolsa (16 onzas) de tortellini de queso*
- *Pan crujiente*

Instrucciones de preparación

- En una sartén grande a fuego medio, agregue aceite de oliva, cebolla, hojuelas de pimiento picante y ajo. Saltee hasta que la cebolla y el ajo estén suaves. Pasa a una gran olla de sopa.
- Añade caldo, agua y base de carne a la olla, y ponlo a hervir, luego reduce el fuego a fuego lento.
- Añade tomates, salsa de tomate, condimento italiano, y sal y pimienta al gusto.
- Deje hervir a fuego lento durante 15 minutos, luego agregue los tortellini, y deje hervir a fuego lento durante otros 5 minutos o hasta que los tortellini estén blandos. Sirva mientras esté caliente con pan crujiente.

Datos nutricionales: Aprox. 148 calorías por porción; 4 g de proteína, 5 g de grasa total, 0 grasa saturada, 0 grasa trans, 20 g de carbohidratos, 7 mg de colesterol, 456 mg de sodio, 2 g de fibra.

63. STRACCIATELLA

TIEMPO DE PREPARACIÓN: 20 MINUTOS. HACE 4 PORCIONES (2 TAZAS)

Ingredientes

- *6 tazas de caldo de pollo sin grasa y bajo en sodio.*
- *2 cucharadas de ajo fresco picado*
- *8 tazas de escarola picada, cortada en trozos del tamaño de un bocado*
- *¾ taza de huevos líquidos*
- *⅓ taza de queso parmesano recién rallado*
- *Una pizca de nuez moscada recién rallada*
- *2 cucharadas de jugo de limón recién exprimido*
- *Sal y pimienta recién molida a gusto*
- *Aceite de oliva extra virgen para rociar*
- *Escasa cantidad de queso parmesano recién rallado para adornar.*

Instrucciones de preparación

- Calienta el caldo de pollo y el ajo en una olla grande a fuego medio. Cubrir y poner a hervir a fuego lento, luego agregar escarola y cocinar hasta que esté tierna, unos 5 minutos.
- Añade lentamente huevos líquidos. A medida que se solidifican, se rompen en pedazos. Añade el queso parmesano y la nuez moscada, removiendo la sopa suavemente. Reduzca el fuego a medio-bajo y cocine por aproximadamente 2-3 minutos, luego agregue jugo de limón y sal y pimienta a gusto.
- Servir en tazones con un chorrito de aceite de oliva y un poco de queso parmesano.

Datos nutricionales: Aprox. 88 calorías por porción; 9g de proteína, 2g de grasa total, 1g de grasa saturada, 0 grasas trans, 3g de carbohidratos, 7mg de colesterol, 191mg de sodio, 2g de fibra

64. SOPA DE LENTEJAS

TIEMPO DE PREPARACIÓN: 1 Hr. 10 MINS. HACE 6-8 PORCIONES

Ingredientes

- *4 tazas de caldo de pollo sin grasa y bajo en sodio.*
- *4 tazas de agua*
- *1 taza de lentejas marrones partidas, enjuagadas y escurridas*
- *Sal y pimienta recién molida a gusto*
- *2 cucharaditas de comino molido*
- *¼ taza de aceite de oliva extra virgen*
- *2 cebollas amarillas medianas, finamente picadas*
- *4 dientes grandes de ajo fresco, finamente picados*
- *2 onzas de pasta ditalini*
- *1 tomate grande y firme, sin semillas y cortado en trozos.*
- *10 onzas de escarola fresca, lavada y picada*
- *1 taza de perejil fresco finamente picado*
- *½ taza de jugo de limón fresco*
- *Queso parmesano rallado para adornar (opcional)*

Instrucciones de preparación

- En una olla grande agregue el caldo de pollo y el agua y deje hervir. Añade las lentejas, sal y pimienta, y el comino, reduce el fuego a medio y cocina hasta que las lentejas estén tiernas. No cocine demasiado; los frijoles deben ser tiernos pero firmes.
- Mientras las lentejas se cocinan, añade aceite de oliva a una sartén y saltea las cebollas y el ajo hasta que se doren.
- Revuelva la mezcla a menudo para evitar que se queme; cuando esté dorada, déjala a un lado. Cuando las lentejas estén casi tiernas, agregue la pasta y cocine hasta que ambas estén tiernas pero no pastosas.
- Reduzca el fuego a fuego lento y añada la mezcla de ajo, tomate, escarola, perejil y zumo de limón. Cocinar a fuego lento hasta que la escarola esté cocida. Servir adornado con una pequeña cantidad de queso parmesano, si se desea.

Datos nutricionales: Aprox. 195 calorías por porción; 8g de proteína, 11g de grasa total, 1g de grasa saturada, 0 grasas trans, 26g de carbohidratos, 3mg de colesterol, 152mg de sodio, 6g de fibra

65. UNA SABROSA SOPA MEDITERRÁNEA DE GARBANZOS

TIEMPO DE PREPARACIÓN: 25 MINUTOS. HACE 6 PORCIONES

Ingredientes

- *2 tazas de agua*

- *4 tazas de caldo de pollo sin grasa y bajo en sodio.*
- *4 tazas de garbanzos en lata, enjuagados con agua fresca y escurridos*
- *1 cucharada de aceite de oliva extra virgen*
- *1 cebolla grande, picada*
- *4-5 dientes de ajo fresco, picado*
- *1 pimiento verde mediano, picado*
- *1 cucharadita de cayena*
- *2 cucharaditas de salvia seca*
- *2 cucharaditas de romero seco*
- *1 cucharadita de canela molida*
- *Sal y pimienta recién molida a gusto*
- *¼ taza de queso feta desmenuzado bajo en grasa (opcional)*
- *2 cucharadas de perejil fresco finamente picado para adornar.*

Instrucciones de preparación

- En una gran olla se combinan agua, caldo, garbanzos, aceite de oliva, cebolla, ajo, pimiento verde, cayena, salvia, romero y canela.
- Poner la mezcla a hervir a fuego medio, bajar la temperatura y cocer a fuego lento durante 20 minutos, sin tapar.
- Añade sal y pimienta al gusto. Adorne con queso feta, si lo desea, y perejil.

Datos nutricionales: Aprox. 163 calorías por porción; 9g de proteína, 3g de grasa total, <0.5g de grasa saturada, 0 grasas trans, 32g de carbohidratos, 3mg de colesterol, 560mg de sodio, 8g de fibra

66. GAZPACHO DE JARDÍN FRESCO

TIEMPO DE PREPARACIÓN: 25 MINUTOS. HACE 4 PORCIONES

Ingredientes

- *4 tazas de tomates maduros pelados y picados.*
- *4 dientes de ajo fresco, picado*
- *½ cebolla roja, picada*
- *1 pimiento verde, sin semillas y cortado en cubos*
- *¼ taza de aceite de oliva extra virgen*
- *2 cucharadas de vinagre de vino tinto*
- *2 rebanadas de pan de masa madre francés rancio*
- *½ taza de jugo de tomate enlatado*
- *½ cucharadita de comino*
- *½ pimiento picante pequeño, finamente picado*
- *1 cucharada de albahaca fresca picada*
- *Sal y pimienta recién molida a gusto*
- *¼ taza de pimientos verdes y pepinos para adornar, crotones finamente cortados (opcional)*
- *Crema agria o yogur natural bajo en grasa (opcional)*

Instrucciones de preparación

- En un procesador de alimentos o en una licuadora, añada tomates, ajo, cebolla y pimiento verde.
- Mezclar hasta que se haga un puré. Añade el aceite de oliva y el vinagre, y mézclalo durante un minuto. Remoje el pan en jugo de tomate, luego agregue la mezcla de pan remojado a la licuadora.
- Añade comino, pimientos picantes y albahaca. Mezclar durante 2-3 minutos para mezclar bien. Ajustar con sal y pimienta al gusto.
- Relájese durante varias horas. Servir muy frío, adornado con pimientos verdes cortados en dados y pepino.
- Si lo desea, añada crotones y un poco de crema agria o yogur.

Datos nutricionales: Aprox. 210 calorías por porción; 4g de proteína, 14g de grasa total, 2g de grasa saturada, 0 grasa trans, 20g de carbohidratos, 0 colesterol, 201mg de sodio, 3g de fibra

67. SOPA DE TOMATE FRÍA

TIEMPO DE PREPARACIÓN: 40 MINUTOS. HACE 4 PORCIONES

Ingredientes

- 10 tomates medianamente maduros
- ½ cucharada de aceite de oliva extra virgen
- 4-5 dientes de ajo fresco, picado
- 2 cucharadas de cebolla picada
- 2 tazas de caldo de pollo bajo en sodio y sin grasa.
- 2 cucharaditas de endulzante de hornear bajo en calorías.
- ½ cucharadita de albahaca fresca picada
- Sal y pimienta recién molida a gusto
- 8 cebolletas, picadas (opcional)
- 2 pepinos, cortados en cubos (opcional)
- 1 calabacín verde grande, cortado en dados (opcional)

Instrucciones de preparación

- En una olla grande de agua hirviendo, sumerja los tomates durante 30 segundos, y luego coloque inmediatamente los tomates en agua fría. Deje que se sienten hasta que puedan ser manejados.
- Pele los tomates con un cuchillo de pelar, córtelos por la mitad en forma de cruz y quite las semillas. Núcleo y luego cortado en trozos de un cuarto. En una licuadora o procesador de alimentos, procesa los tomates hasta que se hagan puré. En una sartén, calentar el aceite de oliva y saltear el ajo y la cebolla hasta que estén tiernos.
- Quítalo del calor. En un bol grande, combine el puré de tomates, la mezcla de cebollas salteadas, el caldo de pollo, el edulcorante, la albahaca y la sal y la pimienta, revolviendo para mezclar los ingredientes.
- Refrigerar la sopa durante 4-6 horas hasta que esté bien fría. Adorne con cebollino, pepinos y calabacín, si lo desea.

Datos nutricionales: Aproximadamente 161 calorías por porción; 10g de proteína, <0.5g de grasa total, 0 grasa saturada, 0 grasa trans, 65g de carbohidratos, 5mg de colesterol, 197mg de sodio, 1g de fibra

68. SOPA ITALIANA: MINESTRONE CON PESTO

TIEMPO DE PREPARACIÓN: 35 MINUTOS. HACE 6-8 PORCIONES

Ingredientes

- 1 taza de frijoles cannellini secos
- 4 tazas de caldo de pollo sin grasa y bajo en sodio.
- 4 tazas de agua
- 2 papas blancas medianas, peladas y cortadas en cubos.
- 2 onzas de pasta ditalini
- 2 zanahorias grandes, picadas
- 3 tallos de apio, picados
- ½ taza de cebolla blanca picada
- 2 dientes de ajo fresco, picado
- 1 taza de jugo de tomate
- 3 tomates ciruela, picados
- 1 calabacín grande, picado
- Queso parmesano recién rallado para adornar (opcional)

Para el pesto:

- 1 taza de hojas de albahaca fresca
- 1 cucharadita de hojas de albahaca seca desmenuzadas
- 4 dientes de ajo fresco, finamente picados
- 3 cucharadas de aceite de oliva extra virgen
- ½ taza de queso parmesano rallado
- Sal y pimienta recién molida a gusto

Instrucciones de preparación

- Enjuague los frijoles cannellini secos y colóquelos en una gran olla cubierta. Añade caldo de pollo y agua y ponlo a hervir. Destape la olla, reduzca el fuego y cocine a fuego lento hasta que los frijoles estén tiernos; aproximadamente 1 hora. Añade patatas, pasta, zanahorias, apio, cebolla, ajo y zumo de tomate.
- Vuelva a hervir la mezcla, luego reduzca el fuego y cocine a fuego lento sin tapar durante 10 minutos. Añade el tomate y el calabacín y déjalo hervir a fuego lento hasta que todos estén tiernos.
- Procesa los ingredientes del pesto en un procesador de alimentos o una licuadora hasta que estén finamente picados.
- Retire la sopa del fuego y añada la mezcla de pesto, y sirva adornada con queso parmesano, si lo desea.

Datos nutricionales: Aprox. 182 calorías por porción sin pesto; 10g de proteína, 1g de grasa total, 0 grasa saturada, 0 grasa trans, 20g de carbohidratos, 3mg de colesterol, 204mg de sodio, 4g de fibra Aprox. 254 calorías por porción con pesto añadido 12g de proteína, 8g de grasa total, 2g de grasa saturada, 0 grasa trans, 20g de carbohidratos, 10mg de colesterol, 291mg de sodio, 4g de fibra

69. SOPA DE POLLO CON TROZOS DE REPOLLO

TIEMPO DE PREPARACIÓN: 3Hrs. 20 MINS. HACE 4-6 PORCIONES

Ingredientes

- *4 tazas de caldo de pollo sin grasa y bajo en sodio.*
- *2 tazas de agua*
- *8 onzas de pollo sin piel y sin hueso, cortado en cubos.*
- *2 papas medianas, peladas y cortadas en cubos*
- *1 taza de zanahorias picadas*
- *2 hojas de laurel*
- *4-6 granos de pimienta enteros*
- *½ cucharadita de comino*
- *1 taza de apio picado*
- *1 cebolla mediana, en trozos*
- *3 dientes de ajo fresco, picado*
- *Una pequeña cabeza de repollo, desgarrada*
- *2 tomates medianos, pelados y cortados en cuartos*
- *¼ taza de perejil fresco, finamente picado*
- *Sal y pimienta recién molida a gusto*
- *1 cucharada de yogurt sin grasa (opcional)*

Instrucciones de preparación

- En una olla grande, ponga a hervir caldo de pollo, agua, pollo, patatas, zanahorias, laurel, pimienta en grano y comino. Reduzca el fuego, hierva a fuego lento durante 30-40 minutos o hasta que el pollo esté cocido.
- Añade el apio, la cebolla, el ajo, la col, los tomates y el perejil; cocina durante 15 minutos más o hasta que las verduras estén tiernas. Añade sal y pimienta al gusto. Adorne cada porción con yogurt, si lo desea.

Datos nutricionales: Aprox. 143 calorías por porción; 15g de proteína, 2g de grasa total, <0.3g de grasa saturada, 0 grasas trans, 21g de carbohidratos, 21mg de colesterol, 50mg de sodio, 3g de fibra

70. SOPA FRANCESA PISTOU

TIEMPO DE PREPARACIÓN: 40 MINUTOS. HACE 6 PORCIONES

Ingredientes

- 1 cucharada de aceite de oliva extra virgen
- 1 cebolla mediana, finamente picada
- ½ taza de judías secas
- 2 papas medianas, cortadas en cubos
- 1 tallo de apio, picado
- 2 tazas de zanahorias picadas
- 8 tazas de agua
- 8 onzas de judías verdes frescas cortadas en trozos de 1 pulgada
- Un puerro, sólo la parte verde, cortado en rodajas finas.
- 2 tomates medianos, pelados y picados
- 2 calabacines pequeños cortados en cubos de 1 pulgada
- 1 taza de macarrones de codo de trigo entero
- Sal y pimienta recién molida a gusto

Para el Pistou:

- 3 dientes de ajo fresco
- 2 tazas de hojas de albahaca fresca
- 1 cucharada de líquido caliente de la sopa
- Sal y pimienta recién molida a gusto
- 3 cucharadas de aceite de oliva extra virgen
- Queso Gruyere recién rallado para adornar

Instrucciones de preparación

- En una cacerola grande calentar el aceite de oliva, añadir la cebolla y cocinarla para ablandarla. Añade frijoles, patatas, apio, zanahorias y agua. Poner a hervir, reducir el fuego y cocer a fuego lento cubierto durante unos 15 minutos. Añada las judías verdes, el puerro, los tomates, el calabacín y la pasta; cocine otros 10 minutos o hasta que las verduras estén tiernas.
- Sazone la mezcla con sal y pimienta al gusto. Reduzca el calor a muy bajo, cúbrase para mantenerse caliente.

Pistou:

- En un procesador de alimentos, picar finamente el ajo y la albahaca. Añade el líquido de la sopa, sal y pimienta a gusto, y aceite de oliva. Poner la sopa en tazones individuales, luego poner un poco de pistou y adornar con queso.

Datos nutricionales: Aproximadamente 248 calorías por porción; 10g de proteína, 9g de grasa total, 1g de grasa saturada, 0 grasa trans, 35g de carbohidratos, 0 colesterol, 28mg de sodio, 8g de fibra

71. UNA BUENA SOPA DE FRIJOLES!

TIEMPO DE PREPARACIÓN: 6Hrs. 20 MINS. HACE 6-8 PORCIONES

Ingredientes

- 2 tazas de agua
- 2 papas medianas, peladas y picadas gruesas.
- 2 zanahorias grandes, picadas en trozos grandes
- 2 tallos de apio, cortados en trozos grandes
- 1 hoja de laurel
- 1 cucharada de tomillo fresco
- Sal y pimienta recién molida a gusto
- 3 cucharadas de aceite de oliva extra virgen
- 5 dientes de ajo fresco, picado
- 1 cebolla mediana, finamente picada
- ½ pimiento picante pequeño, finamente picado

- 5 tazas de caldo de pollo sin grasa y bajo en sodio.
- 4 latas (15 onzas) de frijoles del Gran Norte
- Queso parmesano rallado (opcional)
- Perejil fresco de hoja plana picado (opcional)

Instrucciones de preparación

- En una olla pesada, combine agua, papas, zanahorias, apio, laurel, tomillo, y sal y pimienta.
- Poner a hervir, reducir el fuego, cubrir y cocer a fuego lento hasta que las verduras estén tiernas. Mientras se cocinan las verduras, combine el aceite de oliva, el ajo, la cebolla y el pimiento picante en una sartén grande y saltéelas hasta que estén tiernas y ligeramente doradas.
- Añade una taza de caldo de pollo y frijoles a la mezcla de ajo, mézclalo bien, cúbrelo y déjalo cocer a fuego lento durante unos 10 minutos para que los sabores se mezclen.
- Añade sal y pimienta al gusto. Combina la mezcla de frijoles y 4 tazas de caldo de pollo y añádelo a la olla de verduras.
- Revuelva para mezclar, luego mantenga a fuego lento durante unos 10-15 minutos, permitiendo que los sabores se mezclen. Adorne con queso parmesano y perejil, si lo desea.

Datos nutricionales: Aprox. 220 calorías por porción; 11g de proteína, 6g de grasa total, 0.7g de grasa saturada, 0 de grasas trans, 36g de carbohidratos, 3mg de colesterol, 663mg de sodio, 9g de fibra

72. SOPA DE ESPINACAS Y QUESO FETA

TIEMPO DE PREPARACIÓN: 50 MINUTOS. HACE 6-8 PORCIONES

Ingredientes

- 10 onzas de espinacas, lavadas bajo agua corriente, divididas
- 6 tazas de caldo de pollo sin grasa y bajo en sodio, divididas
- ¼ taza de cilantro fresco, picado
- 2 cucharadas de aceite de oliva extra virgen
- 1 cebolla blanca grande, picada en trozos grandes
- 2 papas medianas, peladas y cortadas en cubos.
- 4 dientes de ajo fresco, picado
- 1 cucharadita de comino molido
- 1 paquete (10 onzas) de frijoles de lima baby congelados, descongelados
- ⅓ taza de cuscús
- 6 onzas de queso feta, cortado en trozos
- ½ cucharadita de pimienta recién molida a gusto
- Perejil fresco finamente picado para adornar
- Gajos de limón para adornar

Instrucciones de preparación

- Cortar la mitad de las hojas de espinaca en cintas delgadas, reservando los tallos, y ponerlas a un lado. Utilizando un procesador de alimentos o una licuadora, combine los tallos reservados y las espinacas restantes con una taza de caldo y cilantro.
- Procese hasta que esté suave y se deje a un lado. En una olla grande, calentar el aceite de oliva a fuego medio, añadir la cebolla, saltear hasta que se dore, y luego añadir las patatas, el ajo y el comino; revolver para asegurarse de que las patatas están bien cubiertas.
- Añade las 5 tazas de caldo restantes. Reduzca el fuego a medio y cocine hasta que las patatas estén tiernas, unos 15 minutos. Añada espinacas de cinta, puré de espinacas y cilantro, judías de lima, cuscús y queso feta.
- Cocina hasta que los frijoles de lima estén crujientes y el queso se haya derretido en la sopa. Sazone la sopa con pimienta recién molida. Divide la sopa en 6-8 porciones.

- Para adornar, espolvoree perejil sobre la sopa y añada una rodaja de limón a un lado.

Datos nutricionales: Aproximadamente 226 calorías por porción; 10g de proteína, 10g de grasa total, 4g de grasa saturada, 0 de grasas trans, 24g de carbohidratos, 15mg de colesterol, 157mg de sodio, 4g de fibra

73. SOPA DE PESCADO CON TROZOS DE AZAFRÁN

TIEMPO DE PREPARACIÓN: 50 MINUTOS. HACE 6 PORCIONES

Ingredientes

- *Filetes de mero fresco de una libra*
- *Filetes de atún o bacalao fresco de una libra*
- *2 cucharadas de aceite de oliva extra virgen*
- *8-10 cubos de cebolleta*
- *1 taza de apio picado*
- *3 dientes grandes de ajo fresco, machacados*
- *1 pimiento amarillo pequeño, cortado en cubos*
- *1 pimiento rojo pequeño, cortado en cubos*
- *1 cucharadita de cúrcuma*
- *¼ cucharadita de azafrán molido*
- *1¼ taza de vino blanco seco*
- *8 onzas de jugo de almeja embotellado*
- *4 tazas de agua*
- *2 hojas de laurel*
- *½ cucharadita de tomillo fresco*
- *¼ cucharadita de copos de pimiento rojo picante triturados*
- *Sal al gusto*
- *¾ taza de macarrones con codo pequeño*
- *2 cucharadas de jugo de limón*
- *4 cucharadas de perejil fresco picado para adornar.*

Instrucciones de preparación

- Enjuague y corte los filetes de pescado en cubos de 1 pulgada; refrigere. En una sartén grande y pesada de fondo, calentar el aceite de oliva y saltear las cebolletas, el apio, el ajo y los pimientos amarillos y rojos.
- Añade la cúrcuma y el azafrán y cocina unos minutos más. Añade el vino, el jugo de almejas y el agua. Añade las hojas de laurel, el tomillo, los copos de pimienta picante y la sal, y luego ponlo a hervir. Reduzca el calor y cocine a fuego lento durante 10 minutos.
- Añade la pasta y cocínala hasta que esté tierna. Añada el pescado y cocine a fuego lento durante 10-15 minutos más, hasta que el pescado esté cocido. Quite las hojas de laurel.
- Añada el jugo de limón y revuelva para mezclar. Servir con guarnición de perejil.

Datos nutricionales: Aprox. 296 calorías por porción; 35g de proteína, 8g de grasa total, 2g de grasa saturada, 0 grasas trans, 11g de carbohidratos, 27mg de colesterol, 187mg de sodio, 3g de fibra

74. SOPA DE ESCAROLA DE POLLO

TIEMPO DE PREPARACIÓN: 25 MINUTOS. HACE 4-6 PORCIONES

Ingredientes

- *3 tazas de agua (suficiente para cubrir el pollo)*
- *5 pechugas de pollo sin piel y sin hueso, cortadas en trozos*
- *Una pequeña cebolla blanca, cortada por la mitad*
- *⅛ taza de granos de pimienta negra*
- *1 hoja de laurel*
- *4 dientes de ajo fresco, finamente picados*
- *3 tazas de caldo de pollo enlatado bajo en sodio y sin grasa.*
- *2 zanahorias medianas, en rodajas*

- *1 tallo de apio, cortado en rodajas*
- *½ escarola de cabeza, cortada en tiras de 1 pulgada, tallos retirados*
- *Sal y pimienta recién molida a gusto*
- *Queso parmesano recién rallado para adornar.*

Instrucciones de preparación

- En una cacerola grande, combine agua, pollo, cebolla, pimienta en grano, laurel y ajo. Poner a hervir, reducir el fuego a bajo, tapar y cocinar a fuego lento 1 hora o hasta que el pollo esté tierno.
- Quita el pollo del caldo y cuela la hoja de laurel y los granos de pimienta; déjalo a un lado.
- En una cacerola separada, combine el caldo de pollo enlatado con el caldo colado, añada las zanahorias y el apio, lleve a un hervor rápido, reduzca a bajo y cocine a fuego lento durante 10 minutos o hasta que las verduras estén crujientes y tiernas.
- Añade la escarola y el pollo, caliéntalo, sal y pimienta a gusto y sírvelo. Adorne cada porción con una pizca de queso parmesano.

Datos nutricionales: Aprox. 153 calorías por porción; 28g de proteína, 2g de grasa total, <0.4g de grasa saturada, 0 grasas trans, 4g de carbohidratos, 62mg de colesterol, 129mg de sodio, 5g de fibra

75. SOPA FRÍA DE PEPINO

TIEMPO DE PREPARACIÓN: 30 MINUTOS. HACE 4-6 PORCIONES

Ingredientes

- *2 grandes pepinos ingleses, pelados y picados en trozos grandes.*
- *1 cebolla amarilla mediana, picada gruesa*
- *5 tazas de caldo de pollo enlatado bajo en sodio y sin grasa.*
- *2 tazas de yogurt natural bajo en grasa.*
- *2 cebolletas, partes blancas y verdes, finamente picadas*
- *Sal al gusto*
- *Pimienta recién molida a gusto*
- *Eneldo fresco, finamente picado*

Instrucciones de preparación

- Combine los pepinos y la cebolla en una cacerola grande; añada el caldo de pollo. Calentar a fuego alto hasta que hierva rápidamente, reducir inmediatamente en la parte inferior, cubrir y hervir a fuego lento hasta que las verduras estén apenas tiernas.
- Quitar del calor, dejar enfriar ligeramente, y luego refrigerar para enfriar durante varias horas. Para servir, mezclar yogurt, cebolletas y sal al gusto. Espolvorear con pimienta y eneldo.

Datos nutricionales: Aprox. 91 calorías por porción; 7g de proteína, 3g de grasa total, <0.4g de grasa saturada, 0 grasas trans, 10g de carbohidratos, 4mg de colesterol, 164mg de sodio, 1g de fibra

76. SOPA DE BERENJENA CON JEREZ SECO Y QUESO FETA

TIEMPO DE PREPARACIÓN: 40 MINUTOS; HACE 4-6 PORCIONES

Ingredientes

- *2 cucharadas de aceite de oliva extra virgen*
- *2 dientes de ajo fresco, picado*
- *½ cebolla mediana, cortada en rodajas finas y separada en anillos*
- *1 berenjena mediana, pelada y cortada en cubos de ½ pulgadas*
- *½ cucharilla de orégano*
- *¼ cucharadita de tomillo fresco*
- *4 tazas de caldo de pollo enlatado bajo en sodio y sin grasa.*

- *½ taza de jerez seco*
- *Sal y pimienta recién molida a gusto*
- *1 tomate grande, cortado en rodajas*
- *10 onzas de queso feta desmenuzado sin grasa*
- *Queso parmesano recién rallado (opcional)*

Instrucciones de preparación

- Caliente el aceite de oliva en una sartén grande a fuego medio; añada el ajo y la cebolla y saltéelos hasta que estén ligeramente dorados. Añade la berenjena, el orégano y el tomillo; continúa cocinando hasta que la berenjena se dore ligeramente, revolviendo constantemente.
- Reduzca el fuego a bajo, añada el caldo, cúbralo y cocine a fuego lento durante unos 5 minutos. Añade jerez, cúbrelo y continúa hirviendo a fuego lento durante otros 2-3 minutos. Añade sal y pimienta a gusto, si es necesario, y retira del fuego.
- Deje que se enfríe un poco. Precaliente la parrilla y vierta la sopa ligeramente enfriada en un tazón para horno.
- Cubrir la sopa con rodajas de tomate y queso feta, colocar la sopa bajo el asador y calentarla hasta que el queso feta se derrita en la sopa. Adorne con queso parmesano, si lo desea, y ase hasta que el queso se dore.

Datos nutricionales: Aprox. 146 calorías por porción; 9g de proteína, 5g de grasa total, <1g de grasa saturada, 0 grasas trans, 10g de carbohidratos, 3mg de colesterol, 538mg de sodio, 2g de fibra

77. SOPA DE PASTA Y FRIJOLES

TIEMPO DE PREPARACIÓN: 30 MINUTOS. HACE 14 PORCIONES DE 1 TAZA

Ingredientes

- *2 cucharadas de aceite de oliva extra virgen*
- *6 dientes de ajo fresco, picado*
- *1½ tazas de zanahorias picadas*
- *1½ tazas de apio picado*
- *1½ tazas de cebolla blanca picada*
- *3 tazas de agua*
- *3 latas (14,5 onzas) de caldo de pollo sin grasa y bajo en sodio.*
- *3 cucharaditas de perejil seco*
- *1½ cucharaditas de condimento italiano mixto seco*
- *¼ cucharadita de copos de pimiento rojo picante triturados*
- *1 lata de 14,5 onzas de tomates cortados en dados con líquido*
- *½ taza de pasta ditalini*
- *½ taza de judías secas*
- *½ taza de frijoles cannellini secos*
- *Sal y pimienta recién molida a gusto*
- *Queso parmesano recién rallado para adornar.*

Instrucciones de preparación

- En una sartén grande, agregue aceite de oliva y saltee el ajo, las zanahorias, el apio y la cebolla.
- Pasar a una olla grande de fondo grueso; añadir agua, caldo, perejil, condimento italiano, hojuelas de pimiento picante, tomates, pasta, frijoles y sal y pimienta al gusto.
- Poner a hervir la sopa, cubrirla y reducirla a fuego lento durante unas 2 o 3 horas o hasta que las judías estén blandas. Servir con una pizca de queso parmesano.

Datos nutricionales: Aprox. 150 calorías por 1 taza; 6g de proteína, 0.5g de grasa total, 0 grasa saturada, <0.1g de grasas trans, 18g de carbohidratos, 0 colesterol, 5mg de sodio, 4g de fibra

78. SOPA DE POLLO DE LA MAMÁ

TIEMPO DE PREPARACIÓN: 2 Hrs. 30 MINS. HACE 8-10 PORCIONES

Ingredientes

- 3 (5-6 onzas) pechugas de pollo sin piel y sin hueso cortadas en cubos de 1 pulgada
- 2 tazas de agua
- 4 dientes de ajo fresco, picado
- 3 zanahorias grandes, cortadas en pequeños trozos
- 4-6 tallos de apio, cortados en pequeños trozos
- 1 cebolla amarilla mediana, cortada en trozos
- 8 tazas de caldo de pollo enlatado sin grasa y bajo en sodio
- ½ taza de orzo
- 1 cucharada de aceite de oliva extra virgen
- Pimienta recién molida a gusto
- Salsa tabasco (opcional)

Instrucciones de preparación

- En una olla grande, agregue cubos de pollo, agua y ajo. Poner a hervir, cubrir y reducir el calor a fuego lento. Cuézalo a fuego lento durante unos 10 minutos.
- Añada las zanahorias, el apio y la cebolla, y cocine durante 5-10 minutos más.
- Añada caldo de pollo, orzo, aceite de oliva y pimienta al gusto. Continúa hirviendo a fuego lento, cubierto, hasta que el orzo esté blando.
- Sirva con un chorrito de salsa de Tabasco, si lo desea.

Datos nutricionales: Aprox. 131 calorías por porción; 16g de proteína, 3g de grasa total, 0.4g de grasa saturada, 0 grasa trans, 12g de carbohidratos, 29mg de colesterol, 513mg de sodio, 1g de fibra

79. SOPA DE PATATAS Y PUERROS CON SALMÓN AHUMADO

TIEMPO DE PREPARACIÓN: 40 MINUTOS. HACE 8 PORCIONES

Ingredientes

- 1 cucharada de aceite de oliva extra virgen
- 2 cucharadas de aceite de canola/aceite de oliva sin grasas trans
- 2 puerros grandes, sólo las partes blancas y verde claro, cortados por la mitad a lo largo y en rodajas finas.
- 2 bulbos de hinojo medianos, recortados y picados
- 1 cucharadita de semillas de hinojo
- 6 tazas de caldo de pollo enlatado bajo en sodio y en grasa.
- 2 libras de papas rojas, peladas y cortadas en cubos de 2 pulgadas.
- 2 onzas de nova lox en rodajas finas, cortadas en trozos
- Sal y pimienta recién molida a gusto
- Cebollino recién cortado para adornar

Instrucciones de preparación

- En una sartén de fondo grueso, calentar el aceite de oliva a fuego medio-alto; añadir la pasta y dejar que se derrita.
- Añada los puerros, el hinojo y las semillas de hinojo y saltéelos hasta que estén translúcidos (unos 7 minutos).
- Añade el caldo y las patatas a la sartén y ponlo a hervir. Reducir a fuego medio-bajo y cocer a fuego lento hasta que las patatas estén tiernas (unos 20-25 minutos). Transfiera la sopa en lotes a una licuadora y haga un puré.

- Vuelva a la olla para calentarla a fuego lento. Cuando la sopa esté caliente, agregue trozos de nova lox, sal y pimienta al gusto, y sirva, adornado con cebollinos recién cortados.

Datos nutricionales

Aprox. 144 calorías por porción; 10g de proteína, 10g de grasa total, 0.89g de grasa saturada, 0 grasa trans, 23g de carbohidratos, 0 colesterol, 92mg de sodio, 4g de fibra

Pizza, salsas para pizza y bordes de la pizza

En las regiones mediterráneas, una pizza hecha en casa es una comida moderna bien equilibrada, hecha con masa de pizza de carbohidratos complejos, vegetales frescos, pequeñas cantidades de proteína animal y grasa monoinsaturada en forma de aceite de oliva extra virgen. Por el contrario, la pizza de comida rápida hecha en los Estados Unidos está cargada de grasas saturadas, grasas trans, azúcar refinada y sodio.

80. PIZZA DE SALMÓN AHUMADO Y QUESO MOZZARELLA

TIEMPO DE PREPARACIÓN: 20 MINUTOS. HACE UNA PIZZA PERSONAL DE 8 PULGADAS

Ingredientes

- 1 envoltura plana
- 1 cucharada de salsa de pesto de albahaca fresca o un pesto de albahaca fresco del mercado
- 4 rebanadas de nova ahumada (unas 2 onzas)
- 2 cucharadas de cebolla roja picada gruesa
- ¼ taza de queso mozzarella rallado parcialmente descremado
- Hojuelas de orégano seco para espolvorear

Instrucciones de preparación

- Precaliente el horno a 350 grados. Coloca el envoltorio en una bandeja de hornear y esparce la salsa pesto ligeramente sobre la superficie del envoltorio.
- Arregla el salmón sobre el pesto y esparce la cebolla y el queso mozzarella. Espolvorear con orégano y hornear a 350 grados hasta que el queso se derrita y empiece a burbujear.
- Saque del horno y sirva.

Datos nutricionales: Aprox. 325 calorías por pizza; 28g de proteína, 16g de grasa total, 3g de grasa saturada, 0 grasas trans, 17g de carbohidratos, 30mg de colesterol, 145mg de sodio, 8g de fibra

81. PIZZAS DE PAN PLANO DE BRÓCOLI Y PECORINO

TIEMPO DE PREPARACIÓN: 30 MINUTOS. HACE 4 PORCIONES

Ingredientes

- 4 panes planos ovalados de grano entero sin grasas trans
- 30 flores de brócoli fresco, en rodajas finas
- 2 cucharadas de aceite de oliva
- 3 dientes de ajo fresco, cortados en rodajas finas
- ½ cucharadita de hojuelas de pimiento rojo picante trituradas o al gusto
- Sal y pimienta recién molida a gusto
- 1 taza de Pecorino Romano fresco raspado (unas 4 onzas)

Instrucciones de preparación

- Precaliente el horno a 400 grados F. Coloque los panes planos en dos bandejas de hornear con borde. En un tazón, mezclar el brócoli, el aceite de oliva, el ajo, los copos de pimienta picante y la sal y la pimienta al gusto.
- Esparcir la mezcla de brócoli uniformemente en los panes planos y espolvorear con virutas de pecorino.

- Hornee a 400 grados F hasta que los panes planos estén crujientes y el brócoli se dore, unos 15 minutos.
- Sirva caliente.

Datos nutricionales: Aprox. 405 calorías por porción; 16g de proteína, 17g de grasa total, 9g de grasa saturada, 0 de grasas trans, 46g de carbohidratos, 30mg de colesterol, 622mg de sodio, 3g de fibra

82. PIZZA DE CHAMPIÑONES Y QUESO SUIZO.

TIEMPO DE PREPARACIÓN: 40 MINUTOS. HACE UNA PIZZA PERSONAL DE 8 PULGADAS

Ingredientes

- 1 envoltura plana
- 1 cucharada de aceite de oliva extra virgen
- ½ taza de champiñones surtidos en rodajas
- 2 cucharadas de cebolleta picada, partes blancas y verdes
- 2 cucharaditas de pasta de ajo fresco
- Pimienta recién molida a gusto
- 1 onza de queso suizo ligero rallado
- 1 cucharada de tomillo seco, finamente triturado

Instrucciones de preparación

- Precaliente el horno a 350 grados F. Coloque el envoltorio en una bandeja de hornear y déjelo a un lado. Calentar una pequeña cantidad de aceite de oliva en una sartén de fondo grueso.
- Añade los champiñones, las cebolletas, la pasta de ajo y la pimienta. Saltee durante 2-3 minutos, revolviendo a menudo, hasta que los champiñones y las cebolletas se ablanden. Retire del fuego y esparza la mezcla uniformemente sobre la envoltura.
- Distribuya el queso suizo sobre la mezcla de hongos y espolvoree el tomillo. Colóquelo en el horno y hornee a 350 grados F hasta que el queso se derrita. Saque del horno y sirva.

Datos nutricionales: Aprox. 262 calorías por pizza; 24g de proteína, 8g de grasa total, 4g de grasa saturada, 0 de grasas trans, 18g de carbohidratos, 20mg de colesterol, 607mg de sodio, 8g de fibra

83. PIZZA DE ALBAHACA FRESCA Y QUESO MOZZARELLA

TIEMPO DE PREPARACIÓN: 55 MINUTOS. HACE UNA PIZZA PERSONAL DE 8 PULGADAS

Ingredientes

- 1 envoltura plana
- 1 cucharadita de ajo fresco finamente picado
- ¼ taza de Salsa Tradicional para Pizza fresca o una salsa de mercado como Dei Fratelli
- ¼ taza de queso mozzarella rallado parcialmente descremado
- 4 rebanadas de tomate fresco
- 4-6 hojas frescas de albahaca entera

Instrucciones de preparación

- Precaliente el horno a 350 grados F. Coloque el envoltorio en una bandeja de hornear. Revuelva el ajo en la salsa de la pizza y extiéndalo uniformemente sobre el envoltorio.
- Cubra la salsa primero con queso mozzarella, luego con rodajas de tomate y hojas de albahaca. Hornea a 350 grados F hasta que el queso se derrita. Saque del horno y sirva.

Datos nutricionales: Aprox. 270 calorías por pizza; 23g de proteína, 9g de grasa total, 4g de grasa saturada, 0 grasas trans, 25g de carbohidratos, 15mg de colesterol, 888mg de sodio, 10g de fibra

84. PIZZA DE CAMARONES Y QUESO MOZZARELLA.

TIEMPO DE PREPARACIÓN: 35 MINUTOS. HACE UNA PIZZA PERSONAL DE 8 PULGADAS

Ingredientes

- 1 envoltura plana
- 1 cucharada de salsa de pesto de albahaca fresca o un pesto de albahaca fresco del mercado
- ½ taza de camarones de ensalada infantil cocidos, descongelados (si están congelados) y bien escurridos
- 4 pequeñas aceitunas negras sin hueso, escurridas y en rodajas
- ¼ taza de queso mozzarella rallado parcialmente descremado
- Cebollino seco para espolvorear

Instrucciones de preparación

- Precaliente el horno a 350 grados F. Coloque el envoltorio en una bandeja de hornear y esparza el pesto uniformemente sobre la superficie del envoltorio.
- Esparce los camarones sobre el pesto, agrega aceitunas y cubre con queso mozzarella. Espolvoree cebollinos sobre el queso y hornea a 350 grados F hasta que el queso se derrita y empiece a burbujear.
- Saque del horno y sirva.

Datos nutricionales: Aprox. 371 calorías por pizza; 37g de proteína, 18g de grasa total, 5g de grasa saturada, 0 de grasas trans, 18g de carbohidratos, 70mg de colesterol, 121mg de sodio, 9g de fibra

85. PIZZA MARGHERITA

TIEMPO DE PREPARACIÓN: 35 MINUTOS. HACE UNA PIZZA DE 8 REBANADAS Y 15 PULGADAS

Ingredientes

- Masa de pizza de corteza fina
- 4 tomates Roma, en rodajas finas
- Sal y pimienta recién molida a gusto
- ½ taza de pimiento dulce amarillo, en rodajas finas
- ¾ taza de queso mozzarella rallado parcialmente descremado, unas 3 onzas
- 4-5 hojas de albahaca fresca cortadas
- ¼ taza de queso parmesano recién rallado
- 1 cucharada de aceite de oliva extra virgen

Instrucciones de preparación

- Precaliente el horno a 450 grados F. Siga las instrucciones para la masa de la pizza y extiéndala a una ronda de 12-15 pulgadas. Coloca la masa en una pizzería con poco aceite.
- Esparce los tomates sobre la masa extendida casi hasta el borde de la corteza. Espolvorear con sal y pimienta a gusto.
- Cubre los tomates con pimientos amarillos, queso mozzarella, albahaca y queso parmesano, y rocía aceite de oliva por encima.
- Hornee a 450 grados F durante 8-10 minutos o hasta que la corteza esté crujiente y los quesos se derritan.

Datos nutricionales: Aprox. 202 calorías por rebanada; 11g de proteína, 7g de grasa total, 3g de grasa saturada, 0 de grasas trans, 28g de carbohidratos, 7mg de colesterol, 375mg de sodio, 1g de fibra

86. PIZZA DE TOMATE, BERENJENA Y ALBAHACA

TIEMPO DE PREPARACIÓN: 30 MINUTOS. HACE UNA PIZZA DE 8 REBANADAS Y 15 PULGADAS

Ingredientes

- Masa de pizza integral crujiente y delgada
- 1 berenjena grande
- 6 dientes de ajo fresco, picado
- 2 cucharadas de aceite de oliva extra virgen
- 5 tomates medianos, sin semillas y picados
- 3 cucharadas de albahaca fresca picada
- Una pizca de copos de pimienta al rojo vivo aplastados
- 3 tazas de queso feta desmenuzado sin grasa
- Sal y pimienta recién molida a gusto
- ⅓ taza de queso parmesano recién rallado para adornar
- Romero fresco, finamente picado (opcional)

Instrucciones de preparación

- Precaliente el horno a 425 grados F. Siga las instrucciones para la masa de la pizza y extiéndala a una ronda de 12-15 pulgadas. Coloca la pizza en una bandeja para pizza con poco aceite.
- Cortar la berenjena por la mitad a lo largo, cortando por la mitad pero no a través de la piel. Colóquelo en un molde separado y hornee durante 20-30 minutos. La piel debe estar arrugada y la berenjena tierna.
- Se coloca en un plato y se reserva; cuando se enfríe, se corta en rebanadas finas en forma transversal. En una sartén, saltee el ajo en una cucharada de aceite de oliva a fuego lento hasta que se ablande. Añada tomates, albahaca y hojuelas de pimiento picante.
- Cepilla la masa de la pizza ligeramente con ½ cucharadita de aceite de oliva, cubre con la mezcla de tomate, luego queso feta, y coloca las rodajas de berenjena en forma de molinete, superponiéndolas ligeramente. Sazona la pizza con sal y pimienta y rocía el aceite de oliva restante sobre la berenjena.
- Hornea a 425 grados durante 10-15 minutos hasta que la corteza de la pizza esté crujiente. Adorne la parte superior de la pizza con queso parmesano y romero, si lo desea.

Datos nutricionales: Aprox. 166 calorías por rebanada; 20g de proteína, 4g de grasa total, <0.5g de grasa saturada, 0 grasa trans, 21g de carbohidratos, 0 colesterol, 185mg de sodio, 1g de fibra

87. PIZZA DE PIMIENTO DULCE PICANTE

TIEMPO DE PREPARACIÓN: 35 MINUTOS. HACE UNA PIZZA DE 8 REBANADAS Y 15 PULGADAS

Ingredientes

- Masa de Pizza de Trigo Integral
- 1 cucharada de aceite de oliva extra virgen
- 3 pimientos rojos grandes, sin semillas y cortados en rodajas finas
- 3 pimientos amarillos grandes, sin semillas y cortados en rodajas finas
- 2 dientes de ajo fresco, picado
- 1 cucharada de tomillo fresco picado
- Sal y pimienta recién molida a gusto
- Escamas de pimiento rojo picante trituradas a gusto
- 1 taza de queso mozzarella rallado y parcialmente descremado.

Instrucciones de preparación

- Precaliente el horno a 500 grados F. Siga las instrucciones para la masa de la pizza y extiéndala a una ronda de 12-15 pulgadas. Coloca la masa en una bandeja de pizza con poco aceite.
- Calentar el aceite de oliva en una sartén de fondo grueso y saltear los pimientos rojos y amarillos y el ajo, unos 10 minutos hasta que estén suaves. Añade el tomillo, sal y pimienta a gusto, y los copos de pimienta picante.
- Esparcir la mezcla de pimienta sobre la masa de la pizza, espolvorear el queso mozzarella sobre la mezcla de pimienta y hornear a 500 grados F durante 20-25 minutos hasta que la corteza esté crujiente y el queso se haya derretido.

Datos nutricionales: Aproximadamente 209 calorías por rebanada; 9g de proteína, 7g de grasa total, 3g de grasa saturada, 0 grasas trans, 25g de carbohidratos, 7mg de colesterol, 78mg de sodio, 4g de fibra

88. PIZZA DE HONGOS SILVESTRES

TIEMPO DE PREPARACIÓN: 45 MINUTOS. HACE UNA PIZZA DE 8 REBANADAS Y 15 PULGADAS

Ingredientes

- *Masa de pizza de corteza fina*
- *3 onzas de hongos porcinos secos*
- *Un cuarto de agua caliente*
- *2 cucharadas de aceite de oliva extra virgen*
- *4 dientes de ajo fresco, finamente picados*
- *1 taza de champiñones frescos, limpios y cortados en rodajas finas.*
- *1 taza de shiitake fresco u otras setas silvestres*
- *4 cucharadas de vino blanco*
- *1 cucharada de salsa de soja baja en sodio*
- *½ cucharadita de tomillo seco*
- *½ cucharadita de romero seco*
- *Sal y pimienta recién molida a gusto*
- *3 cucharadas de perejil fresco picado*
- *8 onzas de queso provolone ahumado rallado.*

Instrucciones de preparación

- Precaliente el horno a 425 grados F. Siga las instrucciones para la masa de la pizza; cuando esté lista, extiéndala a una ronda de 15 pulgadas. Colóquelo en una bandeja de pizza con poco aceite. Remoje las setas secas en agua caliente durante 30 minutos.
- Después de remojarlas, exprima el exceso de líquido de los hongos y píquelas en trozos grandes. Colar el agua de remojo a través de una tela de queso y dejarla a un lado.
- Calentar una cucharada de aceite de oliva a fuego medio en una sartén de fondo grueso y añadir la mitad del ajo. Saltee el ajo, revolviendo a menudo hasta que esté dorado.
- Añade tanto los hongos secos como los frescos, saltéalos durante unos 5 minutos hasta que empiecen a liberar su líquido, y luego añade vino y salsa de soja. Continúe salteando hasta que el vino se evapore. Añada el líquido de remojo a los hongos, el tomillo, el romero, el ajo restante y sal y pimienta al gusto.
- Aumentar el calor; continuar cocinando y revolviendo hasta que la mayor parte del líquido se haya evaporado y los hongos se hayan glaseado. Añade perejil y retira del fuego. Cepilla la masa de la pizza con el aceite de oliva restante.
- Esparcir uniformemente el queso provolone sobre la corteza. Esparce la mezcla de hongos sobre el queso y hornea a 425 grados F durante unos 8-10 minutos, hasta que la corteza esté crujiente y el queso se derrita.

Datos nutricionales: Aprox. 208 calorías por rebanada; 9g de proteína, 10g de grasa total, 0.5g de grasa saturada, 0 grasa trans, 22g de carbohidratos, 0 colesterol, 351mg de sodio, 2g de fibra

89. PIZZA DE TOMATES SECOS CON ANCHOAS

TIEMPO DE PREPARACIÓN: 60 MINUTOS. HACE UNA PIZZA DE 8 REBANADAS Y 15 PULGADAS

Ingredientes

- Masa de pizza integral crujiente y delgada
- 1 cebolla roja, en rodajas finas
- 8 tomates secos en aceite, picados
- 1 cucharada de hojas de albahaca fresca, rotas en pedazos
- 1 lata (2 onzas) de filetes de anchoa, picados, aceite reservado
- 1 diente de ajo fresco, picado
- 1 taza de queso mozzarella fresco parcialmente descremado, rallado
- Sal y pimienta recién molida a gusto
- Perejil fresco finamente picado para adornar (opcional)

Instrucciones de preparación

- Precaliente el horno a 425 grados F. Siga las instrucciones para la masa de la pizza; cuando esté lista, extiéndala a una ronda de 15 pulgadas. Colóquelo en una bandeja de pizza con poco aceite.
- Cubra la masa de la corteza de la pizza con cebolla, tomates secos, albahaca, anchoas, ajo y queso mozzarella.
- Sal y pimienta al gusto y hornea a 425 grados F hasta que la corteza esté crujiente y el queso se derrita. Adorne con perejil, si lo desea.

Datos nutricionales: Aprox. 137 calorías por rebanada; 6g de proteína, 5g de grasa total, 3g de grasa saturada, 0 grasas trans, 18g de carbohidratos, 10mg de colesterol, 119mg de sodio, 1g de fibra

Salsas para pizza

90. SALSA DE PIZZA TRADICIONAL

TIEMPO DE PREPARACIÓN: 35 MINUTOS. HACE SUFICIENTE PARA UNA CORTEZA DE 15 PULGADAS

Ingredientes

- *2 cucharadas de aceite de oliva extra virgen*
- *3 dientes de ajo fresco, pelados y cortados en rodajas*
- *5 tomates medianos, sin semillas y picados*
- *2 ramitas de romero fresco*
- *Sal y pimienta recién molida a gusto*
- *Una pizca de azúcar*

Instrucciones de preparación

- En una sartén pesada a fuego medio-alto, agregue aceite de oliva y ajo y cocine hasta que estén suaves.
- Añade los tomates, el romero, la sal y la pimienta, y el azúcar; sube el fuego ligeramente y cocina rápidamente, revolviendo a menudo hasta que los jugos se espesen (unos 15-20 minutos).
- Poner la salsa a través de un molino de comida, dejando pasar la pulpa. Si la salsa es demasiado fina, vuelva a calentarla a fuego lento y cocínela hasta que tenga la consistencia deseada.

Datos nutricionales: Aproximadamente 63 calorías por porción, basadas en una rebanada de 2 pulgadas; 1g de proteína, 4g de grasa total, <0.5g de grasa saturada, 0 grasa trans, 4g de carbohidratos, 0 colesterol, 390mg de sodio, 1g de fibra

91. SALSA DE PIZZA PICANTE DE TOMATE Y ALBAHACA

TIEMPO DE PREPARACIÓN: 25 MINUTOS. HACE SUFICIENTE PARA UNA CORTEZA DE 15 PULGADAS

Ingredientes

- *1 cucharada de aceite de oliva extra virgen*
- *4 dientes de ajo fresco, picado*
- *5 tomates medianos, sin semillas y picados*
- *3 cucharadas de albahaca fresca picada*
- *Sal y pimienta recién molida a gusto*
- *Una pizca de azúcar*
- *¼ cucharadita de copos de pimiento rojo picante triturados*

Instrucciones de preparación

- En la sartén, calentar el aceite de oliva a fuego medio-alto y saltear el ajo. Añada los tomates, cocine y revuelva durante unos 5 minutos.
- En un tazón separado, combine la albahaca, la sal y la pimienta, el azúcar y las hojuelas de pimiento picante, y añádalo a la mezcla de tomate.

Datos nutricionales: Aprox. 38 calorías por porción, basadas en una rebanada de 2 pulgadas; 1g de proteína, 2g de grasa total, <0.5g de grasa saturada, 0 grasa trans, 3g de carbohidratos, 0 colesterol, 7mg de sodio, 1g de fibra

92. SALSA DE PIZZA DE TOMATE SECO AJO PICANTE Y ACEITE DE OLIVA

TIEMPO DE PREPARACIÓN: 10 MINUTOS. HACE SUFICIENTE PARA UNA CORTEZA DE 12 PULGADAS

Ingredientes

- ¼ taza de aceite de oliva extra virgen
- 4 dientes de ajo fresco, picados
- ¼ cucharadita de copos de pimiento rojo picante triturados
- 6 aceitunas negras jumbo sin hueso, cortadas en dados
- 8 tomates secos en aceite, escurridos y cortados en cubos.
- Sal y pimienta recién molida a gusto

Instrucciones de preparación

- En una sartén mediana, calentar el aceite de oliva a fuego medio-alto, añadir el ajo y saltear hasta que esté translúcido.
- Añada hojuelas de pimiento picante, aceitunas y tomates secos, y sal y pimienta al gusto; cocine a fuego muy bajo durante 3-5 minutos.

Datos nutricionales: Aprox. 79 calorías por rebanada, basadas en una rebanada de 2 pulgadas; 0 proteína, 9g de grasa total, 1g de grasa saturada, 0 grasa trans, 1g de carbohidratos, 0 colesterol, 42mg de sodio, 0 fibra

93. SALSA DE PIZZA

TIEMPO DE PREPARACIÓN: 35 MINUTOS. HACE UN CUARTO DE SALSA

Ingredientes

- 1 cucharadita de albahaca seca en polvo
- ½ cucharadita de orégano seco en polvo
- ¼ cucharadita de mejorana seca en polvo
- ¼ taza de vino blanco seco
- 2 dientes de ajo fresco, finamente picados
- 1 cucharada de aceite de oliva extra virgen
- 1½ tazas de tomate de ciruela triturado
- 2 cucharadas de pasta de tomate
- Sal y pimienta recién molida a gusto

Instrucciones de preparación

- Añada las hierbas al vino y déjalas marinar durante 15 minutos. Mientras tanto, a fuego medio, saltee el ajo en aceite de oliva hasta que esté suave pero no marrón. Añade el tomate, la pasta de tomate y la mezcla de hierbas y vino.
- Cúbrase y hierva a fuego lento durante unos 20 minutos. Quitar de la estufa, poner en una licuadora, y hacer un puré hasta que esté suave.
- Vuelva a la sartén sin tapar y continúe hirviendo a fuego lento hasta que la salsa se espese ligeramente. Añade sal y pimienta al gusto.

Datos nutricionales: Aprox. 19 calorías por ¼ taza; 0.4g de proteína, 1g de grasa total, 0 grasa saturada, 0 grasa trans, 2g de carbohidratos, 0 colesterol, 102mg de sodio, 0.23g de fibra

El contorno de la pizza

94. MASA CRUJIENTE DE PIZZA INTEGRAL DELGADA

TIEMPO DE PREPARACIÓN: 30 MINUTOS. HACE UNA CORTEZA DE 8 REBANADAS, DE 15 PULGADAS

Ingredientes

- ⅔ taza + 1-2 cucharadas de harina sin blanquear para todo uso, divididas
- 1 paquete de levadura seca activa
- ⅛ cucharadita de sal
- ½ taza de agua caliente
- 1 cucharadita de aceite de oliva extra virgen
- ½ taza de harina de trigo integral
- Aceite de oliva antiadherente en spray para cocinar

Instrucciones de preparación

- En un tazón para mezclar, combine ⅔ taza de harina para todo uso, levadura y sal. Añade agua y aceite de oliva y bate a alta velocidad durante unos 2-3 minutos.
- Use una cuchara de madera para mezclar la harina de trigo integral. Transfiera la mezcla a una superficie ligeramente enharinada y amase en 1 ó 2 cucharadas adicionales de harina para todo uso mientras forma una bola ligeramente rígida, pero aún así lisa y elástica.
- Ponga la masa en un bol limpio, cúbrala y colóquela en un lugar caliente durante unos 10 minutos. Rocíe una bandeja de pizza ligeramente con aceite de cocina.
- Extienda la masa sobre una superficie ligeramente enharinada en una ronda de 15 pulgadas, colóquela en una bandeja para pizza y cúbrala con la salsa e ingredientes de su elección. Hornee a 425 grados F durante unos 10 minutos, o hasta que la corteza esté crujiente.

Datos nutricionales: Aprox. 76 calorías por rebanada, sólo la corteza; 2g de proteína, 0.5g de grasa total, 0.5g de grasa saturada, 0 grasa trans, 16g de carbohidratos, 0 colesterol, 35mg de sodio, 1g de fibra

95. MASA DE PIZZA INTEGRAL

TIEMPO DE PREPARACIÓN: 2Hrs. 15 MINS. HACE UNA CORTEZA DE 8 REBANADAS, DE 15 PULGADAS

Ingredientes

- 2½ cucharaditas de levadura seca activa
- 1½ cucharaditas de edulcorante de hornear bajo en calorías
- 1 cucharadita de sal
- 2 cucharadas de aceite de oliva extra virgen
- ½ taza de agua tibia
- 2 tazas de harina de trigo integral
- 3-4 cucharadas de harina extra para amasar

Instrucciones de preparación

- En un bol, mezclar la levadura, el edulcorante, la sal, el aceite de oliva y el agua. Deje a un lado por 10 minutos; la mezcla se volverá turbia y espesa.
- Cuando esto ocurra, haz un pozo en el centro de la harina de trigo integral. Añade la mezcla de levadura y poco a poco la dobla en la harina, añadiendo más agua tibia si es necesario.

- Amasar la masa hasta que esté suave, luego colocarla en un recipiente ligeramente aceitado y cubrirla con un paño limpio. Coloca la masa en un área cálida durante unos 45 minutos o hasta que duplique su tamaño.
- Extienda la masa sobre una superficie ligeramente enharinada en una ronda de 15 pulgadas, colóquela en una bandeja para pizza y cúbrala con la salsa e ingredientes de su elección. Hornee a 500 grados F hasta que la corteza esté crujiente.

Datos nutricionales: Aprox. 142 calorías por rebanada, sólo la corteza; 5g de proteína, 3g de grasa total, <0.5g de grasa saturada, 0 trans-fat, 22g de carbohidratos, 0 de colesterol, 3mg de sodio, 4g de fibra

96. MASA DE PIZZA DE CORTEZA FINA

TIEMPO DE PREPARACIÓN: 15 MINUTOS. HACE UNA CORTEZA DE 8 REBANADAS, DE 15 PULGADAS

Ingredientes

- 1⅔ tazas de harina sin blanquear para todo uso _250 g_
- ½ cucharadita de sal
- 1 paquete de levadura activa seca
- 2 cucharadas de aceite de oliva extra virgen
- ½ taza de agua caliente
- Aceite de oliva para cubrir ligeramente la sartén

Instrucciones de preparación

- Poner la harina, la sal y la levadura en un bol grande y mezclar con una cuchara de madera. Haz un pozo en el centro y añade aceite de oliva y agua. Poco a poco trabaje en la harina de los lados del tazón a medida que la mezcla se convierte en una masa suave, flexible y blanda. Si está demasiado pegajosa, espolvorea un poco más de harina en la mezcla, pero no haga que la masa se seque.
- Transfiera la masa a una superficie ligeramente enharinada y amásela durante unos 10 minutos; añada cantidades muy pequeñas de harina si es necesario hasta que la masa se vuelva lisa y elástica.
- Frota una pequeña cantidad de aceite de oliva sobre la superficie de la masa, luego devuélvela a un recipiente limpio, cúbrela con un paño y colócala en un área cálida durante aproximadamente 1 hora o hasta que la masa duplique su tamaño. Remueva la masa hasta una superficie ligeramente enharinada, amase durante 2 minutos más y luego extiéndala en una ronda de 15 pulgadas. Colóquela en la bandeja de la pizza y cúbrala con la salsa e ingredientes de su elección. Hornee a 425 grados F hasta que la corteza esté crujiente.

Datos nutricionales: Aprox. 115 calorías por rebanada, sólo la corteza; 2g de proteína, 3g de grasa total, <0.5g de grasa saturada, 0 grasa trans, 18g de carbohidratos, 0 colesterol, 144mg de sodio, 0 fibra

97. MASA DE PIZZA DE CORTEZA FINA DE GRANO ENTERO

TIEMPO DE PREPARACIÓN: 2 Hrs. 5 MINS. HACE 2 CORTES DE 4, 12 PULGADAS DE CORTEZA

Ingredientes

- 1 taza de agua (temperatura ambiente)
- 2 cucharadas de aceite de canola
- 1 cucharada de edulcorante de hornear bajo en calorías
- ½ cucharadita de sal o ½ cucharadita de sustituto de sal sin sodio
- 1 taza de harina de grano entero
- 1½ tazas de harina de pan
- 2¼ cucharaditas de levadura seca activa

Instrucciones de preparación

- Añade agua, aceite de canola, edulcorante, sal o sustituto de la sal, ambas harinas, y levadura al bote de la máquina de pan, en ese orden. Ponga el programa de la máquina de pan en el ajuste de la masa.
- Cuando la máquina se apague, saque la bola de masa del bote y colóquela en una superficie plana ligeramente enharinada.
- Divide la bola por la mitad y presiona o extiende cada mitad para que quepa en una bandeja de pizza de 12 pulgadas o en una piedra.
- Enrosca los bordes de la masa y pincha la superficie de la masa con un tenedor. Coloca una sartén o una piedra en la rejilla central de un horno precalentado a 400 grados durante unos 10-12 minutos o hasta que la corteza se vuelva de un color marrón dorado claro.
- Retira la corteza del horno, cubre con salsa e ingredientes de tu elección, y vuelve a hornear por 10-15 minutos adicionales o hasta que el queso se haya derretido.

Datos nutricionales: Aprox. 54 calorías por rebanada de 3 pulgadas de ancho, sólo la corteza; 2g de proteína, 1g de grasa total, 0.75g de grasa saturada, 0 grasa trans, 9g de carbohidratos, 0 colesterol, 49mg de sodio, 1g de fibra

Tortillas, huevos, frittatas y cereales

98. TORTILLA DE MANZANA, PASAS Y CANELA CON QUESO

TIEMPO DE PREPARACIÓN: 20 MINUTOS. HACE 4 PORCIONES

Ingredientes

- 1 manzana dulce mediana (Fiji, Fuji o Golden Delicious), pelada, sin corazón y en rodajas
- 1 cucharada de aceite de oliva extra virgen
- 2 cucharadas de pasas negras sin semillas
- 1 taza de sustituto de huevo o 1 taza de claras de huevo o 4 huevos enteros
- 2 cucharadas de queso azul desmenuzado
- 2 cucharadas de queso parmesano recién rallado.
- Sal y pimienta recién molida a gusto
- ⅛ cucharadita de canela

Instrucciones de preparación

- Saltee las rodajas de manzana en ½ cucharada de aceite de oliva hasta que estén crujientes y tiernas; añada las pasas, y luego retire inmediatamente la mezcla de manzanas de la sartén y pásela a un bol.
- Combina los huevos, los quesos, la sal y la pimienta, y mézclalos bien.
- Calentar el aceite de oliva restante en una sartén para tortillas; cocinar ¼ de la mezcla de huevos a la vez, a fuego lento, levantando los bordes para permitir que la porción cruda fluya por debajo y se cocine.
- Repita el proceso 4 veces para cada porción. Arregla la mezcla de manzanas ¼ en una mitad de huevo cocido. Dóblalo por la mitad y espolvorea con canela. Sirva como tortilla para el desayuno o como postre.

Datos nutricionales: Aprox. 116 calorías por tortilla, usando un sustituto del huevo; 7g de proteína, 8g de grasa total, 1g de grasa saturada, 0 de grasas trans, 9g de carbohidratos, 4mg de colesterol, 206mg de sodio, 0 de fibra; Aprox. 111 calorías por tortilla, usando claras de huevo; 6g de proteína, 8g de grasa total, 1g de grasa saturada, 0 grasas trans, 8g de carbohidratos, 4mg de colesterol, 166mg de sodio, 0 fibra; Aprox. 166 calorías, usando huevos enteros frescos; 6g de proteína, 13g de grasa total, 3g de grasa saturada, 0 grasas trans; 8g de carbohidratos, 244mg de colesterol, 161mg de sodio, 0 fibra

99. HUEVOS ESCALFADOS CON VEGETALES

TIEMPO DE PREPARACIÓN: 15 MINUTOS. HACE 4 PORCIONES

Ingredientes

- 2 cucharadas de aceite de oliva
- 2 papas grandes, cortadas en cubos.
- 2 tazas de brócoli fresco
- 1 pimiento rojo mediano, picado
- 1 cebolla blanca mediana, picada
- 2 tazas de champiñones, en rodajas
- Sal y pimienta recién molida a gusto
- 8 huevos grandes, escalfados

Instrucciones de preparación

- En una sartén grande, calienta el aceite de oliva a fuego medio-alto. Añade patatas, brócoli, pimiento rojo, cebolla, champiñones, y sal y pimienta al gusto. Cocine, revolviendo de vez en cuando, hasta que las verduras estén tiernas, y las patatas empiecen a tener un color marrón.
- Dividir en 4 porciones y cubrir cada porción con 2 huevos escalfados y servir.

Datos nutricionales: Aprox. 312 calorías por porción; 18g de proteína, 17g de grasa total, 3g de grasa saturada, 0 de grasas trans, 20g de carbohidratos, 424mg de colesterol, 57mg de sodio, 2g de fibra

100. FRITTATA VEGETAL MIXTA

TIEMPO DE PREPARACIÓN: 25 MINUTOS. HACE 4 PORCIONES

Ingredientes

- *1½ tazas de sustituto del huevo o 1½ tazas de claras de huevo o 6 huevos enteros*
- *¾ taza de requesón bajo en grasa*
- *2 cucharaditas de mostaza marrón picante*
- *¼ cucharadita de estragón seco triturado*
- *¼ cucharadita de mejorana*
- *Sal y pimienta recién molida a gusto*
- *½ cucharadita de aceite de oliva extra virgen*
- *1 taza de champiñones frescos en rodajas*
- *½ taza de cebolla picada*
- *¼ taza de tomate sin semillas picado para adornar*

Instrucciones de preparación

- Hervir los espárragos durante 8-10 minutos hasta que estén crujientes y tiernos. Drenaje. Corta todas las lanzas menos tres en trozos de una pulgada. Aparta. En un tazón mezclar huevos, requesón, mostaza, estragón, mejorana, sal y pimienta. Aparta.
- Calienta el aceite de oliva en una sartén grande para el horno y saltea los champiñones y la cebolla hasta que estén tiernos. Añade los trozos de espárragos, vierte la mezcla de huevo encima y cocina 5 minutos más a fuego lento hasta que burbujee y empiece a cuajar. Disponga los 3 espárragos restantes sin cortar sobre la mezcla.
- Ponga la sartén en el horno y hornee sin tapar a 400 grados durante 10 minutos o hasta que la frittata cuaje. Quítelo del calor. Espolvorear con tomate y servir.

Datos nutricionales: Aproximadamente 169 calorías por porción, usando el sustituto del huevo; 17g de proteína, 1g de grasa total, <0.5g de grasa saturada, 0 trans-fat, 7g de carbohidratos, 321mg de colesterol, 369mg de sodio, 2g de fibra. Aproximadamente 164 calorías por porción, usando claras de huevo; 16g de proteína, 1g de grasa total, <0.5g de grasa saturada, 0 trans-fat, 6g de carbohidratos, 321mg de colesterol, 329mg de sodio, 2g de fibra. Aproximadamente 216 calorías por porción, usando huevos enteros frescos; 18g de proteína, 11g de grasa total, 3.5g de grasa saturada, 0 de grasas trans; 7g de carbohidratos, 561mg de colesterol, 324mg de sodio, 2g de fibra

101. TORTILLA ESPAÑOLA

TIEMPO DE PREPARACIÓN: 40 MINUTOS. HACE 6 PORCIONES DE PLATO PRINCIPAL

Ingredientes

- *2 cucharadas de aceite de oliva extra virgen*
- *6 cebolletas enteras, picadas gruesas*
- *4 dientes de ajo fresco, cortados en rodajas finas*

- *1 pimiento verde, sin semillas y cortado en rodajas finas*
- *1 pimiento rojo, sin semillas y cortado en rodajas finas*
- *1 calabacín mediano, cortado en cubos*
- *3 tomates maduros, pelados y cortados en trozos*
- *Sal y pimienta recién molida a gusto*
- *¼ cucharadita de pimienta de cayena*
- *¾ cucharadita de comino molido*
- *½ cucharadita de cilantro molido*
- *½ cucharadita de canela molida*
- *4 cucharadas de perejil fresco picado*
- *3 tazas de sustituto de huevo o 3 tazas de claras de huevo o 12 huevos grandes.*
- *¼ libra de queso de cabra fresco desmenuzado y bajo en grasa*

Instrucciones de preparación

- Calienta 2 cucharadas de aceite de oliva en una sartén de horno y saltea suavemente las cebolletas y el ajo durante unos 5 minutos, hasta que empiecen a ablandarse.
- Añade los pimientos verdes y rojos, el calabacín y los tomates, sube el fuego ligeramente y continúa salteando otros 5-10 minutos hasta que las verduras se hayan ablandado y la mayor parte del jugo se haya absorbido.
- Añade sal y pimienta al gusto. Deje a un lado a temperatura ambiente. En un gran tazón combinar las hierbas con los huevos y mezclar con un tenedor lo suficiente para romper las yemas.
- Levante las verduras de la sartén con una cuchara ranurada y combínelas con los huevos.
- Vuelva a poner la sartén a fuego medio, añadiendo más aceite de oliva si es necesario. Cuando el aceite de oliva esté caliente, añadir los huevos y la mezcla de verduras y cocinar durante 2-3 minutos, levantando los bordes con una espátula para permitir que los huevos crudos pasen por debajo de los cocidos.
- Desmenuzar el queso de cabra sobre la tortilla y transferir la sartén a un horno a 400 grados F para terminar de cocer durante unos 15-20 minutos o hasta que la tortilla esté lista y el queso esté derretido. También se puede servir como una cena ligera.

Datos nutricionales: Aproximadamente 125 calorías por porción, usando el sustituto del huevo; 10g de proteína, 9g de grasa total, 1g de grasa saturada, 0 grasas trans; 6g de carbohidratos, 8mg de colesterol, 190mg de sodio, 1g de fibra. Aproximadamente 121 calorías por porción, usando claras de huevo; 9g de proteína, 9g de grasa total, 1g de grasa saturada, 0 grasas trans; 5g de carbohidratos, 8mg de colesterol, 150mg de sodio, 1g de fibra. Aproximadamente 176 calorías por porción, usando huevos enteros frescos; 11g de proteína, 19g de grasa total, 3g de grasa saturada, 0 grasas trans, 6g de carbohidratos, 248mg de colesterol, 145mg de sodio, 1g de fibra

102.   FRITTATA DE QUESO Y BRÓCOLI

TIEMPO DE PREPARACIÓN: 30 MINUTOS. HACE 6 PORCIONES COMO PLATO PRINCIPAL

Ingredientes

- *3 tazas de flores de brócoli*
- *1 cucharada de aceite de oliva extra virgen*
- *½ taza de cebolla finamente picada*
- *½ taza de pimiento rojo picado*
- *2 dientes de ajo fresco, picado*
- *1 taza de queso mozzarella rallado*
- *Una pizca de hojuelas de pimienta al rojo vivo aplastadas*
- *1½ tazas de sustituto del huevo o 1½ tazas de claras de huevo o 6 huevos grandes*
- *Aceite de oliva en aerosol*

Instrucciones de preparación

- Cocine al vapor el brócoli hasta que esté tierno y crujiente y retírelo del fuego. En una sartén grande a fuego medio-alto, calentar el aceite de oliva y saltear la cebolla, el pimiento y el ajo hasta que las verduras estén blandas (unos 5 minutos).
- Añade el brócoli y cocina unos 2 minutos más. Transfiera la mezcla de verduras a un tazón, luego agregue queso mozzarella y hojuelas de pimiento picante.
- Si se usan huevos enteros, bátalos en un tazón separado hasta que se mezclen. Revuelva los huevos en la mezcla de verduras y viértalo en un molde redondo para pasteles ligeramente rociado con aceite de oliva.
- Hornee en el horno a 325 grados F hasta que los huevos estén listos, unos 30 minutos. Servir caliente o a temperatura ambiente.

Datos nutricionales: Aprox. 121 calorías por porción, usando el sustituto del huevo, 12g de proteína, 8g de grasa total, 4g de grasa saturada, 0 grasas trans, 5g de carbohidratos, 10mg de colesterol, 209mg de sodio, 0 fibra; Aprox. 116 calorías por porción, usando las claras de huevo, 11g de proteína, 8g de grasa total, 4g de grasa saturada, 0 grasas trans, 4g de carbohidratos, 10mg de colesterol, 169mg de sodio, 0 fibra. Aproximadamente 166 calorías por porción, usando huevos enteros frescos, 12g de proteína, 18g de grasa total, 8g de grasa saturada, 0 grasas trans, 5g de carbohidratos, 197mg de colesterol, 172mg de sodio, 1g de fibra

103. FRITTATA DE JAMÓN Y CALABACÍN

TIEMPO DE PREPARACIÓN: 25 MINUTOS. HACE 6 PORCIONES

Ingredientes

- *1 cucharada de aceite de oliva*
- *1 cebolla blanca mediana, picada*
- *1 diente de ajo fresco, picado*
- *1 calabacín mediano, cortado por la mitad a lo largo, cortado en rodajas de ¼ pulgadas de grosor*
- *1 taza de jamón bajo en sodio cortado en dados*
- *1½ tazas de huevos líquidos*
- *¼ taza de leche baja en grasa*
- *1 cucharadita de mezcla de condimentos italianos secos + más para espolvorear*
- *Sal y pimienta recién molida a gusto*
- *2 tomates ciruela italianos, en rodajas*
- *1 taza de queso mozzarella rallado, parcialmente descremado.*

Instrucciones de preparación

- Precalentar el horno para asar. En una sartén de horno, calienta el aceite de oliva a fuego medio.
- Añade la cebolla, el ajo y el calabacín, salteados hasta que estén blandos. Reduzca el fuego a medio-bajo, añada el jamón y cocine durante unos 2 minutos. En un tazón, combine los huevos líquidos, la leche, la mezcla de condimentos italianos y la sal y la pimienta al gusto.
- Vierta la mezcla en la sartén con el jamón y cocine sin remover durante unos 5 minutos o hasta que los huevos empiecen a cuajar.
- Coloca las rodajas de tomate sobre la mezcla de huevos y espolvorea con queso mozzarella.
- Coloca la sartén a unos 15 cm. bajo la parrilla y áspera durante unos 4 ó 5 minutos hasta que los huevos cuajen y el queso se dore ligeramente. Espolvorea la parte superior de la frittata con un poco de mezcla de condimentos italianos y sirve.

Datos nutricionales: Aprox. 140 calorías por porción, 14g de proteína, 8g de grasa total, 2g de grasa saturada, 0 de grasas trans, 0 de carbohidratos, 23mg de colesterol, 192mg de sodio, 0 de fibra

GACHAS DE QUINUA Y PASAS

TIEMPO DE PREPARACIÓN: 20 MINUTOS. HACE 2 PORCIONES GRANDES

Ingredientes

- *2 tazas de leche de almendra*
- *1 taza de quinoa, enjuagada a través de un tamiz de malla fina bajo agua fría*
- *½ cucharadita de canela molida*
- *⅛ cucharadita de nuez moscada molida*
- *⅛ cucharadita de jengibre molido*
- *Sal (opcional)*
- *2 cucharadas de jarabe de arce puro*
- *½ cucharadita de extracto puro de vainilla*
- *2 cucharadas de pasas de uva*
- *¼ taza de nueces picadas (como pacanas, nueces o almendras)*

Instrucciones de preparación

- En una cacerola a fuego medio, calienta suavemente la leche de almendras, revolviendo ocasionalmente hasta que empiece a burbujear.
- Reduzca el calor a fuego lento y añada quinoa, canela, nuez moscada, jengibre y sal. Cocine sin tapar, revolviendo de vez en cuando, hasta que la quinoa esté tierna y empiece a espesar (unos 20-25 minutos).
- Retire del fuego, añada el jarabe de arce, el extracto de vainilla y las pasas. Cubrir con un poco de nueces y servir.

Datos nutricionales: Aprox. 557 calorías por porción, 13g de proteína, 14g de grasa total, 1g de grasa saturada, 0 grasa trans, 91g de carbohidratos, 0 colesterol, 172mg de sodio, 9g de fibra

104. FRITTATA DE CALABACÍN

TIEMPO DE PREPARACIÓN: 20 MINUTOS. HACE 6 PORCIONES

Ingredientes

- *1½ cucharadas de aceite de oliva extra virgen*
- *1 cebolla amarilla mediana, picada*
- *2 dientes de ajo fresco, picado*
- *3 calabacines pequeños, cortados en rodajas de ¼ pulgadas de grosor*
- *Sal y pimienta recién molida a gusto*
- *2 cucharadas de hojas de albahaca fresca picada*
- *2 tazas de sustituto de huevo o 2 tazas de claras de huevo u 8 huevos grandes.*
- *½ taza (2 onzas) de queso parmesano recién rallado*

Instrucciones de preparación

- En una sartén a fuego medio-bajo, calentar el aceite de oliva y saltear la cebolla y el ajo hasta que estén suaves y ligeramente dorados. Añade calabacín y sal y pimienta a la mezcla de cebolla y ajo y cocina otros 5-8 minutos.
- Quítelo del fuego y déjelo a un lado. En un tazón, agregue la albahaca y los huevos (bata los huevos si usa huevos enteros) a la mezcla de calabacines. Revuelva la mezcla para mezclar y vierta la mezcla de huevo en un molde para torta redondo ligeramente engrasado.
- Hornee en el horno a 325 grados F hasta que los huevos estén listos. Sacar del horno, espolvorear el queso parmesano sobre la frittata, y colocar bajo la parrilla durante 2-3 minutos hasta que el queso se dore.
- Saque del horno y sirva inmediatamente. Se puede servir como una cena ligera.

Datos nutricionales: Aproximadamente 126 calorías por porción, usando el sustituto del huevo, 12g de proteína, 6g de grasa total, 2g de grasa saturada, 0 grasas trans, 11g de carbohidratos, 7mg de colesterol, 312mg de sodio, 1g de fibra. Aproximadamente 121 calorías por porción, usando claras de huevo, 11g de proteína, 6g de grasa total, 2g de grasa saturada, 0 grasas trans, 4g de carbohidratos, 7mg de colesterol, 244mg de sodio, 1g de fibra. Aproximadamente 161 calorías por porción, usando huevos enteros, 10g de proteína, 10g de grasa total, 4g de grasa saturada, 0 grasas trans, 4g de carbohidratos, 195mg de colesterol, 242mg de sodio, 1g de fibra

105. TORTILLA DE VEGETALES CON PESTO

TIEMPO DE PREPARACIÓN: 18 MINUTOS. HACE 6 PORCIONES

Ingredientes

- ½ cucharadita de aceite de oliva extra virgen
- 1 taza de champiñones blancos en rodajas
- ⅔ cebolla roja mediana, picada
- ½ taza de guisantes frescos, cocidos y escurridos
- 2 zanahorias enteras, limpias, cortadas en juliana, cocidas y escurridas (Opción: sustituir por otras verduras, si se desea)
- 2 cucharadas de salsa pesto de albahaca o una salsa pesto fresca del mercado.
- Aceite de oliva en aerosol de cocina
- 3 tazas de sustituto de huevo o 3 tazas de claras de huevo o 12 huevos frescos enteros.
- ¼ taza de agua
- ¼ cucharadita de sal
- ¼ cucharadita de pimienta recién molida
- 6 ramitas de albahaca fresca para adornar

Instrucciones de preparación

- En una sartén mediana calentar el aceite de oliva y saltear los champiñones y la cebolla, luego retirar del fuego. Mezclar todas las demás verduras con los hongos y la cebolla y mezclarlas en el pesto preparado.
- Rocíe una bandeja de hornear antiadherente de 15x10x1 pulgadas con aceite de oliva en aerosol y déjela a un lado. En un tazón de mezcla, combine los huevos con agua, sal y pimienta.
- Bata hasta que haga espuma. Vierta la mezcla de huevos en el molde y hornea sin tapar a 400 grados durante unos 8 minutos o hasta que la mezcla esté lista.
- Corta los huevos horneados en 6 cuadrados de 5 pulgadas y retira los cuadrados de la sartén. Poner con una cuchara ¼ una taza de mezcla de verduras en la mitad de cada cuadrado de la tortilla, doblarla y adornarla con ramitas de albahaca.

Datos nutricionales: Aproximadamente 103 calorías por porción, usando un sustituto del huevo, 7g de proteína, 5g de grasa total, 0.7g de grasa saturada, 0 grasa trans, 6g de carbohidratos, 0 colesterol, 137mg de sodio, 2g de fibra. Aproximadamente 83 calorías por porción, usando clara de huevo, 7g de proteína, 5g de grasa total, 0.7g de grasa saturada, 0 grasa trans, 6g de carbohidratos, 0 colesterol, 97mg de sodio, 2g de fibra. Aproximadamente 161 calorías por porción, usando huevos enteros, 7g de proteína, 15g de grasa total, 4g de grasa saturada, 0 grasas trans, 6g de carbohidratos, 34mg de colesterol, 92mg de sodio, 2g de fibra

Platos principales

106.   FILETE DE LENGUADO PICANTE

TIEMPO DE PREPARACIÓN: 10 MINUTOS. HACE 4 PORCIONES

Ingredientes

- *Pesto de Pistacho Picante*
- *8 filetes de lenguado (3 onzas)*
- *Sal y pimienta recién molida a gusto*
- *1 taza de agua*
- *1 taza de vermú blanco seco*
- *1 cucharada de jugo de limón fresco*

Instrucciones de preparación

- Haga la salsa pesto y déjela a un lado. Sazonar los filetes con sal y pimienta y enrollarlos, asegurándolos con palillos de dientes.
- Ponga a hervir agua, vermú y jugo de limón a fuego lento; añada los filetes enrollados, cúbralos y póngalos a hervir durante unos 7 minutos hasta que la carne se vuelva blanca y el pescado esté bien cocido. Retire los filetes enrollados de la sartén con una cuchara ranurada.
- Sirva el plato inmediatamente cubierto con Pesto de Pistacho Picante. Servir mientras está caliente.

Datos nutricionales: Aprox. 154 calorías por 2 filetes, 32g de proteína, 2g de grasa total, 0.6g de grasa saturada, 0 grasa trans, 0 carbohidratos, 82mg de colesterol, 178mg de sodio, 0 fibra

107.   PAELLA ESPAÑOLA CON ARROZ AL AZAFRÁN, MARISCOS Y POLLO

TIEMPO DE PREPARACIÓN: 25 MINUTOS. HACE 8 PORCIONES

Ingredientes

- *12 camarones medianos*
- *7 almejas de cáscara dura*
- *½ libra de salchicha de cerdo ahumado sazonada con ajo*
- *2 libras de pollo sin piel y sin hueso, cortado en trozos.*
- *Una pizca de pimienta recién molida*
- *¾ cucharadita de sal de ajo*
- *½ taza de aceite de oliva extra virgen*
- *¼ libra de carne de cerdo deshuesada sin grasa, cortada en cubos de ½ pulgadas*
- *½ taza de cebolla picada*
- *1 taza de guisantes congelados, completamente descongelados*
- *½ pimiento rojo mediano, sin semillas y en rodajas*
- *½ pimiento amarillo mediano, sin semillas y en rodajas*
- *1 tomate grande, pelado y picado finamente*
- *2 dientes de ajo fresco, machacados*
- *3 tazas de arroz de grano largo*
- *½ cucharadita de sal*
- *¼ cucharadita de azafrán molido*
- *6 tazas de agua*

Instrucciones de preparación

- Vaporice los camarones en una pequeña cantidad de agua hasta que estén rosados, y luego déjelos a un lado. Frota las almejas bajo el agua corriente, y luego vaporícalas en el agua suficiente para cubrirlas. Cuando las almejas se abran, sáquenlas del agua con una cuchara ranurada y déjenlas a un lado. Pinche la salchicha con el tenedor en varios lugares, colóquela en una sartén pesada y cúbrala con agua fría. Ponga el agua a hervir y reduzca el calor a bajo. Cocer salchichas a fuego lento, sin

tapar, durante 15 minutos. Escurra bien las salchichas, córtelas en trozos redondos de ¼ pulgadas y déjelas a un lado.
- Enjuagar el pollo, secarlo y sazonarlo con pimienta y sal de ajo. En una sartén grande, calentar ¼ taza de aceite de oliva, añadir los trozos de pollo y freír hasta que se doren. Retire el pollo dorado de la sartén y colóquelo en un plato forrado con toallas de papel. Añade los trozos de salchicha a la sartén, dóralos rápidamente y escúrrelos en un plato forrado con toallas de papel. Quitar el aceite de oliva de la sartén y secar la sartén con toallas de papel. En la misma sartén, calienta ¼ taza de aceite de oliva fresco hasta que esté caliente.
- Añada los cubos de cerdo y dore rápidamente. Añada la cebolla, los pimientos rojos y amarillos, el tomate y el ajo. Cocina las verduras y la carne, revolviéndolas constantemente, hasta que estén tiernas. Aparta. En una olla grande, añada el arroz, la sal, el azafrán y 6 tazas de agua; deje que hierva y cúbralo, revolviendo de vez en cuando, hasta que el arroz esté blando.
- Transfiera el arroz, los camarones y el líquido restante, las almejas, las salchichas, los cubos de pollo y cerdo, y las verduras a una cazuela de horno. Espolvorea los guisantes sobre la mezcla, coloca el molde en la rejilla inferior de un horno a 400 grados F y hornea durante 25-30 minutos o hasta que el líquido se absorba. No lo revuelva.
- Cuando la paella esté cocida, sáquela del horno, cúbrala con un paño de cocina limpio y déjala reposar durante 5 minutos. Sirva inmediatamente.
- Nota: El horno debe ser precalentado 30 minutos antes de colocar la paella en su interior.

Datos nutricionales: Aprox. 523 calorías por porción, 38g de proteína, 13g de grasa total, 3g de grasa saturada, 0 grasas trans, 61g de carbohidratos, 117mg de colesterol, 819mg de sodio, 3g de fibra

108.   BROCHETAS DE CORDERO MEDITERRÁNEO A LA PARRILLA Y VERDURAS

TIEMPO DE PREPARACIÓN: 30 MINUTOS. HACE 4 PORCIONES

Ingredientes

- *Jugo de 2 limones*
- *⅓ taza de aceite de oliva extra virgen*
- *1 diente de ajo fresco, picado*
- *1 cucharada de menta picada*
- *Sal y pimienta recién molida a gusto*
- *1½ libras de solomillo de cordero, cortado en cubos de 1½ pulgadas*
- *8 grandes hojas de laurel*
- *8 tapones de hongos frescos*
- *8 pequeños tomates cherry*
- *1 pimiento verde grande, sin semillas y cortado en tiras de 1½ pulgadas.*
- *2 calabacines pequeños, cortados en cubos de 1 pulgada*
- *4 cebollas medianas, cortadas en cuartos*

Instrucciones de preparación

- Mezcle el jugo de limón, aceite de oliva, ajo, menta, y sal y pimienta al gusto, y vierte sobre los cubos de cordero en una bolsa plástica resellable. Colóquelo en el refrigerador y déjelo marinar durante la noche o por lo menos durante 8 horas. En 8 pinchos planos aceitados alternan carne, laurel y verduras. Asar a la parrilla sobre brasas calientes durante unos 15 minutos, girando las brochetas varias veces.
- Este plato va bien con una ensalada picada de cebollas, pepinos, tomates y perejil. Usa jugo de limón para el aderezo.

Datos nutricionales: Aprox. 296 calorías por porción, 38g de proteína, 8g de grasa total, 3g de grasa saturada, 0 de grasas trans, 15g de carbohidratos, 103mg de colesterol, 141mg de sodio, 3g de fibra

109. TRUCHA RELLENA AL HORNO

TIEMPO DE PREPARACIÓN: 60 MINUTOS. HACE 4 PORCIONES

Ingredientes

- 3 cucharadas de aceite de oliva extra virgen
- 1 cebolla grande, finamente picada
- 4 dientes de ajo fresco, picado
- ⅔ taza de migajas de pan sin relleno
- 1 limón, rallado y con cáscara.
- ⅓ taza de pasas oscuras sin semillas, picadas
- ½ taza de piñones
- 2 cucharadas de perejil fresco picado
- 1 cucharada de eneldo fresco picado
- Sal y pimienta recién molida a gusto
- ¼ sustituto de la taza de huevo
- 4 truchas enteras de 12 onzas, escamadas y destripadas
- Aceite de oliva en aerosol de cocina
- Gajos de limón para adornar

Instrucciones de preparación

- En una sartén, calentar 2 cucharadas de aceite de oliva, añadir la cebolla y el ajo, y cocinar hasta que estén suaves, luego retirar del fuego. En un tazón grande, mezcle el pan rallado, la corteza de limón rallada, las pasas, los piñones, el perejil, el eneldo y la sal y la pimienta; añada la mezcla de ajo y huevo y mézclelo bien.
- Rellene cada trucha con la mezcla y colóquela en una sola capa en una bandeja de horno poco profunda rociada con aceite. Haga varias tajadas diagonales a lo largo del cuerpo de cada pez y rocíe con jugo de limón y la cucharada de aceite restante.
- Hornee a 375 grados durante 30-45 minutos o hasta que el pescado se desmenuce. Servir caliente, adornado con gajos de limón.

Datos nutricionales: Aprox. 579 calorías por porción, 61g de proteína, 30g de grasa total, 5g de grasa saturada, 0 de grasas trans, 13g de carbohidratos, 284mg de colesterol, 547mg de sodio, 1g de fibra

110. GRANDIOSOS FRIJOLES Y POLLO DEL NORTE

TIEMPO DE PREPARACIÓN: 60 MINUTOS. HACE 6 PORCIONES

Ingredientes

- 2 (3 onzas) patas de pollo sin piel y sin hueso
- 2 (4 onzas) pechugas de pollo sin piel y sin hueso
- 2 cebollas, cortadas en grandes trozos
- 5 zanahorias, 1 cortada y otras cortadas en grandes trozos
- 2 tallos de apio, 1 cortado en rodajas y otro cortado en grandes trozos
- Aceite de oliva en aerosol de cocina
- 2 tazas de caldo de pollo enlatado bajo en sodio y sin grasa.
- 4 tazas de frijoles del Gran Norte enlatados, escurridos y enjuagados
- 2 tomates, pelados y cortados en grandes trozos
- ½ pimiento verde, cortado en grandes trozos
- 2 cucharaditas de tomillo fresco
- 3 dientes de ajo fresco, picado
- 2 cucharadas de perejil fresco picado
- Sal y pimienta recién molida a gusto

Instrucciones de preparación

- Enjuague el pollo bajo el agua y séquelo con palmaditas. Coloca el pollo, la mitad de las cebollas, una zanahoria en rodajas y un tallo de apio en una cacerola. Añada agua para cubrir el pollo y cocine a fuego medio hasta que el pollo esté tierno.
- Cuelgue y aparte. Rociar ligeramente el fondo y los lados de una cacerola grande con spray de cocina, y añadir pollo, 2 tazas de caldo y frijoles.
- Añada los trozos de zanahoria y apio restantes a la cazuela junto con los tomates, la cebolla restante, el pimiento verde, el tomillo, el ajo, el perejil y la sal y la pimienta. Hornee durante 45 minutos, hasta que la mezcla hierva a fuego lento. Servir mientras está caliente.

Datos nutricionales: Aprox. 352 calorías por porción, 34g de proteína, 7g de grasa total, 2g de grasa saturada, 0 grasas trans, 39g de carbohidratos, 82mg de colesterol, 267mg de sodio, 2g de fibra

111. BOUILLABAISSE

TIEMPO DE PREPARACIÓN: 15 MINUTOS. HACE 4 PORCIONES

Ingredientes

- *2 cucharaditas de aceite de oliva extra virgen*
- *2 puerros, partes blancas y verdes, cortados en rodajas finas*
- *3 dientes de ajo fresco, picado*
- *2 tazas de tomates recién cortados*
- *¼ taza de vino blanco seco*
- *1 cucharada de pasta de tomate*
- *1 cucharada de perejil recién picado*
- *½ cucharadita de tomillo seco*
- *2 hojas de laurel*
- *⅓ cucharadita de azafrán triturado*
- *⅛ cucharadita de semillas de hinojo*
- *10 onzas de bacalao fresco y firme, cortado en trozos de 1½ pulgadas*
- *2 colas de langosta fresca de 6 onzas, cortadas en cuartos.*
- *16 almejas de cuello pequeño, restregadas*
- *3 onzas de orzo, cocido y escurrido*

Instrucciones de preparación

- En una cacerola grande a fuego medio-alto, combine el aceite de oliva, los puerros y el ajo; cocine por unos 3 minutos, revolviendo ocasionalmente. Añada los tomates, 1½ tazas de agua, vino, pasta de tomate, perejil, tomillo, hojas de laurel, azafrán y semillas de hinojo; revuelva para combinar. Ponga la mezcla a hervir, revolviendo de vez en cuando.
- Añade el bacalao, la langosta y las almejas; vuelve a hervir. Reduzca el calor a bajo y cocine a fuego lento, cubierto, durante 6-8 minutos. El pescado y la langosta deben cocinarse hasta que estén hechos y las almejas hasta que se abran.
- Quita las hojas de laurel. Ponga el orzo cocido en 4 tazones de sopa; sirva la Bouillabaisse sobre el orzo.

Datos nutricionales: Aprox. 278 calorías por porción, 29g de proteína, 5g de grasa total, 1g de grasa saturada, 0 grasas trans, 26g de carbohidratos, 71mg de colesterol, 268mg de sodio, 2g de fibra

112. BRÓCOLI PICANTE RABE CON PASTA PENNE

TIEMPO DE PREPARACIÓN: 27 MINUTOS. HACE 4 PORCIONES

Ingredientes

- *2 libras de brócoli fresco rabe, limpiado, recortado y cortado en trozos de 1 pulgada*
- *1 libra de pasta penne de trigo entero*
- *3 cucharadas de aceite de oliva extra virgen*

- 5 dientes de ajo fresco, cortados en rodajas finas
- 1 cebolla blanca mediana, picada
- 2 onzas de filetes de anchoa, escurridos
- ¼ cucharadita de copos de pimiento rojo picante triturados
- Sal y pimienta recién molida a gusto
- Queso Romano recién rallado para adornar (opcional)

Instrucciones de preparación

- En una cacerola grande, pongan a hervir el agua y la sal. Añade el brócoli rabe y cocínalo unos 5 minutos, hasta que los tallos estén tiernos. Con una cuchara ranurada, transfiera el brócoli a un colador para escurrirlo.
- Poner a hervir el agua del brócoli y añadir la pasta. Cocinar hasta que esté tierno y escurrir, reservando ¼ taza de agua de la pasta. Devuelva la pasta a una cacerola y manténgala caliente. En una sartén grande, calentar el aceite de oliva, luego agregar el ajo y la cebolla; saltear durante unos 2 minutos, hasta que se doren.
- Añade las anchoas y las hojuelas de pimiento picante, revolviendo durante un minuto. Añade el brócoli rabe y cocina otros 5 minutos, hasta que se caliente. A la mezcla de brócoli rabe, añada la pasta y suficiente líquido de pasta reservado para humedecerla ligeramente; revuelva hasta que esté bien mezclada. Añade sal y pimienta al gusto. Adorne con queso Romano. Sirva caliente.

Datos nutricionales: Aproximadamente 580 calorías por porción, 21g de proteína, 14g de grasa total, 2g de grasa saturada, 0 grasas trans, 94g de carbohidratos, 8mg de colesterol, 645mg de sodio, 7g de fibra

113. SALMÓN CÍTRICO A LA PARRILLA CON HOJAS DE AJO

TIEMPO DE PREPARACIÓN: 50 MINUTOS. HACE 4 PORCIONES

Ingredientes

- ¼ taza de mermelada de naranja
- 2 cucharadas de jugo fresco de lima
- 2 cucharadas de jugo de limón fresco
- ¼ taza de salsa de soja baja en sodio
- 3 cucharaditas de corteza de naranja rallada
- 4 filetes de salmón (3 onzas)
- 2 cucharaditas de aceite de oliva extra virgen
- 2 cucharaditas de ajo fresco picado
- 2 bolsas (10 onzas) de espinacas frescas
- Escasa cantidad de aceite de oliva para frotar en el pescado
- Sal y pimienta recién molida a gusto
- 1 cucharadita de ajo fresco, machacado para frotarlo en el pescado.
- 1 cucharada de alcaparras, drenadas.
- 1 cucharada de vinagre balsámico
- 4 cebolletas, partes blancas y verdes claras, cortadas en rodajas finas (longitudes de 2-3 pulgadas)

Instrucciones de preparación

- Bata la mermelada, los jugos de lima y limón, la salsa de soja y la corteza de naranja; vierta la mezcla sobre los filetes y déjelos marinar durante 30 minutos en el refrigerador. Prepare la parrilla o precaliente el asador.
- Caliente el aceite de oliva en una sartén pesada a fuego medio-alto; añada el ajo y las espinacas, una bolsa a la vez, y saltee, revolviendo a menudo, hasta que las espinacas se marchiten (unos 2 minutos). Reducir el calor a muy bajo.
- Combina aceite de oliva, sal y pimienta, puré de ajo y alcaparras. Frota la mezcla en ambos lados de los filetes de salmón. Asar el pescado o asar a la parrilla a 3-4 pulgadas de la llama durante 2-2 ½ minutos a cada lado. Ponga el pescado a un lado.

- Retira las espinacas del fuego y mézclalas con vinagre; divídelas en partes iguales en 4 platos. Añada el filete de salmón a la parrilla a la cama de espinacas en cada plato y adorna con cebolletas. Sirva.

Datos nutricionales: Aprox. 250 calorías por porción, 18g de proteína, 8g de grasa total, 1g de grasa saturada, 0 grasas trans, 14g de carbohidratos, 188mg de colesterol, 884mg de sodio, 6g de fibra

114. LINGUINE AL ESTILO SICILIANO CON BERENJENA Y PIMIENTOS ASADOS

TIEMPO DE PREPARACIÓN: 45 MINUTOS. HACE 6 PORCIONES

Ingredientes

- *2 pimientos amarillos grandes*
- *1 berenjena pequeña, pelada y cortada en cubos de ½ pulgadas*
- *2 cucharadas de aceite de oliva extra virgen*
- *2 cucharadas de orégano fresco picado*
- *2 cucharadas de alcaparras*
- *4 cucharaditas de ajo fresco picado*
- *1 lata (35 onzas) de tomates ciruela pelados*
- *½ cucharadita de copos de pimiento rojo picante triturados*
- *Sal y pimienta recién molida a gusto*
- *1 libra de linguine*
- *1 taza de hojas de albahaca fresca ralladas*
- *¾ taza de queso Romano rallado*

Instrucciones de preparación

- Precalentar la parrilla. Cortar los pimientos por la mitad y quitarles las semillas. Cortar cada mitad en tiras y colocarlas en una bandeja de hornear, con la piel hacia arriba; asarlas hasta que se ennegrezcan. Ponga la temperatura del horno a 400 grados.
- Mezcle los cubos de berenjena con una cucharada de aceite de oliva, y coloque los cubos en una sola capa en una bandeja de hornear. Hornea unos 25 minutos, hasta que esté muy tierno y dorado, girando una vez para que se hornee uniformemente. Calentar una cucharada de aceite de oliva en una sartén grande a fuego medio-alto; añadir el orégano, las alcaparras y el ajo y saltear hasta que el ajo esté ligeramente dorado.
- Añade berenjena, pimientos, tomates y líquido, hojuelas de pimiento picante, y sal y pimienta al gusto. Cúbrase, reduzca el calor y hierva a fuego lento unos 15 minutos, revolviendo de vez en cuando.
- Cocine la pasta en agua hirviendo, escúrrala y devuélvala a la olla. Vierta la salsa sobre la pasta, añada albahaca y mezcle suavemente. Espolvorear con queso Romano y servir.

Datos nutricionales: Aprox. 336 calorías por porción, 13g de proteína, 10g de grasa total, 3g de grasa saturada, 0 grasas trans, 50g de carbohidratos, 15mg de colesterol, 461mg de sodio, 6g de fibra

115. PENNE CON ROMERO Y VINAGRE BALSÁMICO

TIEMPO DE PREPARACIÓN: 17 MINUTOS. HACE 4 PORCIONES

Ingredientes

- *8 onzas de pasta penne*
- *2 cucharaditas de aceite de oliva extra virgen*
- *2 tazas de calabacín, cortadas en cubos de ½ pulgadas*
- *3-4 dientes de ajo fresco, picado*
- *2 ramitas de romero fresco, de unas 4-6 pulgadas de largo.*
- *2 tazas de conservas de tomates de ciruela pelados italianos, escurridos.*

- *1 cucharada de orégano fresco picado*
- *Sal y pimienta recién molida a gusto*
- *1 cucharada de vinagre balsámico*
- *1 cucharada + 1 cucharadita de queso parmesano recién rallado*

Instrucciones de preparación

- Poner el agua a hervir, añadir la pasta y cocinarla hasta que esté *al dente*. Retire del fuego, escurra la pasta y vuelva a la olla, rociando con una escasa cantidad de aceite de oliva para evitar que la pasta se pegue.
- Aparta. En una sartén grande, calentar el aceite de oliva a fuego medio-alto. Saltee el calabacín, el ajo y el romero (unos 4-5 minutos). Añada tomates, orégano, y sal y pimienta al gusto. Disminuya el calor a fuego lento y cocine durante unos 10-12 minutos.
- Añada el vinagre y mézclelo bien. Coloca la pasta cocida en un tazón, vierte la salsa sobre la pasta y mézclala. Espolvorear con queso parmesano y servir.

Datos nutricionales: Aprox. 231 calorías por porción, 9g de proteína, 3g de grasa total, 0.6g de grasa saturada, 0 de grasas trans, 42g de carbohidratos, 1mg de colesterol, 235mg de sodio, 3g de fibra

116. POLLO Y BERENJENA

TIEMPO DE PREPARACIÓN: 35 MINUTOS. HACE 8 PORCIONES

Ingredientes

- *2 berenjenas medianas, peladas y cortadas en cubos de 1½ pulgadas*
- *½ taza + 2 cucharadas de aceite de oliva extra virgen, divididas*
- *3 libras de pollo sin piel y sin hueso*
- *2 cebollas grandes, picadas*
- *4 dientes de ajo fresco, picado*
- *1 cucharadita de especias mezcladas*

Para hacer que las especias mezcladas se combinen:

- *2 cucharaditas de pimienta inglesa*
- *1 cucharadita de canela molida*
- *1 cucharadita de clavos molidos*
- *1 cucharadita de cilantro fresco*
- *1 cucharadita de comino molido*
- *¼ cucharadita de pimienta recién molida*
- *4 tomates grandes, pelados, sin semillas y picados*
- *2 cucharaditas de melaza de granada gruesa*
- *3 cucharadas de jugo de limón recién exprimido*
- *Sal y pimienta recién molida a gusto*
- *2 cucharadas de perejil fresco finamente picado*

Instrucciones de preparación

- Salar los trozos de berenjena generosamente y dejarlos escurrir en un colador unos 30 minutos (esto libera a la berenjena de sus jugos amargos). Después de 30 minutos, enjuague las piezas bajo agua fría, apriete suavemente las piezas con las manos para eliminar el exceso de humedad y séquelas con toallas de papel.
- En una sartén grande y pesada, calienta ½ taza de aceite de oliva a fuego medio. Añade la mitad de los trozos de berenjena y saltéalos, dándoles vueltas frecuentemente hasta que se doren. Con una cuchara ranurada, transfiera los pedazos a toallas de papel para escurrir y absorber el exceso de aceite. Repita el procedimiento con la berenjena restante, añadiendo más aceite de oliva si es necesario.
- Vierta el aceite de oliva de la sartén, deje que la sartén se enfríe y límpiese. Enjuague los trozos de pollo bajo agua fría y séquelos con toallas de papel. Coloca el pollo en una sartén con 2 cucharadas de aceite de oliva y saltéalo, dándolo vuelta para que se dore uniformemente por todos lados. Transfiera las piezas a la placa. Vierta todas las cucharadas de goteo de la sartén menos 3. Añade las cebollas y

saltéalas a fuego medio, hasta que se doren. Añade el ajo y las especias mezcladas y saltéalo unos 30 segundos mientras lo revuelves.
- Añada tomates, melaza de granada espesa, jugo de limón, y sal y pimienta al gusto. Devuelve el pollo y los jugos del plato a la sartén, poniendo la mezcla de tomate alrededor de los trozos.
- Poner a hervir y reducir a bajo. Cúbrelo y déjalo cocer a fuego lento unos 45 minutos o hasta que el pollo esté tierno. Añade la berenjena salteada y el perejil, cúbrelo y déjalo cocer a fuego lento 10 minutos más. Ajustar los condimentos al gusto. Servir con una guarnición de pasta (opcional).

Datos nutricionales: Aprox. 376 calorías por porción, 37g de proteína, 24g de grasa total, 4g de grasa saturada, 0 de grasa trans,

2g de carbohidratos, 120mg de colesterol, 133mg de sodio, 0.4g de fibra

117. CAPELLINI DE TRIGO ENTERO PICANTE CON AJO

TIEMPO DE PREPARACIÓN: 10 MINUTOS. HACE 4 PORCIONES

Ingredientes

- *8 onzas de pasta capellini de trigo entero*
- *¼ taza de aceite de oliva extra virgen*
- *4 dientes de ajo fresco, picado*
- *1 cucharadita de pimienta roja picada*
- *Sal y pimienta recién molida a gusto*
- *Pecorino rallado o queso parmesano (opcional)*

Instrucciones de preparación

- Poner el agua a hervir, añadir la pasta y cocinarla hasta que esté *al dente*. Retire del fuego, escurra la pasta y vuelva a la olla, rociando con una escasa cantidad de aceite de oliva para evitar que la pasta se pegue.
- Aparta. En una sartén pesada a fuego medio, calentar el aceite de oliva, luego saltear el ajo y el pimiento picante hasta que estén tiernos (unos 1-2 minutos). Añade a la pasta y tírala. Añade sal y pimienta a gusto y espolvorea con queso parmesano, si lo deseas.

Datos nutricionales: Aproximadamente 299 calorías por porción, 8g de proteína, 16g de grasa total, 2g de grasa saturada, 0 de grasas trans, 35g de carbohidratos, 4mg de colesterol, 0 de sodio, 7g de fibra

118. PARGO ROJO ASADO CON AJO

TIEMPO DE PREPARACIÓN: 20 MINUTOS. HACE 4 PORCIONES

Ingredientes

- *1 pargo rojo entero (alrededor de 2-2 ½ libras), escamado y destripado*
- *3 cucharadas de jugo de limón*
- *1 taza de vino blanco seco*
- *1 pimiento picante, picado*
- *3 dientes de ajo fresco, finamente picados*
- *2 cucharadas de aceite de oliva extra virgen*
- *Sal y pimienta recién molida a gusto*
- *Aceite de oliva en aerosol de cocina*
- *2 cucharadas de orégano fresco picado*
- *2 cucharadas de perejil fresco picado*
- *Gajos de limón para adornar*

Instrucciones de preparación

- Marinar el pescado limpio durante 1 hora en el refrigerador en una sartén poco profunda con 1 cucharada de jugo de limón, vino, chile y 1 diente de ajo. Precalentar la parrilla. Bate el resto del jugo

de limón, el aceite de oliva, la sal y la pimienta. Frota el interior y el exterior del pescado con la mezcla.
- Coloque el pescado en una bandeja de asar rociada con aceite y espolvoréelo con orégano. Asa el pescado durante unos 10 minutos, rociándolo a menudo con una mezcla de aceite de oliva y dándole la vuelta una vez, hasta que se dore. Mientras tanto, mezcla el ajo y el perejil restantes. Espolvorea la mezcla de perejil sobre el pescado cocido y sírvelo caliente, adornado con gajos de limón.

Datos nutricionales: Aprox. 185 calorías por porción, 25g de proteína, 11g de grasa total, 2g de grasa saturada, 0 de grasas trans, 0 de carbohidratos, 46mg de colesterol, 81mg de sodio, 0 de fibra

119. PASTA CON PIÑONES Y VIEIRAS

TIEMPO DE PREPARACIÓN: 20 MINUTOS. HACE 4 PORCIONES

Ingredientes

- *8 onzas de tagliatelle o fettuccine*
- *4 cucharadas de aceite de oliva extra virgen*
- *3 dientes de ajo fresco, finamente picados*
- *Un puerro, sólo la parte blanca, cortado en rodajas finas.*
- *10 aceitunas negras sin hueso, cortadas por la mitad*
- *¼ taza de piñones*
- *12 grandes vieiras de mar, reducidas a la mitad*
- *Sal y pimienta recién molida a gusto*
- *2 cucharadas de albahaca fresca picada*
- *Queso parmesano, rallado finamente, para adornar (opcional)*

Instrucciones de preparación

- Poner el agua a hervir, añadir la pasta y cocinarla hasta que esté *al dente*. Retire del fuego, escurra la pasta y vuelva a la olla, rociando con una escasa cantidad de aceite de oliva para evitar que la pasta se pegue. Aparta.
- Mientras se cocina la pasta, calienta el aceite de oliva en una sartén, añade el ajo y el puerro y cocina hasta que estén suaves pero no dorados. Añade las aceitunas y los piñones y saltéalos hasta que los piñones estén ligeramente dorados.
- Añadir vieiras y cocinar hasta que las vieiras sean opacas. Añade sal y pimienta al gusto. Añade las vieiras y los jugos de la sartén a la pasta y mézclala. Espolvorear con albahaca y adornar con queso parmesano, si lo desea.

Datos nutricionales: Aprox. 409 calorías por porción; 17g de proteína, 23g de grasa total, 3g de grasa saturada, 0 de grasas trans, 41g de carbohidratos, 45mg de colesterol, 139mg de sodio, 1g de fibra

120. CAMARONES PICANTES CON PASTA CABELLO DE ÁNGEL

TIEMPO DE PREPARACIÓN: 14 MINUTOS. HACE 4 PORCIONES

Ingredientes

- *8 onzas de pasta de cabello de ángel*
- *1½ libras de camarones medianos, pelados y desvenados*
- *1 cucharadita de endulzante de hornear bajo en calorías*
- *¼ cucharadita de sal*
- *1 cucharada de chile en polvo*
- *½ cucharadita de comino molido*
- *½ cucharadita de cilantro molido*
- *½ cucharadita de orégano seco*
- *1 cucharada sopera + 1 cucharadita de aceite de oliva extra virgen*
- *Cuñas de cal para la decoración*

Instrucciones de preparación

- Poner el agua a hervir, añadir la pasta y cocinarla hasta que esté *al dente*. Retire del fuego, escurra la pasta y vuelva a la olla, rociando con una escasa cantidad de aceite de oliva para evitar que la pasta se pegue. Aparta. Espolvoree los camarones con edulcorante y sal.
- Combine el polvo de chile, comino, cilantro y orégano, y luego cubra ligeramente los camarones con la mezcla de especias. Calentar una cucharada de aceite de oliva en una gran sartén antiadherente a fuego medio-alto. Añade la mitad de los camarones y saltéalos unos 4 minutos, o hasta que estén cocidos.
- Retire los camarones cocidos de la sartén y repita el procedimiento con una cucharadita de aceite de oliva y los camarones restantes. Divide la pasta cocida en 4 porciones, cubre con camarones y salsa de sartén, y adorna con gajos de lima. Sirva inmediatamente.

Datos nutricionales: Aprox. 320 calorías por porción, 28g de proteína, 5g de grasa total, 0.6g de grasa saturada, 0 grasa trans, 28g de carbohidratos, 161mg de colesterol, 759mg de sodio, 5g de fibra

121. SALMÓN GLASEADO CON FRUTAS Y CUSCÚS

TIEMPO DE PREPARACIÓN: 10 MINUTOS. HACE 4 PORCIONES

Ingredientes

- ¾ libra de cuscús
- 2 tazas de caldo de pollo enlatado bajo en sodio y sin grasa, calentado
- ½ taza de mermelada de albaricoque
- 3 cucharadas de cebollino en rodajas finas
- 2 cucharadas de rábano picante preparado
- 1 cucharada de vinagre de vino blanco
- ½ cucharadita de sal (dividida)
- 4 filetes de salmón de 6 onzas, 1 pulgada de grosor, sin piel.
- ¼ cucharadita de pimienta recién molida
- 2 cucharaditas de aceite de oliva extra virgen

Instrucciones de preparación

- Engrasa una fuente de horno y coloca el cuscús en el plato. Vierta el caldo de pollo y déjelo reposar durante 10 minutos hasta que el cuscús esté tierno y el líquido se absorba.
- Cubra el plato y manténgalo caliente en un horno de baja temperatura hasta que esté listo para servir. Mientras tanto, combina la mermelada de albaricoque, el cebollín, el rábano picante, el vinagre y ¼ cucharadita de sal, y revuelve bien con un batidor. Espolvorea los filetes de salmón con el resto de la sal y la pimienta.
- Calienta el aceite de oliva en una gran sartén antiadherente a fuego medio-alto. Añade el salmón y cocínalo durante 3 minutos. Dale la vuelta al salmón y cepíllalo con la mitad de la mezcla de albaricoque. Envuelva el mango de la sartén con papel de aluminio y hornee el salmón en la sartén a 350 grados F durante 5 minutos o hasta que el pescado se desmenuce. Retira del horno y cepilla el salmón con el resto de la mezcla de albaricoque. Sirva cada filete con cuscús.

Datos nutricionales: Aproximadamente 396 calorías por filete de salmón solamente, 34g de proteína, 13g de grasa total, 2g de grasa saturada, 0 grasa trans, 25g de carbohidratos, 94mg de colesterol, 344mg de sodio, 0 fibra. Aprox. 198 calorías por porción de cuscús solamente, 7g de proteína, 0 grasa total, 0 grasa saturada, 0 grasa trans, 40g de carbohidratos, 0 colesterol, 184mg de sodio, 2g de fibra.

122. PASTA PRIMAVERA CON CAMARONES

TIEMPO DE PREPARACIÓN: 25 MINUTOS. HACE 4 PORCIONES

Ingredientes

- 1 libra de pasta penne de trigo entero
- ½ taza de caldo de pollo enlatado bajo en sodio y sin grasa
- Aceite de oliva extra virgen para rociar + 2 cucharaditas
- 2 docenas de camarones medianos, limpiados, pelados y desvenados.
- 1½ tazas de flores de brócoli
- 1 pimiento rojo mediano, cortado en rodajas finas
- 1 taza de champiñones de botón cortados por la mitad
- 1 taza de guisantes congelados
- ½ taza de cebolletas cortadas en rodajas
- 4 dientes de ajo fresco, picado
- 1 onza (2 cucharadas) de vino blanco seco
- 2 cucharadas de queso parmesano recién rallado.

Instrucciones de preparación

- Poner el agua a hervir, añadir la pasta y cocinarla hasta que esté *al dente*. Retire del fuego, escurra la pasta y vuelva a la olla, rociando con una escasa cantidad de aceite de oliva para evitar que la pasta se pegue. Aparta. En una sartén grande antiadherente, calentar ¼ taza de caldo, 2 cucharaditas de aceite de oliva y camarones; cocinar hasta que los camarones estén rosados. Con una cuchara ranurada, retire los camarones y déjelos a un lado.
- En la sartén se añade el resto de ¼ taza de caldo, brócoli, pimiento rojo, champiñones, guisantes, cebolletas y ajo. Cocine, revolviendo con frecuencia, durante 4-5 minutos, hasta que las verduras estén tiernas, y el líquido se absorba en su mayor parte. Añada el vino, hierva a fuego lento un minuto más y añada los camarones a la mezcla de verduras.
- Coloque la pasta penne en un gran tazón y mézclala con el aceite de oliva restante. Añade la mezcla de verduras; tira para mezclar bien. Espolvorear con queso parmesano.

Datos nutricionales: Aprox. 526 calorías por porción, 24g de proteína, 8g de grasa total, 1g de grasa saturada, 0 grasas trans, 78g de carbohidratos, 34mg de colesterol, 218mg de sodio, 12g de fibra

123. GUISO DE MEJILLONES TURCO

TIEMPO DE PREPARACIÓN: 45 MINUTOS. HACE 6-8 PORCIONES

Ingredientes

- 1 taza de vino blanco seco
- 1 taza de agua
- 6 docenas de mejillones, fregados y desbarbados (descartar los mejillones abiertos)
- 2 cucharadas de aceite de oliva extra virgen
- 1 cebolla mediana, pelada y cortada en rodajas
- 1 puerro, sólo la parte blanca, en rodajas
- 6 dientes de ajo fresco, picado en trozos grandes
- 4 tomates grandes, pelados y cortados en cubos
- 2 papas blancas grandes, peladas, cortadas en rodajas de aproximadamente ¼ pulgadas de grosor
- 2 zanahorias medianas, limpias y en trozos
- Una pizca de azafrán
- 2 hojas de laurel
- Sal y pimienta recién molida a gusto
- ¼ taza de perejil fresco de hoja plana finamente picado

Instrucciones de preparación

- En una gran y pesada cacerola se combinan el vino, el agua y los mejillones. Cubra la sartén y cocine al vapor los mejillones hasta que se abran (aproximadamente unos 7-10 minutos). Retire los mejillones del líquido y deseche los que no se hayan abierto. Deje el líquido de los mejillones a un lado.
- Quitar los mejillones de las conchas y añadir una pequeña cantidad de líquido para mantenerlos húmedos. Cuele el líquido de mejillón restante a través de la tela de queso y déjelo a un lado. En una cacerola limpia, agregue aceite de oliva y saltee suavemente la cebolla, el puerro y el ajo hasta que estén tiernos, luego agregue los tomates y cocine por otros 1-2 minutos.
- Añade las rodajas de patata, las zanahorias, el azafrán, el laurel y el líquido de los mejillones colados; cubre la sartén y cocina a fuego medio-bajo hasta que las verduras estén tiernas (unos 30 minutos). Añade los mejillones a la mezcla y continúa cocinando hasta que todo esté bien calentado; añade sal y pimienta al gusto. Retire del fuego y añada perejil. Servir mientras está caliente.

Datos nutricionales: Aproximadamente 236 calorías por porción, 14g de proteína, 9g de grasa total, 1g de grasa saturada, 0 grasas trans, 20g de carbohidratos, 28mg de colesterol, 297mg de sodio, 1g de fibra

124. CONCHAS RELLENAS DE PESTO

TIEMPO DE PREPARACIÓN: 26 MINUTOS. HACE 4 PORCIONES

Ingredientes

- *3 onzas (alrededor de 12) de pasta jumbo.*
- *1 cucharada de aceite de oliva extra virgen*
- *2 dientes de ajo fresco, finamente picados*
- *1 taza de champiñones en rodajas finas*
- *¼ cucharadita de tomillo fresco*
- *1 taza de pimiento rojo, cortado en cubos*
- *½ taza de calabaza amarilla de verano, en cubitos*
- *1 lata (15 onzas) de garbanzos, enjuagados y escurridos*
- *½ taza de puerro en rodajas, partes blancas y verdes*
- *1 taza de queso ricotta parcialmente descremado*
- *⅓ taza de salsa pesto de albahaca o salsa pesto fresca del mercado*
- *Queso parmesano rallado al gusto, para adornar.*

Instrucciones de preparación

- Poner el agua a hervir, añadir la pasta y cocinarla hasta que esté *al dente*. Retire del fuego, escurra la pasta y vuelva a la olla, rociando con una escasa cantidad de aceite de oliva para evitar que la pasta se pegue. Aparta. Calienta el aceite de oliva en una sartén grande a fuego medio-alto. Añade el ajo, los champiñones y el tomillo, y saltéalo unos 6 minutos.
- Añade el pimiento y la calabaza, y cocina la mezcla hasta que las verduras estén crujientes y tiernas. Retire del fuego; añada los garbanzos y el puerro. Añada el queso ricotta y la salsa pesto, y luego revuelve suavemente la mezcla. Ponga la mezcla uniformemente en las conchas cocidas y adorne con queso parmesano, si lo desea.

Datos nutricionales: Aprox. 404 calorías por porción, 14g de proteína, 24g de grasa total, 6g de grasa saturada, 0 de grasas trans, 39g de carbohidratos, 23mg de colesterol, 356mg de sodio, 5g de fibra

125. LUBINA AL VAPOR

TIEMPO DE PREPARACIÓN: 60 MINUTOS. HACE 6 PORCIONES

Ingredientes

- 2 libras de lubina (o mero), filetes enteros de 1 pulgada de espesor, si es posible.
- 2½ cucharadas de aceite de oliva extra virgen
- 8 rodajas finas de cebolla roja
- 2 dientes de ajo fresco, cortados en rodajas finas
- 10 ramitas de eneldo frescas y medianas
- 8 rodajas de limón, ½-pulgadas de grosor
- 1 cucharada de alcaparras, enjuagadas y escurridas
- Pimienta recién molida a gusto
- 2 cucharadas de vino blanco seco
- Sal marina a gusto

Instrucciones de preparación

- Corta el papel pergamino del doble del tamaño de un pez y colócalo en una hoja para hornear.
- Centrar el pescado en el papel y rociar con aceite de oliva. Esparce rodajas de cebolla, ajo, ramitas de eneldo y rodajas de limón sobre el pescado. Añade las alcaparras y espolvoree con pimienta recién molida y un chorrito de vino. Envuelva el papel pergamino alrededor del pescado, doblando la parte superior y metiendo los extremos debajo del pescado para formar un sello, de modo que el vapor no pueda escapar mientras se hornea.
- Hornee en un horno a 400 grados F durante 30 minutos. Revise después de 20 minutos para ver si está listo, el pescado debe ser opaco en el centro. Si no es así, vuelva a envolverlo bien y continúe horneando durante 10 minutos más. Para servir, coloque el pescado, aún envuelto en pergamino, en una bandeja. Abrir el pergamino cuando esté listo para servir; espolvorear con sal y servir inmediatamente.
- Este plato va bien con el arroz, las verduras al vapor y/o el cuscús.

Datos nutricionales: Aprox. 205 calorías por porción, 28g de proteína, 7g de grasa total, 0.7g de grasa saturada, 0 grasa trans, 4g de carbohidratos, 62mg de colesterol, 103mg de sodio, 0 fibra

PASTA DE AJO

TIEMPO DE PREPARACIÓN: 20 MINUTOS. HACE 2 PORCIONES

Ingredientes

- 4 onzas de pasta integral fina
- 1 cucharada de aceite de oliva extra virgen
- Polvo de ajo a gusto
- Sal y pimienta recién molida a gusto

Instrucciones de preparación

- Cocine y escurra la pasta según las instrucciones del paquete. Coloca la pasta caliente bien escurrida en un bol y mézclala con aceite de oliva, ajo en polvo y sal y pimienta a gusto. Servir mientras está caliente.

Datos nutricionales: Aprox. 247 calorías por porción, 8g de proteína, 8g de grasa total, 1g de grasa saturada, 0 grasa trans, 33g de carbohidratos, 0 colesterol, 18mg de sodio, 4g de fibra

126. LENGUADO TAHINI AL HORNO

TIEMPO DE PREPARACIÓN: 30 MINUTOS. HACE 4 PORCIONES

Ingredientes

- 4 filetes de platija (3 onzas)
- 2 cucharadas de salsa de soja baja en sodio
- 2 cucharadas de pasta de tahina
- ¼ taza de jugo de limón fresco
- 2 cucharadas de aceite de oliva extra virgen
- Pimienta recién molida a gusto
- 2 naranjas, peladas y cortadas.

Instrucciones de preparación

- Coloca los filetes en una bandeja de hornear. Bate la salsa de soja, la pasta de tahina, el jugo de limón, el aceite de oliva y la pimienta.
- Vierta la mezcla sobre el pescado y cubra el pescado con rodajas de naranja; cubra y hornee a 400 grados F durante unos 20-25 minutos o hasta que el pescado se desmenuce, y luego sirva caliente.
- Este plato va bien con verduras al vapor y arroz.

Datos nutricionales: Aprox. 312 calorías por porción, 21g de proteína, 22g de grasa total, 3.2g de grasa saturada, 0 grasas trans, 7.8g de carbohidratos, 42mg de colesterol, 182mg de sodio, 2g de fibra

127. POLLO PICANTE CON CUSCÚS

TIEMPO DE PREPARACIÓN: 10 MINUTOS. HACE 4 PORCIONES

Ingredientes

- ¼ cucharadita de comino molido
- ¼ cucharadita de cúrcuma molida
- 1 cucharadita de cayena molida
- 1 libra de pechugas de pollo sin piel y sin hueso, cortadas en tiras de 1 pulgada.
- 1 cucharadita de aceite de oliva extra virgen
- 5 dientes de ajo fresco, finamente picados
- 1 lata de caldo de pollo sin grasa y bajo en sodio.
- 1 taza de guisantes frescos
- Una cebolla blanca grande, cortada en cubos
- 1 pimiento rojo mediano, cortado en cubos
- Sal y pimienta recién molida a gusto
- 1 taza de cuscús
- ¼ taza de cilantro fresco picado, para adornar

Instrucciones de preparación

- Combina comino, cúrcuma y cayena, y espolvorea uniformemente sobre las tiras de pollo, y luego déjalo a un lado. En una sartén antiadherente, calienta el aceite de oliva a fuego medio-alto hasta que esté caliente. Añade el pollo y el ajo y cocina unos 3 minutos hasta que el pollo esté ligeramente dorado.
- Añada caldo, guisantes, cebolla, pimiento rojo, y sal y pimienta a gusto a la sartén; ponlo a hervir, reduce el fuego, y cocina a fuego lento unos 2-3 minutos, hasta que el pollo esté bien cocido. Revuelva el cuscús, cúbralo y retírelo del fuego. Deje reposar hasta que se absorba el líquido. Adorne con cilantro.

Datos nutricionales: Aprox. 340 calorías por porción, 34g de proteína, 4g de grasa total, 0.6g de grasa saturada, 0 de grasas trans, 38g de carbohidratos, 66mg de colesterol, 746mg de sodio, 3g de fibra

128. VIEIRAS Y CAMARONES CÍTRICOS

TIEMPO DE PREPARACIÓN: 25 MINUTOS. HACE 4 PORCIONES

Ingredientes

- 3 dientes de ajo fresco, finamente picados
- 2½ cucharadas de aceite de oliva extra virgen, divididas
- 1½ libras de rúcula fresca
- ½ libra de grandes vieiras marinas, cortadas por la mitad
- 12 camarones grandes, pelados y desvenados
- 4 onzas de jugo de naranja fresco
- Jugo de ½ pomelo rosa
- Jugo de una lima
- Jugo de 1 limón
- 1 cucharadita de miel
- ½ cucharadita de cáscara de naranja finamente rallada
- ½ cucharadita de cáscara de limón finamente triturada
- Sal y pimienta recién molida a gusto
- 2 cebolletas, cortadas en rodajas finas para adornarlas.

Instrucciones de preparación

- En una sartén grande a fuego medio-alto, saltee el ajo en una cucharada de aceite de oliva durante 1 minuto; no lo dore. Añade la rúcula, cúbrela y cocínala un minuto, hasta que las verduras se marchiten. En una sartén separada, a fuego medio-alto, calienta el aceite de oliva restante. Añada las vieiras y los camarones y cocínelos hasta que las vieiras estén opacas y los camarones rosados, girando suavemente para evitar que se quemen.
- Pasa las vieiras y los camarones a un plato caliente, cúbrelo para mantenerlo caliente y déjalo a un lado. Reservar la sartén con el goteo de los mariscos y dejarla a un lado. Combine el jugo de naranja, el jugo de pomelo, el jugo de lima, el jugo de limón, la miel y la cáscara de naranja y lima.
- Vierta la mezcla de jugo en la sartén de mariscos reservada y vuelva a poner la sartén a fuego medio. Revuelva el fondo y los lados de la sartén para aflojar los trozos dorados, incorporándolos a los jugos. Ponerlo a hervir y cocinarlo hasta que el líquido se reduzca a la mitad.
- Añada sal y pimienta a gusto, cocine durante unos segundos y retire del fuego. Drena la rúcula marchita y divídela entre 4 placas, amontonándose en el centro. Divide las vieiras y los camarones en 4 porciones y colócalas encima de la rúcula. Vierta el glaseado de jugo sobre los mariscos y adorne con cebolletas.

Datos nutricionales: Aprox. 309 calorías por porción, 34g de proteína, 11g de grasa total, 1g de grasa saturada, 0 grasas trans, 26g de carbohidratos, 45mg de colesterol, 276mg de sodio, 2g de fibra

129. VIEIRAS ESCALFADAS ITALIANAS

TIEMPO DE PREPARACIÓN: 7 MINUTOS. HACE 4 PORCIONES

Ingredientes

- 1 taza de jugo de naranja fresco
- Vieiras de mar frescas de una libra
- 2 cucharaditas de cáscara de naranja rallada
- 1 pequeño tomate de ciruela maduro, picado
- 1 cucharadita de mejorana fresca picada
- 2 cucharadas de crema agria baja en grasa
- Sal y pimienta recién molida a gusto

Instrucciones de preparación

- En una gran sartén antiadherente a fuego medio, haz hervir el jugo de naranja.
- Reduzca el fuego y añada vieiras y cáscara de naranja. Cubrir y cocer a fuego lento 5 minutos o hasta que las vieiras estén opacas y tiernas. Retire las vieiras del fuego y páselas a un plato; cúbralas para mantenerlas calientes.
- Añade el tomate y la mejorana a la salsa de zumo de naranja y déjalo cocer a fuego lento durante unos 2 minutos hasta que el líquido se reduzca a la mitad de la cantidad original. Añade la crema agria y cocina hasta que la salsa se espese.
- Añade sal y pimienta al gusto. Devuelva las vieiras a la sartén, mézclelas con la salsa y caliéntelas. Servir inmediatamente con risotto y/o verduras.

Datos nutricionales: Aprox. 148 calorías por porción, 16g de proteína, 2g de grasa total, 0.5g de grasa saturada, 0 grasa trans, 11g de carbohidratos, 34mg de colesterol, 380mg de sodio, 1g de fibra

130.   MERO A LA PARRILLA LIGERAMENTE EMPANIZADO

TIEMPO DE PREPARACIÓN: 15 MINUTOS. HACE 4 PORCIONES

Ingredientes

- ½ taza de aceitunas Kalamata deshuesadas y maduras
- ¼ taza de migajas de pan sin relleno
- 1 cucharada de alcaparras, enjuagadas y escurridas
- 1 cucharadita de aceite de oliva extra virgen
- 1 cucharadita de jugo de limón
- 1 diente de ajo fresco
- 4 (4 onzas) filetes de mero
- 4-8 cuñas de lima para la guarnición

Instrucciones de preparación

- Caliente la parrilla a fuego alto; coloque una cacerola para asar pescado con aceite en la parrilla para calentarla.
- En un procesador de alimentos, procese las aceitunas, el pan rallado, las alcaparras, el aceite de oliva, el jugo de limón y el ajo hasta que estén suaves. Cepille cada lado de los filetes con la mezcla de aceite de oliva y coloque los filetes en la parrilla caliente. Asa los filetes a la parrilla, al descubierto, durante 5 minutos.
- Antes de dar la vuelta a los filetes, rocíe con la mezcla de aceite de oliva, luego dé la vuelta y ase por 5 minutos más o hasta que los filetes se desmenucen fácilmente. Saque los filetes de la parrilla, póngalos en una bandeja y sírvalos inmediatamente, adornados con gajos de lima. Este plato va bien con el arroz sazonado o el cuscús.

Datos nutricionales: Aprox. 159 calorías por porción, 24g de proteína, 4g de grasa total, <0.4g de grasa saturada, 0 de grasas trans, 4g de carbohidratos, 45mg de colesterol, 388mg de sodio, 0 de fibra

131.   TILAPIA RELLENA PICANTE

TIEMPO DE PREPARACIÓN: 35 MINUTOS. HACE 4 PORCIONES

Ingredientes

- 4 (4 onzas) de filetes de tilapia
- 2 tazas de mezcla de relleno de carne de cangrejo preparada (¼ taza por filete)
- 5 onzas de hojas de espinaca fresca, enjuagadas y escurridas
- 1 cucharada de aceite de oliva extra virgen
- ½ cucharadita de ajo fresco machacado

- *Sal marina y pimienta recién molida a gusto*
- *¼ taza de pistachos tostados en seco, triturados*
- *Salsa de pimienta roja para rociar*

Instrucciones de preparación

- Enjuague los filetes de tilapia bajo agua fría y séquelos con palmaditas. Dividir la mezcla de relleno entre 4 filetes, colocando la mezcla en el centro de cada filete. Dobla los filetes y asegúralos con pinchos de madera. Esparce espinacas en una bandeja de hornear. Coloca los filetes rellenos en el lecho de espinacas.
- Rocíe los filetes con aceite de oliva, espolvoréelos con ajo y sazone con sal y pimienta al gusto. Esparce los pistachos uniformemente sobre los filetes y rocía la salsa de pimienta picante por encima. Hornee a 350 grados durante 20-30 minutos o hasta que el pescado se desmenuce fácilmente. Sirva inmediatamente.

Datos nutricionales

Aprox. 243 calorías por porción, 18g de proteína, 11g de grasa total, 5g de grasa saturada, 0 de grasas trans, 3.5g de carbohidratos, 104mg de colesterol, 558mg de sodio, 1g de fibra

132. TILAPIA HORNEADA

TIEMPO DE PREPARACIÓN: 45 MINUTOS. HACE 2 PORCIONES

Ingredientes

- *4 (4 onzas) de filetes de tilapia*
- *2 cucharadas de aceite de oliva extra virgen*
- *3 dientes de ajo fresco, picado*
- *2 cebolletas, partes blancas y verdes, picadas*
- *½ taza de perejil fresco picado*
- *Sal y pimienta recién molida a gusto*
- *Hojas de espinaca fresca*
- *6 tomates de uva, cortados por la mitad, para adornar*
- *Jugo de 2 limones*
- *1 limón, cortado en cuartos para adornar*

Instrucciones de preparación

- Enjuague los filetes bajo agua fría y séquelos con palmaditas. Coloca los filetes en una bandeja de hornear. En el tazón de la mezcla, combine el aceite de oliva, el ajo, las cebolletas y el perejil; viértalo sobre el pescado, cúbralo y refrigérelo durante 30 minutos. Espolvorear con sal y pimienta y hornear a 350 grados durante 15 minutos o hasta que el pescado se desmenuce fácilmente.
- Divide las espinacas limpias en dos platos. Saque el pescado del horno y coloque dos filetes sobre las espinacas en cada plato. Adorne cada plato con mitades de tomate. Exprimir el jugo de los limones sobre los filetes, adornar con gajos de limón y servir.

Datos nutricionales

Aprox. 138 calorías por porción (2 filetes por porción), 15g de proteína, 8g de grasa total, 1g de grasa saturada, 0 grasa trans, 3g de carbohidratos, 43mg de colesterol, 46mg de sodio, 0 fibra

133. RIGATONI PICANTE CON MEJILLONES

TIEMPO DE PREPARACIÓN: 23 MINUTOS. HACE 6 PORCIONES

Ingredientes

- Pasta rigatoni de 1 libra
- ½ taza de vino blanco seco
- 2 libras de mejillones, fregados y desbarbados (descartar los mejillones abiertos)
- 2 cucharadas de aceite de oliva extra virgen
- 2 dientes de ajo fresco, picado
- 1½ tazas de tomates cherry, cortados por la mitad
- 1 cucharadita de pimiento rojo picante, cortado en dados (opcional)
- Sal y pimienta recién molida a gusto
- 10-12 hojas de rúcula, picadas

Instrucciones de preparación

- Poner el agua a hervir, añadir la pasta y cocinarla hasta que esté al dente. Retire del fuego, escurra la pasta y vuelva a la olla, rociando con una escasa cantidad de aceite de oliva para evitar que la pasta se pegue. Aparta. En otra olla a fuego alto, añada vino y mejillones. Cocina hasta que los mejillones se abran. Descarte los que no se abran.
- Quite los mejillones cocidos del líquido. Tamizar el líquido de los mejillones, sólo el líquido de reserva. Mejillones de concha excepto 12 mejillones (para ser usados como guarnición). En una sartén grande calentar el aceite de oliva, añadir el ajo y saltear. Añada los tomates y el pimiento picante y saltéelos durante unos minutos.
- Añade los mejillones sin cáscara y 3-4 cucharaditas de líquido de mejillones y sazona la mezcla con sal y pimienta a gusto. Coloca la pasta en un gran servidor de pasta, esponja los fideos con un tenedor y mézclalos con la mezcla de ajo y mejillones. Esparcir hojas de rúcula por encima, adornar con mejillones sin cáscara y servir.

Datos nutricionales

Aprox. 454 calorías por porción, 31g de proteína, 10g de grasa total, 1g de grasa saturada, 0 grasas trans, 54g de carbohidratos, 44mg de colesterol, 463mg de sodio, 8g de fibra

134. LINGUINE Y MARISCOS MIXTOS

TIEMPO DE PREPARACIÓN: 30 MINUTOS. HACE 4-6 PORCIONES

Ingredientes

- 8 onzas de jugo de almeja natural
- 2 tazas de buen vino blanco seco (no de cocina)
- ¼ libra pulpo bebé, limpiado
- ¼ camarones de libra, pelados y desvenados
- ¼ libra de calamares, limpiados, cortados en anillos de ¼ pulgadas
- 20 mejillones, fregados y desbarbados (descartar los mejillones abiertos)
- ¼ libra de vieiras de bahía
- 3 cucharadas de aceite de oliva extra virgen
- 3-4 dientes de ajo fresco, picado
- ¼ cucharadita de pimienta picante recién cortada
- 8 pequeños tomates ciruela maduros, cortados en pequeños trozos
- Una pizca de edulcorante de hornear bajo en calorías
- ½ cucharada de perejil fresco picado
- ½ cucharada de orégano fresco picado
- Sal y pimienta recién molida a gusto

- ½ pound linguine
- 10-12 hojas de rúcula, picadas para adornar
- 10 aceitunas negras Kalamata sin hueso, cortadas por la mitad, para adornar.

Instrucciones de preparación

- En una sartén grande y profunda, agregue jugo de almejas, vino, pulpo, camarones, calamares, mejillones y vieiras. Poner a hervir, cubrir y reducir el fuego a fuego lento, revolviendo de vez en cuando, hasta que los calamares y los calamares estén casi tiernos.
- Quiten los mejillones y descascaren todos menos el 9-12; déjenlos aparte para adornar y devuelvan los mejillones descascarados a la sartén de mariscos para mantenerlos calientes. En una sartén aparte, a fuego medio, añada aceite de oliva y ajo y saltee hasta que se dore. Añade el pimiento picante a la mezcla de ajo, reduce el fuego para que hierva a fuego lento y cocina durante 1-2 minutos más.
- Añade tomates, edulcorante, perejil, orégano, y sal y pimienta al gusto, y cocina a fuego lento otros 3-4 minutos. Cúbrete para mantenerte caliente y déjalo a un lado. Poner el agua a hervir, añadir la pasta y cocinarla hasta que esté *al dente*.
- Retire del fuego, escurra la pasta y vuelva a la olla, rociando con una escasa cantidad de aceite de oliva para evitar que la pasta se pegue. Aparta. Con una cuchara ranurada, retire los mariscos de la sartén y cuele el líquido restante a través de un tamiz o una tela de queso.
- Devuelva los mariscos y una taza de líquido colado a la sartén; añada la pasta y la mezcla de tomate y mezcle todos los ingredientes. Ponga la pasta entera y el plato de mariscos en un tazón grande de pasta, adorne con rúcula, aceitunas y los mejillones sin cáscara que queden, y sirva.

Datos nutricionales

Aprox. 375 calorías por porción, 21g de proteína, 8g de grasa total, 1g de grasa saturada, 0 grasas trans, 34g de carbohidratos, 98mg de colesterol, 235mg de sodio, 2g de fibra

135.   CORDERO CON ACEITUNAS NEGRAS

TIEMPO DE PREPARACIÓN: 15 MINUTOS. HACE 4-6 PORCIONES

Ingredientes

- 2 cucharadas de aceite de oliva extra virgen
- 3 dientes de ajo fresco, machacados
- 1-2 ramitas de perejil fresco
- 2 libras de cordero magro molido
- 2 tomates, pelados y picados
- ½ cucharadita de romero seco
- 12 aceitunas negras sin hueso, cortadas por la mitad
- 1 taza de vino blanco seco

Instrucciones de preparación

- Calentar el aceite de oliva en una sartén grande, añadir el ajo y el perejil y saltear hasta que se doren. Añada el cordero, siga cocinando y revuelva a menudo hasta que el cordero se dore.
- Añade tomates, romero, aceitunas y vino. Revuelva, cubra y cocine de 3 a 5 minutos o hasta que el cordero esté cocido y la mayor parte del líquido se haya evaporado. Servir con arroz.

Datos nutricionales

Aprox. 461 calorías por porción, 62g de proteína, 21g de grasa total, 6g de grasa saturada, 0 de grasas trans, 4g de carbohidratos, 203mg de colesterol, 262mg de sodio, 0.5g de fibra

136. PEZ ESPADA ENNEGRECIDO

TIEMPO DE PREPARACIÓN: 20 MINUTOS. HACE 4 PORCIONES

Ingredientes

- 2 cucharadas de aceite de oliva
- 1 cucharada de jugo de limón recién exprimido
- 4 filetes de pez espada de 6 onzas
- 1 cucharada de mezcla de condimentos criollos de su elección, dividida
- Cuñas de limón

Instrucciones de preparación

- Precalentar una sartén de hierro fundido en un horno a 450 grados F. Combina el aceite de oliva y el jugo de limón en un recipiente poco profundo. Sumerja cada bistec en la mezcla de limón para cubrir y sazonar ambos lados de cada bistec con ¼ cucharada de condimento criollo.
- Coloca los filetes en una sartén precalentada y cocínalos durante unos 2 minutos. Dale la vuelta a los filetes y sigue cocinándolos hasta que el condimento se ennegrezca y el pescado se desmenuce fácilmente. No quemes los filetes. Retire los filetes del fuego y sírvalos inmediatamente con gajos de limón.

Datos nutricionales

Aprox. 270 calorías por porción, 34g de proteína, 14g de grasa total, 3g de grasa saturada, 0 de grasas trans, 0 de carbohidratos, 65mg de colesterol, 150mg de sodio, 0 de fibra

137. RIGATONI CON CORDERO

TIEMPO DE PREPARACIÓN: 17 MINUTOS. HACE 6-8 PORCIONES

Ingredientes

- Cordero magro molido de una libra
- Una cebolla entera, picada
- ½ cucharadita de copos de pimiento rojo picante triturados
- 1½ tazas de guisantes congelados
- 2 cucharadas de salsa de pesto con ajo picante
- Sal y pimienta recién molida a gusto
- Una libra de pasta rigatoni de grano entero
- 2-3 cucharadas de menta fresca picada, para adornar.

Instrucciones de preparación

- En una cacerola de fondo grueso, cocine el cordero, la cebolla y las hojuelas de pimiento picante durante unos 8 minutos, hasta que el cordero esté cocido, revolviendo de vez en cuando para romper la carne.
- Añade los guisantes y cocínalos durante otros 2-4 minutos. Añada la salsa de pesto picante con ajo y sal y pimienta al gusto, mézclelo bien y déjelo a un lado; manténgalo caliente.
- Cocinar los rigatoni en agua hirviendo hasta que estén *al dente*, escurrir la pasta y mezclar con la salsa pesto de cordero. Adorne con menta.

Datos nutricionales

Aprox. 340 calorías por porción, 20g de proteína, 7.5g de grasa total, 1.5g de grasa saturada, 0 grasas trans, 45g de carbohidratos, 38mg de colesterol, 64mg de sodio, 1g de fibra

138. PASTA CORBATA DE LAZO CON BERENJENA Y ACEITUNAS NEGRAS

TIEMPO DE PREPARACIÓN: 14 MINUTOS. HACE 6-8 PORCIONES

Ingredientes

- Una libra de pasta corbata de lazo
- 1 berenjena pequeña, pelada y cortada en tiras de 1 a 2 pulgadas.
- Sal al gusto
- 3 cucharadas de aceite de oliva extra virgen
- 1 cebolla mediana, picada
- Una pizca de copos de pimienta al rojo vivo aplastados
- 6 dientes de ajo fresco, picado
- ½ cucharadita de orégano seco
- 4 cucharadas de albahaca recién picada
- 12 aceitunas negras sin hueso, Nicoise o Kalamata, picadas
- Sal y pimienta recién molida a gusto
- 4 onzas de queso feta desmenuzado para adornar.
- Perejil fresco picado para adornar

Instrucciones de preparación

- Poner el agua a hervir, añadir la pasta y cocinarla hasta que esté *al dente*. Retire del fuego, escurra la pasta y vuelva a la olla, rociando con una escasa cantidad de aceite de oliva para evitar que la pasta se pegue. Aparta. Salar las tiras de berenjena y ponerlas en el microondas para reducir el contenido de agua en la berenjena. Apriete cada pieza entre las toallas de papel para eliminar el exceso de agua.
- Calienta el aceite de oliva a fuego medio y saltea la cebolla y las hojuelas de pimiento picante durante 1-2 minutos. Añade la berenjena, el ajo y el orégano y saltéalos hasta que la berenjena esté ligeramente dorada. Añade albahaca, aceitunas, y sal y pimienta al gusto.
- Pasa la pasta a un tazón de servir y mézclala con la mezcla de berenjena. Servir adornado con queso feta y perejil.

Datos nutricionales

Aprox. 308 calorías por porción, 10g de proteína, 10g de grasa total, 3g de grasa saturada, 0 grasas trans, 52g de carbohidratos, 13mg de colesterol, 256mg de sodio, 2g de fibra

139. PASTA CON SALSA DE ALMEJAS ROJAS

TIEMPO DE PREPARACIÓN: 10 MINUTOS. HACE 6-8 PORCIONES

Ingredientes

- Una libra de pasta integral de cabello de ángel
- 1 taza de vino blanco seco
- 4 onzas de jugo de almeja embotellado
- 3 dientes de ajo fresco, finamente picados
- ¼ cucharadita de albahaca seca
- 48 almejas pequeñas de caparazón duro, limpiadas (descarte las almejas abiertas)
- 2 cucharadas de aceite de oliva extra virgen
- ½ cebolla blanca, picada
- Tomates enteros de una libra, pelados, sin semillas y picados.
- ¼ cucharadita de orégano seco
- Sal y pimienta recién molida a gusto
- 1 cucharadita de perejil fresco picado para adornar.

Instrucciones de preparación

- Poner el agua a hervir, añadir la pasta y cocinarla hasta que esté *al dente*. Retire del fuego, escurra la pasta y vuelva a la olla, rociando con una escasa cantidad de aceite de oliva para evitar que la pasta se pegue.
- Aparta. En una sartén grande calentar el vino y el jugo de las almejas, añadir un diente de ajo picado, albahaca y almejas en su concha, cubrir y cocer al vapor hasta que la concha se abra. Retire las almejas del líquido y deseche las almejas sin abrir.
- Colar el líquido a través de un colador para eliminar la arenilla y dejar el líquido a un lado. Reserva 16 almejas en sus conchas para adornarlas, luego retira las almejas restantes de las conchas y devuélvelas al líquido colado. En una sartén aparte, calentar el aceite de oliva, añadir la cebolla y el ajo restante y saltear hasta que se doren.
- Añade los tomates, el orégano y la sal y la pimienta a la mezcla de ajo y cocina durante 8 minutos. Añade las almejas sin cáscara con el líquido colado a la mezcla de tomate y caliéntalo durante otros 2-3 minutos, removiendo para mezclar los sabores. Vierte la salsa de almejas sobre la pasta, revuelve y adorna con las almejas sin cáscara reservadas y el perejil.

Datos nutricionales

Aprox. 284 calorías por porción, 23g de proteína, 6g de grasa total, 0.6g de grasa saturada, 0 de grasas trans, 47g de carbohidratos, 46mg de colesterol, 82mg de sodio, 6g de fibra

140. PASTA CON ALMEJAS, VINO Y PIMIENTOS PICANTES.

TIEMPO DE PREPARACIÓN: 10 MINUTOS. HACE 6-8 PORCIONES

Ingredientes

- *Espaguetis de grano entero de una libra*
- *1 taza de vino blanco seco*
- *4 onzas de jugo de almeja embotellado*
- *48 almejas pequeñas de caparazón duro, limpiadas (descarte las almejas abiertas)*
- *2 cucharadas de aceite de oliva extra virgen*
- *3 dientes de ajo fresco, finamente picados*
- *1 pimiento picante pequeño, picado*
- *4 cucharadas de perejil fresco finamente picado*
- *Sal y pimienta recién molida a gusto*

Instrucciones de preparación

- Poner el agua a hervir, añadir la pasta y cocinarla hasta que esté *al dente*. Retire del fuego, escurra la pasta y vuelva a la olla, rociando con una escasa cantidad de aceite de oliva para evitar que la pasta se pegue. Aparta. En una gran sartén, calentar el vino y el jugo de las almejas, añadir las almejas en sus conchas, cubrirlas y cocerlas al vapor hasta que se abran las conchas.
- Retire las almejas del líquido y deseche las almejas sin abrir. Colar el líquido a través de un colador para eliminar la arenilla y dejarlo a un lado. Reservar 16 almejas en sus conchas para adornarlas; retirar las almejas restantes de las conchas y devolverlas al líquido colado.
- Deje de lado las almejas sin cáscara reservadas. En una sartén grande calentar el aceite de oliva, el ajo, la guindilla y el perejil, y añadir las almejas desgranadas con el jugo colado, y la sal y la pimienta al gusto; revolver y calentar. Vierte la salsa sobre la pasta, revuelve y adorna con las almejas sin cáscara reservadas.

Datos nutricionales

Aprox. 308 calorías por porción, 28g de proteína, 7g de grasa total, 0.7g de grasa saturada, 0 de grasas trans, 49g de carbohidratos, 51mg de colesterol, 86mg de sodio, 7g de fibra

141. ESPAGUETI DE TRIGO INTEGRAL CON SALSA DE ANCHOAS Y AJO

TIEMPO DE PREPARACIÓN: 10 MINUTOS. HACE 6-8 PORCIONES

Ingredientes

- Espagueti de trigo integral de una libra
- 6 cucharadas de aceite de oliva extra virgen + aceite de anchoas
- 6 dientes grandes de ajo fresco, prensados
- Una lata de 2 onzas de filetes de anchoas en aceite, escurridos y picados.
- Escamas de pimiento rojo picante trituradas a gusto
- 6-8 aceitunas negras sin hueso, picadas
- 2 cucharadas de perejil fresco finamente picado
- Pimienta recién molida a gusto
- Queso Romano, rallado finamente (opcional)

Instrucciones de preparación

- Poner el agua a hervir, añadir la pasta y cocinarla hasta que esté *al dente*. Retire del fuego, escurra la pasta y vuelva a la olla, rociando con una escasa cantidad de aceite de oliva para evitar que la pasta se pegue. Aparta. Combina los aceites y el ajo en una sartén a fuego medio y cocínalos durante 1-2 minutos.
- Añade las anchoas, rompiéndolas en pequeños trozos y revolviéndolas para que se mezclen bien con los demás ingredientes. Cocine unos 30 segundos y retire del fuego. Dobla en hojuelas de pimiento picante, aceitunas y perejil.
- Coloca la pasta en un bol grande, añade la salsa de anchoas y mézclala. Añada pimienta al gusto, espolvoree una pequeña cantidad de queso Romano rallado, si lo desea, y sirva.

Datos nutricionales

Aprox. 347 calorías por porción, 14g de proteína, 16g de grasa total, 1g de grasa saturada, 0 grasas trans, 39g de carbohidratos, 11mg de colesterol, 244mg de sodio, 6g de fibra

142. FETTUCCINE CON TOMATES SECOS Y QUESO DE CABRA

TIEMPO DE PREPARACIÓN: 10 MINUTOS. HACE 6-8 PORCIONES

Ingredientes

- 4 cucharadas de tomates secos picados (en aceite de oliva)
- 1 taza de cebolletas en rodajas
- 4 dientes de ajo fresco, picado
- 1 pimiento rojo mediano, cortado en rodajas finas
- ½ taza de vermut seco
- ¼ taza de albahaca fresca picada
- 10 aceitunas Kalamata sin hueso
- 1 cucharada de alcaparras, enjuagadas y escurridas
- 2 cucharaditas de orégano seco
- 1 libra de fettuccine de trigo entero, cocido y escurrido
- 6 onzas de queso de cabra desmenuzado y bajo en grasa.

Instrucciones de preparación

- Escurrir el aceite de los tomates y reservar el aceite; dejar los tomates a un lado. En una sartén grande, calienta el aceite de los tomates a fuego medio. Añade las cebolletas y el ajo al aceite y saltéalo hasta que esté blando. Añade el pimiento rojo y una taza de vermú a la mezcla de ajo.
- Cocina los pimientos hasta que estén crujientes y tiernos o hasta que el vermú esté casi evaporado. Reducir el calor a fuego lento, y añadir los tomates, el resto ¼ taza de vermut, albahaca, aceitunas,

alcaparras y orégano. Hervir a fuego lento, revolviendo a menudo para incorporar los sabores (unos 5-8 minutos), luego reducir a fuego muy bajo para mantener el calor.
- Cocina la pasta hasta la consistencia deseada (*al dente* sería lo mejor) y escúrrela. Ponga la pasta en un bol grande y mézclela con el queso de cabra hasta que esté bien mezclada. Añade la mezcla de tomate y vuelve a mezclar hasta que esté bien mezclado. Sirve.

Datos nutricionales

Aproximadamente 269 calorías por porción, 12g de proteína, 6g de grasa total, 2g de grasa saturada, 0 grasas trans, 44g de carbohidratos, 4mg de colesterol, 323mg de sodio, 7g de fibra

143. CERDO ASADO FLORENTINO

TIEMPO DE PREPARACIÓN: 10 MINUTOS. HACE 6-8 PORCIONES

Ingredientes

- *4 libras de lomo de cerdo magro*
- *4 dientes de ajo fresco, cortado en finas rebanadas*
- *½ cucharadita de romero seco*
- *4 dientes de ajo fresco, enteros*
- *5-6 cucharadas de agua*
- *6-8 cucharadas de vino tinto abundante (no use vino de cocina)*
- *Sal y pimienta recién molida a gusto*

Instrucciones de preparación

- Si la piel del lomo aún no ha sido marcada, corta las líneas en la piel a una distancia de aproximadamente ⅛ pulgadas. Cortar la carne hasta el hueso por un lado e insertar las rodajas de ajo y romero. Presiona los dientes de ajo enteros en la piel cortada del lomo y pon el lomo en una bandeja de asar en un horno a 350 grados F con agua y vino.
- Espolvorea el lomo generosamente con sal y pimienta y ásalo durante 2 a 13 horas o hasta que la carne esté muy tierna pero aún húmeda, rociándola ocasionalmente. Sirva con una variedad de sus verduras favoritas.

Datos nutricionales

Aprox. 352 calorías por porción, 47g de proteína, 17g de grasa total, 5.6g de grasa saturada, 0 grasas trans, 0 carbohidratos, 136mg de colesterol, 144mg de sodio, 0 fibra

144. POLLO CON SALSA DE GRANADA

TIEMPO DE PREPARACIÓN: 10 MINUTOS. HACE 6-8 PORCIONES

Ingredientes

- *4 libras de pechuga de pollo sin piel y sin hueso, cortada en pequeños trozos.*
- *2 cucharaditas de pimentón*
- *Sal y pimienta recién molida a gusto*
- *¼ taza de aceite de oliva extra virgen*
- *4 dientes de ajo fresco, picado*
- *2 cebollas amarillas medianas, picadas*
- *¼ taza de perejil fresco picado*
- *1 pimiento de plátano picante pequeño, finamente picado*
- *3 cucharadas de melaza de granada gruesa*
- *3-4 tazas de tomates en lata, sin escurrir.*

Instrucciones de preparación

- Lava el pollo, quita la grasa y córtalo en trozos pequeños. Espolvorear con pimentón y sal y pimienta. Calentar el aceite de oliva en una cacerola, añadir los trozos de pollo y freírlos durante 2-3 minutos. Añade el ajo y fríe durante otros 2 o 3 minutos.
- Añada cebollas, perejil, pimiento de plátano picante, melaza de granada espesa y tomates con líquido; cúbralo y póngalo a hervir. Cocina a fuego medio-bajo durante unos 30 minutos hasta que el pollo esté tierno. Servir con arroz.

Datos nutricionales

Aprox. 364 calorías por porción, g de proteína, 14g de grasa total, 3g de grasa saturada, 0 de grasas trans, 0 g de carbohidratos, 160mg de colesterol, 401mg de sodio, 1g de fibra

145. PICCATA DE POLLO

TIEMPO DE PREPARACIÓN: 10 MINUTOS. HACE 4 PORCIONES

Ingredientes

- *4 filetes de pechuga de pollo sin piel y sin hueso, ligeramente machacados.*
- *Sal y pimienta recién molida a gusto (opcional)*
- *2 cucharaditas de aceite de oliva extra virgen, divididas*
- *3 dientes de ajo fresco, picado*
- *1 taza de caldo de pollo enlatado bajo en sodio y sin grasa.*
- *2 cucharadas de vino blanco seco*
- *4 cucharaditas de jugo de limón*
- *1 cucharada de harina para todo uso*
- *2 cucharadas de perejil fresco picado*
- *1 cucharada de alcaparras*
- *Gajos de limón para adornar*

Instrucciones de preparación

- Enjuague los filetes de pechuga de pollo bajo agua fría y séquelos con palmaditas, luego coloque las pechugas entre capas de papel encerado y golpee ligeramente los filetes con un mazo de carne. Espolvorea ligeramente cada filete con sal y pimienta, si lo deseas.
- Calentar una cucharadita de aceite de oliva en una sartén grande y pesada a fuego medio, añadir los filetes de pollo y cocinarlos hasta que los filetes estén ligeramente dorados y los centros cocidos (el jugo se aclarará).
- Pasa los filetes a una fuente de servir y ponlos en un horno a baja temperatura para mantenerlos calientes. Añade la cucharadita restante de aceite de oliva y ajo a la misma sartén y cocina durante 30 segundos para que se suavice. Combina el caldo de pollo, el vino, el jugo de limón y la harina en una sartén.
- Revuelva para mezclar y continúe revolviendo hasta que la mezcla se espese. Añade perejil y alcaparras a la salsa. Saque el pollo del horno, coloque cada filete en un plato y vierta la mezcla con una cuchara sobre los filetes. Adorne con gajos de limón. Servir con linguini de espinacas cocidas o pasta a elección.

Datos nutricionales

Aproximadamente 223 calorías por porción, 21g de proteína, 11g de grasa total, 2g de grasa saturada, 0 grasas trans, 4g de carbohidratos, 48mg de colesterol, 380mg de sodio, <0.5g de fibra

146. ATÚN Y TOMATE A LA PARRILLA

TIEMPO DE PREPARACIÓN: 10 MINUTOS. HACE 4 PORCIONES

Ingredientes

- 4 filetes de atún (3 onzas)
- 4 cucharadas de aceite de oliva extra virgen
- 2 dientes grandes de ajo fresco, picado
- 1 cucharada de perejil fresco picado
- Sal y pimienta recién molida a gusto
- 1½ cucharaditas de vinagre de vino blanco
- 8 (½-pulgadas) rebanadas de tomate fresco
- Perejil fresco italiano, picado, para adornar.

Instrucciones de preparación

- Enjuague los filetes, séquelos y déjelos a un lado. Combine en un recipiente cubierto 2 cucharadas de aceite de oliva, ajo, perejil, y sal y pimienta. Añade los filetes, girando para cubrir bien. Marinar los filetes a temperatura ambiente durante 2 horas.
- En otro tazón, combine el aceite de oliva restante, el vinagre, y la sal y la pimienta, si lo desea. Disponer los tomates en rodajas en un recipiente plano en una capa y verter la mezcla de aceite sobre los tomates; dejarlos marinar a temperatura ambiente durante 2 horas.
- Caliente la parrilla, coloque el atún en la parrilla a unos 4 pulgadas por debajo del fuego y ase cada lado de los filetes durante unos 2 ó 3 minutos. Disponga 2 rebanadas de tomate en cada plato; añada filetes de atún encima de los tomates y adorne con perejil. Servir mientras está caliente.

Datos nutricionales

Aprox. 224 calorías por porción, 20g de proteína, 18g de grasa total, 2.8g de grasa saturada, 0 de grasas trans, 2g de carbohidratos, 38mg de colesterol, 35mg de sodio, 0 de fibra

147. CAMARONES EN SALSA DE FRIJOLES NEGROS PICANTES

TIEMPO DE PREPARACIÓN: 10 MINUTOS. HACE 4-6 PORCIONES

Ingredientes

- 2 dientes jumbo de ajo fresco, picado
- 2 cucharadas + 2 cucharaditas de aceite de oliva extra virgen, divididas
- 3 cucharaditas de polvo de chile
- 3 cucharaditas de comino molido
- 2 tazas de frijoles negros enlatados, enjuagados y escurridos
- 1½ tazas de caldo de pollo enlatado bajo en sodio y sin grasa
- 24 camarones jumbo, pelados y desvenados
- Sal y pimienta recién molida a gusto
- Perejil fresco, picado para adornar

Instrucciones de preparación

- Saltee todas las cucharaditas de ajo menos dos en una cucharada de aceite de oliva hasta que estén casi doradas. Añade chile en polvo y comino y saltéalo durante un minuto más.
- Añade los frijoles a la mezcla de ajo, revolviendo con frecuencia, y cocínalos por otros 3-4 minutos. Añade el caldo de pollo y transfiere la mezcla a un procesador de alimentos o a una licuadora.
- Mezcla de puré y volver a la sartén. Hierve la salsa a fuego lento durante 5 minutos, revolviéndola a menudo. Aparta, pero mantente caliente. Enjuague los camarones y séquelos con palmaditas; sazone con sal y pimienta. Caliente el aceite de oliva restante y saltee los camarones con el ajo restante.

- Cocina hasta que los camarones estén ligeramente dorados por fuera y cocinados por dentro, girando a menudo. Quita los camarones del aceite de oliva con una cuchara ranurada y déjalos a un lado. Caliente la salsa y viértala en un plato de servir. Ponga los camarones sobre la salsa y adorne con perejil.
- Servir inmediatamente, con arroz, si se desea.

Datos nutricionales

Aprox. 211 calorías por porción, 19g de proteína, 9g de grasa total, 1g de grasa saturada, 0 grasas trans, 16g de carbohidratos, 112mg de colesterol, 555mg de sodio, 5g de fibra

148. POLLO Y VERDURAS CON LIMÓN

TIEMPO DE PREPARACIÓN: 10 MINUTOS. HACE 4 PORCIONES

Ingredientes

- 3 cucharadas de zumo de limón fresco en mitades + mitades extra para adornar
- 1 cucharada de cáscara de limón fresca rallada
- 2 cucharadas de aceite de oliva extra virgen
- ¼ cucharadita de sal (opcional)
- ¼ cucharadita de pimienta recién molida
- 4 dientes de ajo fresco, recién triturados
- 1 cucharadita de pimentón
- 1½ libras de pollo de carne oscura sin piel y sin hueso
- ¾ libra de calabaza amarilla, cortada longitudinalmente
- ¾ libra de calabacín, cortado a lo largo
- ¼ taza de cebollino fresco picado

Instrucciones de preparación

- Bate el jugo de limón, la cáscara de limón, el aceite de oliva, la sal y la pimienta. Reserva 2 cucharadas de mezcla en una taza separada. Añada el ajo y el pimentón a la mezcla original y viértalo sobre el pollo; déjelo marinar en un recipiente tapado en el refrigerador durante 3-4 horas.
- Cuando el pollo esté marinado, calienta la parrilla a fuego medio-alto. Saque el pollo del adobo y colóquelo en la parrilla junto con la calabaza, el calabacín y el jugo de limón. Cierra la parte superior de la parrilla y cocina durante 10-12 minutos o hasta que los jugos del pollo se despejen al perforar.
- Voltear el pollo una vez mientras se asa. Cocina la calabaza, el calabacín y las mitades de limón hasta que estén tiernas y doradas. Quita el pollo de la parrilla y córtalo en trozos de 1 pulgada de ancho. Corta los trozos de calabaza y de calabacín por la mitad. Coloca el pollo y las verduras en una bandeja y vierte el adobo reservado sobre las verduras; espolvorea con cebollino. Adorne la bandeja con mitades de limón a la parrilla y sirva.

Datos nutricionales

Aprox. 255 calorías por porción, 29g de proteína, 15g de grasa total, 3g de grasa saturada, 0 de grasas trans, 8g de carbohidratos, 105mg de colesterol, 254mg de sodio, 2g de fibra

149. SALMÓN CON INCRUSTACIONES DE RÁBANO PICANTE

TIEMPO DE PREPARACIÓN: 10 MINUTOS. HACE 2 PORCIONES

Ingredientes

- Aceite de oliva en aerosol de cocina
- 2 filetes de salmón de 6 onzas, piel intacta
- ⅓ taza de migas de pan seco
- 1 cucharada de crema agria baja en grasa

- 2 cucharadas preparadas de rábano picante fresco
- 2 cucharadas de eneldo fresco picado
- Vinagre balsámico envejecido para rociar (opcional)

Instrucciones de preparación

- Rociar ligeramente una bandeja de horno poco profunda con aceite de cocina. Enjuague los filetes bajo agua fría, séquelos con toallas de papel y coloque la piel hacia abajo en la bandeja de hornear. En un procesador de alimentos, combine pan rallado, crema agria, rábano picante y eneldo.
- Pulsa los ingredientes a baja velocidad para formar una pasta espesa. Dividir en 2 porciones y cubrir cada filete con la mezcla. Ponga los filetes en el horno y hornee a 350 grados F hasta que los filetes se desmenuzen fácilmente y la corteza superior se dore (unos 12-15 minutos).
- Servir caliente y rociar con una pequeña cantidad de vinagre balsámico, si se desea.

Datos nutricionales

Aprox. 292 calorías por porción, 35g de proteína, 11g de grasa total, 2g de grasa saturada, 0 de grasas trans, 7g de carbohidratos, 95mg de colesterol, 195mg de sodio, 0 de fibra

150. PASTELES DE SALMÓN CON SALSA DE CREMA AGRIA Y ENELDO

TIEMPO DE PREPARACIÓN: 10 MINUTOS. HACE 8 PORCIONES

Ingredientes

- 2 latas (14,75 onzas) de salmón
- 2 cucharadas de aceite de oliva extra virgen, divididas
- ¾ taza de cebolletas picadas
- 3 dientes de ajo fresco, picado
- ½ cucharadita de copos de pimiento rojo picante triturados
- 2 huevos
- ½ cucharada de jugo de lima
- 3 cucharadas de maicena
- Sal y pimienta recién molida a gusto
- 1 taza de crema agria sin grasa o baja en grasa (opcional)
- 4 cucharadas de eneldo fresco finamente picado (opcional)

Instrucciones de preparación

- Escurra y separe el salmón; déjelo a un lado. En una sartén de fondo grueso a fuego medio-bajo, añada 2 cucharaditas de aceite de oliva, cebolletas, ajo y hojuelas de pimiento picante. Saltee hasta que las cebolletas estén blandas, y luego déjelas a un lado. En un tazón, bate los huevos, el jugo de limón, la maicena, la sal y la pimienta.
- Añade la mezcla de huevos a la mezcla de cebolleta y añade suavemente el salmón. Formar la mezcla de salmón en 8 pasteles y refrigerar durante unos 30 minutos. Vierta el aceite de oliva restante en una sartén grande a fuego medio-bajo y añada pasteles de salmón refrigerados.
- Saltee lentamente los pasteles durante unos 2-3 minutos por cada lado hasta que se calienten. Mezcle la crema agria y el eneldo y sirva cada pastel de salmón adornado con una cucharada de crema agria y salsa de eneldo, si lo desea.

Datos nutricionales

Aprox. 251 calorías por porción, 24g de proteína, 15g de grasa total, 3g de grasa saturada, 0 grasas trans, 3g de carbohidratos, 134mg de colesterol, 397mg de sodio, <0.5g de fibra

151. PARGO ROJO INCRUSTADO CON SALSA DE ENELDO

TIEMPO DE PREPARACIÓN: 10 MINUTOS. HACE 4 PORCIONES

Ingredientes

- 4 (5-6 onzas) filetes de pargo rojo
- Aceite de oliva en aerosol de cocina
- 4 cucharadas de jugo de limón fresco
- Pimienta recién molida a gusto
- 4 cucharadas de mostaza marrón picante preparada
- 2 tomates ciruela, sin semillas y picados
- ½ pimiento verde mediano, finamente picado
- 2 dientes de ajo fresco, picado
- 2 cucharadas de perejil recién picado
- ½ taza de migajas de pan sin relleno
- 2 cucharadas de aceite de canola/aceite de oliva derretido sin grasas trans

Para la salsa de eneldo:

- 2 cucharadas de aceite de oliva extra virgen
- 2 cucharadas de chalotas picadas
- 1 cucharada de ajo fresco picado
- 2 onzas de vino blanco seco (no vino de cocina)
- 2 cucharadas de queso crema ligero
- 2 cucharadas de queso crema sin grasa
- 3 cucharadas de aceite de colza/aceite de oliva sin grasas trans
- 4 cucharadas de eneldo recién picado
- Sal al gusto (opcional)
- Un generoso chorro de pimienta blanca

Instrucciones de preparación

- Enjuague los filetes bajo agua fría y séquelos con toallas de papel. Coloca los filetes en una bandeja de hornear antiadherente ligeramente cubierta con aceite de cocina en aerosol. Rocíe jugo de limón sobre los filetes y sazone con pimienta al gusto. Esparce una cucharada de mostaza en cada filete.
- Combine los tomates, el pimiento verde, el ajo, el perejil y el pan rallado; revuelva para mezclar bien. Cubrir cada filete con la mezcla de migas de pan vegetal y rociar la parte superior de la mezcla con aceite de canola/aceite de oliva derretido.
- Hornee durante unos 15 minutos a 350 grados F o hasta que los filetes se desmenuzen fácilmente y la cobertura sea ligeramente dorada y crujiente.

Salsa de eneldo:

- Caliente el aceite de oliva en una sartén antiadherente a fuego medio y saltee los chalotes y el ajo hasta que estén suaves. Añade el vino y cocina a fuego lento, revolviendo a menudo hasta que la mezcla se vuelva ligeramente almibarada.
- Lentamente agregue los quesos de crema y el aceite de canola y oliva, revolviendo constantemente hasta que se derrita. Añade el eneldo, la sal y la pimienta blanca.
- Reduzca el calor a muy bajo para mantenerlo hasta que esté listo para servir. Llovizna salsa sobre y alrededor de los lados de los filetes.

Datos nutricionales

Aproximadamente 288 calorías por porción sin salsa, 37g de proteína, 8g de grasa total, 2g de grasa saturada, 0 grasas trans, 13g de carbohidratos, 60mg de colesterol, 446mg de sodio, 1g de fibra. Aprox. 359 calorías por porción con salsa, 38g de proteína, 15.5g de grasa total, 3.5g de grasa saturada, 0 de grasas trans, 13.5g de carbohidratos, 63mg de colesterol, 523.5mg de sodio, 0 de fibra

152. VIEIRAS CON INCRUSTACIONES DE RÁBANO NARANJA

TIEMPO DE PREPARACIÓN: 10 MINUTOS. HACE 4 PORCIONES

Ingredientes

Aceite de oliva en aerosol de cocina

- 1½ libras de vieiras de mar
- ⅓ taza de migas de pan seco
- 2 cucharadas preparadas de rábano picante fresco
- 2 cucharadas de cáscara de naranja recién rallada
- 1 cucharada de aceite de oliva extra virgen
- Hojas de rúcula para adornar (opcional)

Instrucciones de preparación

- Rocíe ligeramente el interior de una cazuela de horno poco profunda con aceite de cocina. Ponga las vieiras en la cacerola en una sola capa. En un procesador de alimentos, combine pan rallado, rábano picante, cáscara de naranja y aceite de oliva.
- Pulsa los ingredientes a baja velocidad para formar una pasta espesa. Esparcir la mezcla sobre la parte superior de las vieiras y hornear en un horno a 350 grados hasta que las vieiras estén opacas y la parte superior tenga un color marrón dorado crujiente (unos 12-15 minutos). Divídanse en 4 porciones y sírvanlas calientes en una cama de hojas de rúcula, si lo desean.

Datos nutricionales

Aproximadamente 180 calorías por porción (unas 8 vieiras), 28g de proteína, 5g de grasa total, <0.5g de grasa saturada, 0 grasas trans, 7g de carbohidratos, 50mg de colesterol, 406mg de sodio, <0.5g de fibra

153. CANGREJO DUNGENESS AL VAPOR

TIEMPO DE PREPARACIÓN: 10 MINUTOS. HACE 2 PORCIONES

Ingredientes

- 4 grupos de patas de cangrejo entero (alrededor de 1½ libras por grupo, frescas o congeladas), garras grandes, agrietadas
- 4 dientes grandes de ajo fresco, cortados por la mitad
- Escaso rociado de sal de ajo (opcional)
- Agua, suficiente para casi cubrir los grupos
- 4 gajos de limón
- Aceite de colza/aceite de oliva fundido sin grasas trans para sumergir (opcional)

Instrucciones de preparación

- Coloque los racimos en una gran bandeja de aluminio (del tamaño de un pavo) para hornear. Añada ajo y sal de ajo al gusto, si lo desea. Cubra los grupos con agua y cubra bien la sartén con papel de aluminio. Hornee cubierto a 450 grados hasta que el agua empiece a vaporizar.
- Deje que se cocine al vapor durante unos 5 minutos, reduzca el calor a 250 grados F, y permita que los grupos se bañen en agua sazonada unos 15-20 minutos más. Sacar del horno, servir caliente con gajos de limón y aceite de canola/aceite de oliva derretido, si se desea.

Datos nutricionales

Aprox. 280 calorías por porción, 3g de proteína, 3g de grasa total, <0.5g de grasa saturada, 0 grasa trans, 2g de carbohidratos, 194mg de colesterol, 962mg de sodio, 0 fibra

154. TRUCHA ARCO IRIS ENTERA A LA PARRILLA CON SALSA DE CEBOLLINO

TIEMPO DE PREPARACIÓN: 10 MINUTOS. HACE 4 PORCIONES

Ingredientes

- 4 truchas enteras deshuesadas con la piel intacta, limpias y vestidas.
- Polvo de ajo a gusto
- Pimienta recién molida a gusto
- Sal marina a gusto (opcional)
- Aceite de oliva en aerosol de cocina
- ⅓ taza de crema agria ligera
- ½ cucharada de agua
- 4 cucharaditas de jugo de lima
- ⅛ cucharadita de sal (opcional)
- ⅛ cucharadita de pimienta blanca
- 3 cucharadas de cebollino recién picado
- Espinacas frescas, salteadas (opcional)

Instrucciones de preparación

- Encienda la parrilla exterior a la altura y cierre la tapa de la parrilla. Enjuague la trucha bajo agua fría y séquela con toallas de papel. Sazone la trucha con ajo en polvo, pimienta y sal, si lo desea. Rocíe una sartén de hierro fundido con aceite de cocina y coloque la sartén en la parrilla.
- Cuando la sartén esté caliente, añade pescado. Dale la vuelta a la trucha una vez para que se dore por ambos lados y cocínala hasta que la carne se desmenuce fácilmente. Mientras el pescado se dora, combine la crema agria, el agua y el jugo de limón en una pequeña cacerola. Caliente a fuego lento, revolviendo constantemente, hasta que se mezcle, luego agregue sal, pimienta y cebollino.
- Retire la salsa del fuego directo pero manténgala caliente. Cuando la trucha esté lista, coloque cada trucha en un lecho de espinacas salteadas y ponga con una cuchara ⅛ una taza de mezcla de cebolleta sobre cada trucha. Sirva inmediatamente, mientras esté caliente.

Datos nutricionales

Aprox. 309 calorías por porción, 50g de proteína, 10g de grasa total, 3.6g de grasa saturada, 0 de grasas trans, 2g de carbohidratos, 138mg de colesterol, 239mg de sodio, 0 de fibra

155. FILETES DE ATÚN ENNEGRECIDOS CON SALSA DE MOSTAZA Y JENGIBRE

TIEMPO DE PREPARACIÓN: 10 MINUTOS. HACE 4 PORCIONES

Ingredientes

- ½ taza de jugo de naranja ligero
- 4 dientes de ajo fresco, picado
- 1 cucharadita de jengibre finamente rallado
- 3 cucharadas de salsa de soja baja en sodio
- 2 cucharadas de jerez
- 1 cucharada de mostaza de Dijon
- 1 cucharada de miel
- 4 (6 onzas) filetes de atún, aproximadamente 1½ pulgadas de grosor
- 1 limón, cortado en cuartos, para adornar

Instrucciones de preparación

- En un pequeño tazón combina jugo de naranja, ajo, jengibre, salsa de soja, jerez, mostaza y miel. Bata durante aproximadamente 1 minuto para mezclar el adobo, luego reserve y refrigere ⅛ taza de adobo para untar los filetes de atún durante la cocción.

- Enjuague el pescado bajo agua fría y séquelo con toallas de papel. Coloque el pescado en una sola capa en un recipiente y vierta el resto del adobo sobre el pescado. Ponga una tapa bien ajustada en el recipiente y déle la vuelta varias veces para permitir que el escabeche cubra todos los lados del pescado.
- Refrigerar el pescado en escabeche durante 1 ó 2 horas, si es posible, o durante al menos 30 minutos. Cuando el pescado se haya marinado lo suficiente, encienda la parrilla exterior a la altura y cierre la tapa de la parrilla. Rocíe una sartén de hierro fundido con aceite de cocina y coloque la sartén en la parrilla. Cuando la sartén esté muy caliente, saque el pescado del recipiente de escabeche y colóquelo en la sartén caliente. Endurecer el pescado en un lado antes de darse la vuelta.
- Antes de dar la vuelta, cepilla generosamente las tapas de los peces con la mitad del adobo reservado. Dale la vuelta al pescado para ennegrecer el otro lado y cepilla el lado ennegrecido con el resto del adobo reservado. Centros de pruebas y flaqueza para la colocación deseada. Retire del fuego, adorne con gajos de limón y sirva inmediatamente.

Datos nutricionales

Aprox. 205 calorías por porción, 35g de proteína, 6g de grasa total, 1g de grasa saturada, 0 grasas trans, 0 carbohidratos, 96mg de colesterol, 100mg de sodio, 0 fibra

156. PECHUGAS DE POLLO RELLENAS DE SÉSAMO

TIEMPO DE PREPARACIÓN: 10 MINUTOS. HACE 4 PORCIONES

Ingredientes

- *4 pechugas de pollo sin piel y sin hueso*
- *Sal y pimienta recién molida a gusto*
- *½ pimiento rojo, en rodajas finas y sin semillas*
- *½ pimiento verde, en rodajas finas y sin semillas*
- *Aceite de oliva extra virgen*
- *4 ramitas de estragón fresco*
- *4 cucharadas de jugo de lima*
- *4 ramitas de estragón fresco*
- *¼ pimiento rojo pequeño finamente picado*
- *¼ taza de semillas de sésamo*

Instrucciones de preparación

- Enjuague las pechugas de pollo en agua fría y séquelas con una toalla fría.
- Partir un lado de la pechuga de pollo para abrir un bolsillo y luego sazonar el interior con estragón de pimienta y sal.
- Añade rebanadas de pimienta roja y verde en cada pechuga y luego usa un palillo para asegurar el bolsillo.
- Combine el pimiento y el jugo de limón y déjelo a un lado. Espolvorea cada pecho con una gran cantidad de semillas de sésamo y coloca los pechos en una capa de hoja para hornear - no pegajosa.
- Rocíe la parte superior de la pechuga con la mezcla de chile y lima y hornee durante 30 minutos a 400 grados.
- Ponga el horno a asar y rocíe aceite ligeramente sobre la parte superior de cada pechuga.
- Ponga su bandeja de hornear bajo el asador y ase la pechuga de pollo hasta que se dore.
- Servir adornado con estragón fresco.

Datos nutricionales

Aprox. 237 calorías por porción, 37g de proteína, 8g de grasa total, 1g de grasa saturada, 0 grasas trans, 4g de carbohidratos, 96mg de colesterol, 85mg de sodio, 1g de fibra

157. FILETES DE PECHUGA DE POLLO CON MANGO A LA PARRILLA

TIEMPO DE PREPARACIÓN: 10 MINUTOS. HACE 4 PORCIONES

Ingredientes

- 4 filetes de pechuga de pollo sin piel y sin hueso.
- Sal y pimienta recién molida a gusto
- 4 grandes hojas de laurel, desmenuzadas
- 2 cucharaditas de ajo fresco finamente picado
- 6 grandes aceitunas negras sin hueso, cortadas por la mitad
- 3 cucharadas de crema de jerez seco
- 1 cucharada de aceite de oliva extra virgen
- 2 mangos maduros pero firmes, pelados y cortados en trozos.

Instrucciones de preparación

- Enjuague los filetes bajo agua fría y séquelos con toallas de papel. Coloca los filetes en una sola capa en una bandeja de hornear poco profunda. Espolvorea la parte superior de los filetes con sal y pimienta, como se desee. Esparce hojas de laurel, ajo y aceitunas desmoronadas sobre los filetes.
- En un pequeño tazón combine el jerez y el aceite de oliva. Bátalo para mezclar y llovizna sobre los filetes. Esparce cuñas de mango sobre y alrededor de los filetes. Ponga la fuente de horno en el horno y hornee a 350 grados F durante unos 8-10 minutos o hasta que los jugos se aclaren cuando los filetes se perforen con un tenedor. Ponga el horno a asar.
- Pasa la bandeja de hornear a la rejilla superior a unas 4 pulgadas bajo el calor y asa la parte superior de los filetes hasta que estén ligeramente dorados. Servir caliente, rociado con los jugos de la fuente de hornear y cubierto con trozos de mangos.

Datos nutricionales

Aprox. 297 calorías por porción, 36g de proteína, 8g de grasa total, 1g de grasa saturada, 0 grasas trans, 18g de carbohidratos, 96mg de colesterol, 86mg de sodio, 1g de fibra

158. HAMBURGUESAS DE PAVO A LA PARRILLA

TIEMPO DE PREPARACIÓN: 10 MINUTOS. HACE 4 HAMBURGUESAS

Ingredientes

- 1 libra de pechuga de pavo recién molida
- 2 dientes de ajo fresco, finamente picados
- 3 cebolletas, finamente picadas
- ½ taza de espinacas frescas, picadas
- ½ taza de migas de pan sazonadas a la italiana
- ½ cucharadita de salsa de pimienta roja
- ½ cucharadita de salsa Worcestershire
- 2 panes de pita integral cortados por la mitad con los bolsillos abiertos
- Brotes de alfa, tomate en rodajas, lechuga, mostaza, etc., como se desee, para adornar.

Instrucciones de preparación

- Enciende la parrilla del horno. En un gran tazón, combine el pavo molido, ajo, cebolletas, espinacas, migas de pan, salsa de pimienta picante y salsa Worcestershire.
- Revuelva para mezclar bien y forme 4 hamburguesas de igual tamaño. Coloca las hamburguesas en una bandeja de asar y ponlas en el horno a unas 4 pulgadas debajo de la parrilla. Asar hamburguesas a la parrilla de cada lado durante unos 6 minutos, girando sólo una vez.
- Cocina hasta que los centros ya no sean rosados. Quítalo del horno. Ponga cada hamburguesa dentro de un bolsillo de pita y adorne como desee.

Datos nutricionales

Aproximadamente 219 calorías por hamburguesa, 22g de proteína, 9g de grasa total, 3g de grasa saturada, 0 grasas trans, 10g de carbohidratos, 84mg de colesterol, 229mg de sodio, <1g de fibra

159. PENNE DE TRIGO ENTERO CON CAMARONES Y BRÓCOLI

TIEMPO DE PREPARACIÓN: 10 MINUTOS. HACE 4 PORCIONES

Ingredientes

- 8 onzas de penne de trigo entero
- ⅓ taza de caldo de pollo enlatado bajo en sodio y sin grasa
- 4 dientes de ajo fresco, finamente picados
- ½ libra de flores de brócoli, cortadas en flores más pequeñas
- ½ pimiento verde, cortado en cubos
- ½ pimiento rojo, cortado en cubos
- ¼ taza de cebolletas picadas, partes blancas y verdes
- ¼ cucharadita de copos de pimiento rojo picante triturados
- 16 onzas de camarones bebé precocidos
- ½ taza de salsa de tomate para pasta simple o salsa de tomate para pasta fresca del mercado
- ½ taza de albahaca fresca picada
- Sal y pimienta recién molida a gusto
- Queso parmesano rallado para adornar (opcional)

Instrucciones de preparación

- Poner el agua a hervir, añadir la pasta y cocinarla hasta que esté *al dente*. Retire del fuego, escurra la pasta y vuelva a la olla, rociando con una escasa cantidad de aceite de oliva para evitar que la pasta se pegue. Aparta. Mientras se cocina la pasta, calienta el caldo de pollo en una sartén grande y añade ajo, brócoli, pimientos verdes y rojos y cebolletas.
- Cubre y cocina las verduras a fuego medio-bajo hasta que estén crujientes y tiernas. Reduzca el fuego a bajo y añada las hojuelas de pimiento picante y los camarones; revuelva para incorporarlas a las verduras y cocine durante unos 2-3 minutos.
- Añade la salsa para pastas y cocínala durante 2 o 3 minutos más, revolviendo para que se mezcle bien. Añade el penne y la albahaca a la salsa y sazona con sal y pimienta al gusto. Echa a cubrir la pasta con salsa. Servir con un poco de queso parmesano rallado, si se desea.

Datos nutricionales

Aprox. 315 calorías por porción, 28g de proteína, 3g de grasa total, 0.5g de grasa saturada, 0 de grasas trans, 42g de carbohidratos, 75mg de colesterol, 605mg de sodio, 5g de fibra

160. PLATIJA AL HORNO CON ALCAPARRAS Y CAMARONES BEBÉS

TIEMPO DE PREPARACIÓN: 10 MINUTOS. HACE 4 PORCIONES

Ingredientes

- Aceite de oliva en aerosol de cocina
- 8 filetes de lenguado (4 onzas)
- Escasa cantidad de orégano seco
- Escasa cantidad de albahaca seca
- Sal y pimienta recién molida a gusto
- 20-24 tomates cherry, reducidos a la mitad
- 4 cucharaditas de alcaparras pequeñas, enjuagadas y escurridas
- 1 taza de camarones bebés precocidos (descongelados y bien escurridos)
- 6 cucharadas de queso parmesano recién rallado

- *Escasa cantidad de aceite de oliva extra virgen para lloviznar*
- *1 limón, cortado en 4 trozos para adornar*

Instrucciones de preparación

- Rociar ligeramente una bandeja de horno poco profunda con aceite de cocina. Enjuague los filetes bajo agua fría y séquelos con palmaditas. Coloca los filetes en una sola capa en el molde de hornear y añade orégano, albahaca y sal y pimienta al gusto. Esparce tomates, alcaparras y camarones sobre los filetes. Hornee durante unos 8-10 minutos a 400 grados F.
- Retire del horno y gire el horno para asar. Cubrir el pescado con queso parmesano, rociar con aceite de oliva sobre el pescado, y volver al horno a unos 5 centímetros bajo la parrilla. Asar a la parrilla durante 15-20 segundos o hasta que el queso se dore ligeramente. Saque del horno y sirva inmediatamente, adornado con gajos de limón.

Datos nutricionales

Aproximadamente 272 calorías por porción, 53g de proteína, 5g de grasa total, 2g de grasa saturada, 0 grasa trans, <0.3g de carbohidratos, 140mg de colesterol, 565mg de sodio, 0 fibra

161. TILAPIA A LA PARRILLA

TIEMPO DE PREPARACIÓN: 10 MINUTOS. HACE 4 PORCIONES

Ingredientes

- *8 filetes de tilapia (4-5 onzas)*
- *Sal y pimienta recién molida a gusto*
- *Salsa de pimiento rojo picante a gusto*
- *Jugo de un limón fresco*
- *Aceite de oliva extra virgen en spray para cocinar*
- *Espinacas frescas crudas para adornar*

Instrucciones de preparación

- Enjuague los filetes bajo agua fría y séquelos con toallas de papel. Coloca los filetes en un plato grande en una sola capa, añade sal y pimienta al gusto. Rocíe los filetes con salsa de pimienta picante y jugo de limón fresco. Refrigerar los filetes durante al menos 30 minutos.
- Enciende la parrilla exterior y ponla a alta temperatura. Rocíe ligeramente una sartén de hierro fundido o una plancha para asar con aceite de oliva en aerosol, colóquela en la parrilla y cierre la parte superior de la misma. Deje que la parrilla y la sartén alcancen los 350-450 grados F.
- Cuando la sartén esté lo suficientemente caliente, coloque los filetes en la sartén, con el lado sazonado hacia abajo, y cierre la tapa de la parrilla. Deje que los filetes se asen durante unos 4-5 minutos y luego dé la vuelta a los filetes y deje que el otro lado se asen otros 4-5 minutos o hasta que el pescado se vuelva blanco opaco. Quitar de la parrilla y servir caliente sobre una cama de espinacas frescas.

Datos nutricionales

Aprox. 200 calorías por 2 filetes, 42g de proteína, 5g de grasa total, 1g de grasa saturada, 0 grasa trans, 2g de carbohidratos, 110mg de colesterol, 120mg de sodio, 0 fibra

162. CHULETAS DE CORDERO CON AJO A LA PARRILLA

TIEMPO DE PREPARACIÓN: 10 MINUTOS. HACE 4 PORCIONES

Ingredientes

- *8 (4-5 onzas) chuletas de cordero*
- *4 dientes de ajo fresco, finamente picados*
- *½ cucharada de romero seco*
- *Sal de ajo a gusto, si se desea*
- *3 cucharadas de mostaza de Dijon*
- *Jugo de 1 limón*
- *1 cucharada de miel*
- *2 cucharadas de aceite de oliva extra virgen*
- *¼ cucharadita de vinagre de vino tinto*
- *Pimienta recién molida a gusto*
- *Hojas de menta fresca para adornar*

Instrucciones de preparación

- Ponga el horno a asar. Enjuague las chuletas bajo agua fría y séquelas con toallas de papel. Colóquelas en una sola capa en una bandeja de asar; déjelas a un lado. Combina el ajo y el romero en un pequeño tazón y mézclalo.
- Frota vigorosamente la mezcla de ajo y romero en ambos lados de las chuletas, espolvorea con sal de ajo, si lo deseas, y coloca las chuletas a unas 4 pulgadas debajo de la parrilla. Asar a la parrilla hasta que esté listo. Mientras se asan las chuletas, mezclar la mostaza, el jugo de limón, la miel, el aceite de oliva, el vinagre y la pimienta a gusto, y mezclar bien para incorporar los ingredientes.
- Saque las chuletas del horno y coloque 2 chuletas en cada plato de servir. Ponga la mezcla de mostaza sobre las chuletas, adorne cada porción con una hoja de menta y sirva inmediatamente.

Datos nutricionales

Aprox. 574 calorías por porción (2 chuletas), 68g de proteína, 24g de grasa total, 9g de grasa saturada, 0 de grasas trans, 6g de carbohidratos, 216mg de colesterol, 192mg de sodio, 0 de fibra

163. SALSA DE TOMATE Y ANCHOAS CON PASTA

TIEMPO DE PREPARACIÓN: 10 MINUTOS. HACE 6-8 PORCIONES

Ingredientes

- *4 dientes de ajo fresco, finamente picados*
- *3 cucharadas de aceite de oliva extra virgen*
- *10 filetes de anchoa en aceite de oliva*
- *1 cucharada de perejil fresco finamente picado*
- *1 libra de tomates frescos, pelados y picados*
- *Sal y pimienta recién molida a gusto*
- *Una libra de pasta integral*
- *¼ taza de migajas de pan sin relleno*
- *¼ taza de queso Romano rallado*
- *Ramitas de perejil fresco para adornar*

Instrucciones de preparación

- En una sartén grande a fuego medio-alto, saltee el ajo en aceite de oliva hasta que se dore. Añade los filetes de anchoa y el aceite de las anchoas. Desmenuzar los filetes en trozos finos para disolverlos en aceite.
- Añade el perejil, los tomates y la sal y la pimienta a la mezcla de las anchoas y déjalo hervir a fuego lento durante unos 20-25 minutos. En agua hirviendo, cocine la pasta a su gusto y escúrrala bien.

- Mezcle ligeramente la pasta con la salsa y colóquela en un plato. En un tazón separado mezclar el pan rallado y el queso romano. Cubrir la pasta con la mezcla de queso, adornarla con ramitas de perejil y servirla caliente.

Datos nutricionales

Aproximadamente 282 calorías por porción, 9g de proteína, 7g de grasa total, 2g de grasa saturada, 0 grasas trans, 45g de carbohidratos, 9mg de colesterol, 350mg de sodio, 6g de fibra.

164. MEJILLONES AL VAPOR CON AJO Y VERMÚ SECO

TIEMPO DE PREPARACIÓN: 10 MINUTOS. HACE 2 PORCIONES

Ingredientes

- *2 libras de mejillones frescos, fregados y desbarbados (descarte los mejillones abiertos)*
- *1 cucharada de aceite de oliva extra virgen*
- *3 dientes de ajo fresco, picado*
- *1 chalota mediana, picada*
- *1½ tazas de vermut seco*
- *1 taza de caldo de pollo enlatado bajo en sodio y sin grasa.*
- *Sal y pimienta recién molida a gusto*
- *1 cucharada de jugo de limón fresco*
- *Aceite de colza/aceite de oliva derretido sin grasas trans (opcional)*
- *Gajos de limón para adornar*

Instrucciones de preparación

- Mantenga los mejillones limpios sumergidos en agua fría hasta que estén listos para el vapor. En una sartén grande, calentar el aceite de oliva y saltear el ajo y el chalote hasta que estén tiernos, pero no dorados.
- Añade el vermut y el caldo de pollo a la sartén y revuelve para que se mezcle bien con la mezcla de ajo. Con una cuchara ranurada, saque los mejillones del agua y añádalos a la mezcla de vermú. Añada sal y pimienta al gusto, si lo desea. Cubrir la sartén y aumentar el calor a medio-alto; cocer los mejillones al vapor hasta que todos se hayan abierto, unos 10 minutos.
- Reduzca el calor a muy bajo para mantener los mejillones calientes hasta que estén listos para servir, desechando los mejillones que no se hayan abierto. Para servir, retire los mejillones de la sartén con una cuchara ranurada a tazones de servicio individuales. Rocíe los mejillones con jugo de limón y aceite de canola/aceite de oliva derretido, si lo desea. Adorne con gajos de limón y sirva mientras esté caliente.

Datos nutricionales

Aprox. 390 calorías por porción (aproximadamente 20-30 mejillones), 54g de proteína, 10g de grasa total, 2g de grasa saturada, 0 grasas trans, 17g de carbohidratos, 127mg de colesterol, 1296mg de sodio, 0 fibra

165. LASAÑA SIN CARNE

TIEMPO DE PREPARACIÓN: 10 MINUTOS. HACE 6-8 PORCIONES

Ingredientes

- *Fideos de lasaña de grano entero de 1 libra*
- *3 tazas de champiñones blancos en rodajas (una caja de 10 onzas)*
- *2½ cucharadas de orégano fresco picado*
- *2½ cucharaditas de aceite de oliva extra virgen*

- *2 tomates grandes (alrededor de 1½ libras)*
- *10 grandes aceitunas negras sin hueso, picadas en trozos grandes*
- *6 dientes de ajo fresco, picado*
- *Sal y pimienta recién molida a gusto*
- *2 tazas de queso ricotta parcialmente descremado*
- *1 onza de queso Romano rallado*
- *Albahaca fresca picada para adornar*

Instrucciones de preparación

- Cocine la pasta según las instrucciones del paquete. Mientras tanto, en una gran sartén a fuego medio-alto, combina los champiñones, el orégano y el aceite de oliva. Saltear hasta que los hongos estén tiernos; reservar.
- En un procesador de alimentos o una licuadora, procesa los tomates hasta que estén finamente picados. Añada los tomates y sus jugos, las aceitunas, el ajo y la sal y la pimienta a la mezcla de champiñones y cuézalo a fuego lento cubierto durante unos 10 minutos. Escurrir la pasta. En una gran cacerola para horno, se extiende una fina capa de mezcla de tomate y champiñones, una capa de fideos, una capa de queso ricotta, seguida de otra capa de mezcla de tomate y champiñones, etc., hasta que se utilicen todos los ingredientes.
- Termina con queso ricotta. Cubra la última capa de queso ricotta con queso romano rallado, seguido de albahaca picada para adornar. Ponga la lasaña en el horno y hornéela durante unos 15-20 minutos o hasta que se caliente. Sacar del horno y servir mientras esté caliente.

Datos nutricionales

Aprox. 318 calorías por porción, 9g de proteína, 1g de grasa total, <0.5g de grasa saturada, 0 grasa trans, 40g de carbohidratos, 0 colesterol, 10mg de sodio, 7g de fibra

166. HAMBURGUESAS DE MARISCOS CON FRIJOLES NEGROS

TIEMPO DE PREPARACIÓN: 10 MINUTOS. HACE 6 HAMBURGUESAS

Ingredientes

- *1 taza de bulgur*
- *1 taza de agua caliente*
- *1 cucharada de aceite de oliva extra virgen*
- *2 cucharadas de ajo recién picado*
- *2 cucharadas de cebolla blanca recién picada*
- *Una pizca de pimienta mezclada molida*
- *1 taza de vieiras de laurel frescas*
- *1 taza de camarones bebé precocidos*
- *1 lata de almejas picadas, bien escurridas*
- *3 cucharadas de tomates de ciruela picados y sin semillas.*
- *¼ pimiento picante pequeño, finamente picado (opcional)*
- *1 taza de frijoles negros en lata, bien escurridos*
- *½ sustituto de la taza de huevo*
- *Aceite de oliva en aerosol de cocina*
- *Salsa picante (opcional)*
- *Sal y pimienta recién molida a gusto*
- *Hojas de lechuga y rodajas de tomate para adornar*

Instrucciones de preparación

- Ponga el bulgur en un recipiente, añada agua caliente y cúbralo, déjelo a un lado hasta que el agua se haya absorbido (unos 10 minutos). Calentar el aceite de oliva en una sartén grande, añadir el ajo y la cebolla y saltear durante unos 2-3 minutos. Añade una pizca de pimienta mezclada.
- Añada las vieiras y saltéelas hasta que estén opacas de color. Añada los camarones, las almejas, los tomates, el pimiento picante y los frijoles; reduce el fuego para que hierva a fuego lento, revuelva para mezclar los sabores y cocina por otros 3-4 minutos. Retire del calor y drene el exceso de líquido.

Transfiera la mezcla de frijoles a un tazón grande, añada el bulgur y los huevos, y revuelva para mezclar los ingredientes.
- Rocíe ligeramente una bandeja de horno con spray de cocina. Dividir la mezcla de frijoles en 6 porciones y formar en hamburguesas. La mezcla se sentirá suelta pero se unirá mientras se hornea.
- Coloca las hamburguesas en una bandeja de hornear, espolvorea con salsa picante, sal y pimienta al gusto, y ponlas en un horno a 400 grados para que se horneen durante unos 10-15 minutos. Ponga el horno a asar y dore ligeramente la parte superior de las hamburguesas. Sacar del horno y servir con hojas de lechuga y rodajas de tomate.

Datos nutricionales

Aproximadamente 196 calorías por hamburguesa, 17g de proteína, 4g de grasa total, <0.5g de grasa saturada, 0 grasas trans, 27g de carbohidratos, 32mg de colesterol, 317mg de sodio, 3g de fibra

167. HAMBURGUESAS DE PAVO

TIEMPO DE PREPARACIÓN: 10 MINUTOS. HACE 4 HAMBURGUESAS

Ingredientes

- *1 libra de pechuga de pavo recién molida*
- *4 dientes de ajo fresco, picado*
- *¼ taza de sustituto de huevo o 1 huevo entero*
- *1 lata (14 onzas) de tomates pequeños cortados en cubos con pimientos jalapeños, bien drenada*
- *¼ taza de migajas de pan sin relleno*
- *Sal y pimienta recién molida a gusto*

Instrucciones de preparación

- Precalentar el horno para asar. En un gran tazón para mezclar, combine el pavo, el ajo, el huevo, los tomates bien escurridos (ponga los tomates en un colador y presione sobre ellos con una cuchara pesada para escurrir todo el líquido posible), el pan rallado y la sal y la pimienta.
- Mezcla bien los ingredientes y forma 4 hamburguesas. Coloca las hamburguesas en una bandeja de hornear a unos 5 cm. por debajo de la parrilla. Asar a la parrilla cada lado 3-4 minutos o hasta que la parte superior esté crujiente y los jugos se despejen cuando se perfore con un tenedor.
- Adorne como desee.

Datos nutricionales

Aproximadamente 283 calorías por hamburguesa, 23g de proteína, 17g de grasa total, 5g de grasa saturada, 0 grasa trans, 0 carbohidratos, 85mg de colesterol, 75mg de sodio, 0 fibra

168. FETTUCCINI CON SALMÓN AHUMADO Y PESTO DE ALBAHACA

TIEMPO DE PREPARACIÓN: 10 MINUTOS. HACE 4 PORCIONES

Ingredientes

- *8 onzas de pasta de fettuccine de grano entero*
- *Aceite de oliva extra virgen para rociar*
- *¼ taza de salsa pesto de albahaca fresca o pesto fresco del mercado*
- *10 aceitunas negras sin hueso, cortadas por la mitad*
- *½ cucharadas de alcaparras, bien enjuagadas y drenadas*
- *6 onzas de salmón ahumado (cortado en tiras finas)*

- 1 cucharada de queso Romano recién rallado
- 4 ramitas de hojas de albahaca fresca para adornar

Instrucciones de preparación

- Poner el agua a hervir, añadir la pasta y cocinarla hasta que esté *al dente*. Retire del fuego, escurra la pasta y vuelva a la olla, rociando con una escasa cantidad de aceite de oliva para evitar que la pasta se pegue. Aparta. Mientras tanto, calentar la salsa pesto en una cacerola a fuego lento, añadir aceitunas y alcaparras, retirar del fuego y añadir el salmón. En un gran tazón, mezclar la pasta con la mezcla de salmón.
- Dividir en 4 porciones y servir cada una con ¼ cucharada de queso Romano, adornado con una ramita de albahaca fresca.

Datos nutricionales

Aproximadamente 323 calorías por porción, 15g de proteína, 10g de grasa total, 2g de grasa saturada, 0 grasas trans, 44g de carbohidratos, 14mg de colesterol, 540mg de sodio, <1g de fibra

169. FILETES DE FLETÁN A LA PARRILLA CON PESTO DE TOMATE

TIEMPO DE PREPARACIÓN: 10 MINUTOS. HACE 4 PORCIONES

Ingredientes

- 4 filetes de fletán de 6 onzas
- Aceite de oliva en aerosol de cocina
- Sal y pimienta recién molida a gusto
- 4 cucharadas de pesto de tomate fresco del mercado
- 4 gajos de limón para adornar

Instrucciones de preparación

- Precalentar el horno para asar. Enjuague los filetes bajo agua fría y séquelos con toallas de papel. Rocíe ligeramente una sartén con spray de cocina y coloque los filetes en la sartén. Sazone los filetes con sal y pimienta a gusto y coloque la sartén debajo de la parrilla a unas 4 pulgadas del fuego. Cocina 4-5 minutos por cada lado o hasta que los filetes sean de color opaco.
- Calentar el pesto en una pequeña cacerola a fuego lento, revolviendo constantemente. Coloca los filetes en platos individuales y cubre cada filete con una cucharada de pesto. Adorna con una rodaja de limón.

Datos nutricionales

Aproximadamente 261 calorías por porción, 46g de proteína, 6g de grasa total, <1g de grasa saturada, 0 grasa trans, 2g de carbohidratos, 69mg de colesterol, 275mg de sodio, 0 fibra

170. BACALAO EN SALSA DE PESTO CON TOMATES SECOS

TIEMPO DE PREPARACIÓN: 10 MINUTOS. HACE 4 PORCIONES

Ingredientes

- 4 tomates medianos, picados
- 4 dientes de ajo fresco, picado
- ¼ taza de pesto de tomates frescos al sol del mercado
- 1 cucharada de Sambuca
- 2 cucharadas de tomates secos picados, escurridos.
- 1 cucharadita de alcaparras, escurridas y bien enjuagadas
- 10 aceitunas Kalamata, deshuesadas y cortadas por la mitad

- 4 filetes (6 onzas) de bacalao
- ⅔ taza de vermut seco
- 1 hoja de laurel
- ¼ cucharadita de granos de pimienta
- Sal y pimienta recién molida a gusto
- 4 gajos de limón para adornar
- 4 ramitas de perejil fresco para adornar

Instrucciones de preparación

- En una sartén grande y pesada, añada tomates, ajo, pesto, sambuca, tomates secos, alcaparras y aceitunas. Cocina la mezcla a fuego medio-bajo. Revuelva a menudo para casar los sabores. Reduzca el calor a bajo para mantener la salsa caliente. En una sartén aparte, añada bacalao, vermú, laurel, granos de pimienta, y sal y pimienta al gusto.
- Deje que hierva y reduzca el fuego para que hierva a fuego lento; cubra y hierva a fuego lento durante 10-12 minutos o hasta que el pescado tenga un color opaco y se desmenuce fácilmente. Mientras tanto, calienta un plato en el horno a 175 grados F. Cuando el pescado esté listo, pasa al plato caliente y vuelve al horno para mantenerlo caliente.
- Escurrir el líquido de la sartén de pescado a través de un colador, añadir el líquido colado a la salsa de pesto de tomate, y cocer a fuego lento durante 2-3 minutos. Saque el pescado del horno y vierta la salsa sobre el pescado; adorne con gajos de limón y ramitas de perejil. Sirva inmediatamente.

Datos nutricionales

Aproximadamente 214 calorías por porción, 39g de proteína, 3.8g de grasa total, 0.3g de grasa saturada, 0 grasa trans, 10g de carbohidratos, 54mg de colesterol, 441mg de sodio, 2g de fibra

171. TRUCHA ALMANDINA

TIEMPO DE PREPARACIÓN: 10 MINUTOS. HACE 4 PORCIONES

Ingredientes

- 4 filetes de trucha (4 onzas)
- 1½ cucharadas de aceite de canola/aceite de oliva sin grasas, derretido
- 3 cucharadas de jugo de limón fresco
- ½ cucharadita de tomillo seco
- 1 cucharada de cebolla blanca finamente picada
- Sal al gusto
- Pimentón para espolvorear
- 3 cucharadas de perejil fresco finamente picado
- ¼ taza de almendras crudas en rodajas
- Aceite de canola en aerosol
- 4 gajos de limón para adornar

Instrucciones de preparación

- Enjuague los filetes bajo agua fría y séquelos con toallas de papel. Combine el aceite de canola/aceite de oliva derretido, el jugo de limón, el tomillo, la cebolla y la sal en un pequeño tazón para mezclar y bata para mezclar los sabores. Coloca los filetes en una sola capa en una cazuela de horno y vierte la mezcla sobre el pescado.
- Deje que la mezcla llegue también debajo de los filetes. Cubre cada filete con pimentón y perejil. Hornee a 375 grados F durante 12-15 minutos o hasta que el pescado se desmenuce fácilmente y sea de color opaco. Ponga el horno a asar.
- Cubrir el pescado con almendras y rociar con una cantidad escasa de spray de cocina. Coloca los filetes a unos 4 pulgadas debajo de la parrilla y asa los filetes durante 2-3 minutos o hasta que las almendras estén ligeramente tostadas. Retire de la parrilla y sirva inmediatamente con gajos de limón.

Datos nutricionales

Aprox. 184 calorías por porción, 24g de proteína, 10g de grasa total, 1g de grasa saturada, 0 grasas trans, 2g de carbohidratos, 60mg de colesterol, 51mg de sodio, 1g de fibra

172. VIEIRAS A LA PARRILLA CON SALSA DE NARANJA Y JENGIBRE

TIEMPO DE PREPARACIÓN: 10 MINUTOS. HACE 4 PORCIONES

Ingredientes

- Aceite de oliva en aerosol de cocina
- 1½ libras de vieiras de mar
- Sal y pimienta recién molida a gusto
- ¼ de una lima fresca
- Jugo de 3 naranjas frescas
- ¼ taza de mayonesa light
- 2 cucharadas preparadas de rábano picante fresco
- ¼ cucharadita de miel
- ¼ cucharadita de jengibre molido
- 1 cucharada de aceite de oliva extra virgen
- Una generosa pizca de harina para todo uso

Instrucciones de preparación

- Rociar una gran cazuela de horno con spray de cocina. Ponga las vieiras en una sola capa en una cacerola. Espolvorea las vieiras con sal y pimienta al gusto.
- Exprime el jugo de ¼ de una lima fresca sobre las vieiras. Coloca la cacerola a unas 4 pulgadas debajo de la parrilla y asa las vieiras hasta que se opacan; dale la vuelta a las vieiras después de 3 minutos y asa el otro lado hasta que también se opacan de color.
- Sacar del horno, apartar y poner el horno a hornear a 175 grados F. Combinar el jugo de naranja, la mayonesa, el rábano picante, la miel, el jengibre, el aceite de oliva y la sal y la pimienta en una pequeña cacerola.
- Bátalo para mezclarlo a fuego lento a fuego lento. Cuando la salsa empiece a hervir a fuego lento, bátalo en harina. Cocina durante 1-2 minutos, batiendo constantemente hasta que la salsa esté suave.
- Añade la salsa a las vieiras y vuelve a un horno ligeramente caliente de 175 grados F durante 3-4 minutos para permitir que la salsa se espese y casar los sabores con las vieiras. Servir caliente.

Datos nutricionales

Aprox. 210 calorías por porción, 29g de proteína, 6g de grasa total, 0.1g de grasa saturada, 0 grasa trans, 13g de carbohidratos, 57mg de colesterol, 389mg de sodio, 0 fibra

173. HAMBURGUESAS DE CANGREJO

TIEMPO DE PREPARACIÓN: 10 MINUTOS. HACE 4 HAMBURGUESAS

Ingredientes

- 1 libra de carne de cangrejo, bien escurrida
- ¼ taza de apio picado
- 1 cucharada de pimiento verde picado
- 1 cucharada de cebolla blanca picada
- 1 cucharadita de salsa Worcestershire
- 1 cucharadita de salsa de pimiento rojo picante (opcional)
- ½ cucharadita de sal (opcional)
- El condimento Dash of Old Bay
- 1 taza de mayonesa ligera
- ½ taza de queso cheddar rallado
- Escasa cantidad de aceite de canola en aerosol para cocinar
- Gajos de limón para adornar

Instrucciones de preparación

- Mezcle todos los ingredientes en un gran tazón, excepto los trozos de limón. Forme 4 hamburguesas y colóquelas en una hoja de asar ligeramente rociada con aceite de cocina.
- Colóquelo bajo la parrilla y ase por unos 2 minutos o hasta que las hamburguesas estén ligeramente doradas. Adorne con gajos de limón y sirva.

Datos nutricionales

Aproximadamente 375 calorías por hamburguesa, 27g de proteína, 26g de grasa total, 5g de grasa saturada, 0 grasas trans, 5g de carbohidratos, 136mg de colesterol, 875mg de sodio, 0.2g de fibra

174. HAMBURGUESAS DE CERDO MOLIDO A LA PARRILLA

TIEMPO DE PREPARACIÓN: 10 MINUTOS. HACE 4 HAMBURGUESAS

Ingredientes

- Aceite de canola en aerosol
- 1½ libras de carne de cerdo fresca molida sin grasa
- 4 cebolletas, partes blancas y verdes, picadas
- ½ cucharadita de polvo de ajo
- ½ cucharadita de pimentón
- ¼ cucharadita de cayena
- Pimienta recién molida a gusto
- 1 cucharada de alcaparras picadas
- Cebolla cruda y mostaza molida a la piedra para la guarnición (opcional)

Instrucciones de preparación

- Rocíe ligeramente una parrilla con aceite de cocina. Ponga la estufa a fuego alto y precaliente la sartén. Mezcla cerdo, cebollas, especias y alcaparras.
- Dividir en 4 hamburguesas. Cuando la sartén de la parrilla esté muy caliente, coloque las hamburguesas en la sartén, reduzca el calor a medio-alto y ase cada lado durante unos 4-5 minutos o hasta que los jugos salgan claros, volteando las hamburguesas sólo una vez. Cuando esté completamente cocido, sirva adornado con cebolla cruda en rodajas y mostaza molida a la piedra, si lo desea.

Datos nutricionales

Aproximadamente 220 calorías por hamburguesa, 30g de proteína, 11g de grasa total, 4g de grasa saturada, 0 de grasas trans, 0 de carbohidratos, 85mg de colesterol, 148mg de sodio, 0 de fibra

175. MEJILLONES EN SALSA ROJA PICANTE

TIEMPO DE PREPARACIÓN: 10 MINUTOS. HACE 2 PORCIONES

Ingredientes

- 4 dientes de ajo fresco, picado
- 1 cebolla pequeña, picada
- ½ cucharada de aceite de oliva extra virgen
- 1 lata de 28 onzas de tomates sazonados y cortados en cubos, sin escurrir.
- ½ taza de vermut seco u otro vino blanco seco
- 2 cucharadas de caldo de pollo enlatado bajo en sodio y en grasa (opcional)
- 1 cucharadita de orégano seco
- ½ cucharadita de salsa Tabasco, o al gusto
- Sal y pimienta recién molida a gusto
- 1 chalota grande, picada
- 1 taza de agua
- 1 taza de vermú seco

- 40 pequeños mejillones en conchas, restregados y desbarbados (alrededor de 1½-2 libras)
- Pan crujiente (opcional)

Instrucciones de preparación

- En una sartén grande, saltee el ajo y la cebolla en aceite de oliva hasta que estén blandos; no los dore.
- Añade los tomates y el jugo, ½ taza de vermut, caldo de pollo, orégano, Tabasco, y sal y pimienta al gusto. Revolver para mezclar los sabores, llevar a ebullición, tapar, reducir el fuego a bajo y cocinar a fuego lento durante 15-20 minutos, revolviendo de vez en cuando.
- Reduzca el calor a muy bajo para mantener la salsa caliente. En una sartén grande, añada chalota, agua, una taza de vermut y mejillones. Cubrir la sartén y ponerla a hervir. Reduzca el fuego para que hierva a fuego lento y cocine hasta que los mejillones se abran (5-8 minutos). Descarte los mejillones que no se abran. Con una cuchara ranurada, saque los mejillones cocidos de la sartén de vapor y añádalos a la salsa.
- Quitar una taza de caldo de vapor con chalotas incluidas y añadirlo a la salsa y a los mejillones. Revuelva la salsa para mezclarla con el caldo y para cubrir los mejillones con la salsa. Cubre la sartén y deja que la mezcla permanezca a fuego lento para mantenerla caliente otros 5-10 minutos mientras los sabores se casan. Dividir los mejillones y la salsa en 2 porciones y servir caliente con pan crujiente para completar la salsa.

Datos nutricionales

Aprox. 240 calorías por porción, 16g de proteína, 6g de grasa total, 0.7g de grasa saturada, 0 grasa trans, 20g de carbohidratos, 35mg de colesterol, 770mg de sodio, 2g de fibra

176. MEJILLONES AL HORNO O A LA PARRILLA

TIEMPO DE PREPARACIÓN: 10 MINUTOS. HACE 2 PORCIONES

Ingredientes

- 1 chalota grande, picada
- 1 taza de agua
- 1 taza de vermú seco
- 40 pequeños (alrededor de 2 libras) mejillones en conchas, fregados y desbarbados
- Aceite de oliva extra virgen para lloviznar
- 2 dientes de ajo fresco, finamente picados
- 2 cucharadas de perejil fresco picado
- ½ taza de migajas de pan sin relleno
- Sal y pimienta recién molida a gusto
- Gajos de limón para adornar
- Salsa tabasco (opcional)
- Pan crujiente (opcional)

Instrucciones de preparación

- En una gran sartén, añadir chalota, agua, vermú y mejillones. Cubrir la sartén y ponerla a hervir. Reduzca el fuego a fuego lento y cocine hasta que los mejillones se abran, unos 5-8 minutos; descarte los mejillones que no se abran.
- Retire los mejillones con una cuchara ranurada a una bandeja de hornear. Llovizna las conchas abiertas con una pequeña cantidad de aceite de oliva, espolvorea con ajo picado, perejil, pan rallado y sal y pimienta al gusto.
- Hornee a 350 grados durante unos 8-10 minutos o hasta que las migas de pan estén doradas, o ase en una parrilla de fuego medio-alto (la parrilla puede tardar un poco más). Dividir en 2 porciones y servir con gajos de limón, salsa Tabasco y pan crujiente, si se desea.

Datos nutricionales

Aprox. 126 calorías por porción, 14g de proteína, 2g de grasa total, 0.5g de grasa saturada, 0 grasa trans, 12g de carbohidratos, 35mg de colesterol, 336mg de sodio, 0 fibra

177. POLLO CON HONGOS

TIEMPO DE PREPARACIÓN: 10 MINUTOS. HACE 4 PORCIONES

Ingredientes

- 1 taza de yogur griego natural bajo en grasa
- 1 cucharada de jugo de limón recién exprimido
- ½ cucharada de orégano fresco picado
- ½ cucharada de romero fresco picado
- ¼ cucharadita de pimienta recién molida
- 2 dientes grandes de ajo fresco, picado
- 4 (4 onzas) pechugas de pollo sin piel y sin hueso
- Aceite de oliva en aerosol de cocina
- ⅓ taza de queso feta desmenuzado
- 1 cucharada de perejil fresco picado para adornar.

Instrucciones de preparación

- Combina los primeros 6 ingredientes en una bolsa plástica resellable. Añade el pollo y lánzalo a la capa. Refrigerar el pollo marinado durante al menos 30 minutos. Precalentar el horno para asar. Sacar el pollo de la bolsa, reservando el adobo.
- Coloca el pollo en una bandeja de asar cubierta con spray de cocina. Coloca la sartén a 6 pulgadas bajo el fuego y asa durante unos 7 u 8 minutos. Voltea el pollo, luego agrega el adobo reservado al pollo, y cúbrelo con queso feta. Continúe asando el pollo por 7 minutos más o hasta que el pollo esté bien cocido. Sacar del horno, espolvorear con perejil y servir.

Datos nutricionales

Aprox. 259 calorías por porción, 41g de proteína, 7g de grasa total, 4g de grasa saturada, 0 de grasas trans, 2g de carbohidratos, 109mg de colesterol, 608mg de sodio, 0 de fibra

178. MERO A LA PARRILLA

TIEMPO DE PREPARACIÓN: 10 MINUTOS. HACE 4 PORCIONES

Ingredientes

- ¼ taza de jugo de lima recién exprimido
- 2 cucharadas de cilantro fresco picado, divididas
- 2 cucharaditas de aceite de oliva
- 4 (4 onzas) filetes de mero
- ¼ cucharadita de sal
- ¼ cucharadita de pimienta recién molida
- Aceite de oliva en aerosol de cocina

Instrucciones de preparación

- Combina el jugo de lima, el cilantro y el aceite de oliva en un plato poco profundo. Añade los filetes de pescado al escabeche, convirtiendo el pescado para que se cubra bien. Cubra el plato y refrigere por 30 minutos, volteando el pescado una vez después de 15 minutos.
- Retire el pescado del escabeche y deseche el escabeche. Sazonar el pescado con sal y pimienta. Coloque el pescado en una rejilla de cocción recubierta de aerosol y ase en una parrilla descubierta a fuego medio-alto.
- Asar el pescado a la parrilla por ambos lados durante unos 10 minutos cada uno o hasta que el pescado se desmenuce fácilmente cuando se lo prueba con un tenedor. Sirva inmediatamente.

Datos nutricionales

Aprox. 180 calorías por porción, 33g de proteína, 3g de grasa total, 1g de grasa saturada, 0 grasa trans, 1g de carbohidratos, 82mg de colesterol, 105mg de sodio, 0 fibra

179. PECHUGAS DE POLLO CON CORTEZA

TIEMPO DE PREPARACIÓN: 10 MINUTOS. HACE 4 PORCIONES

Ingredientes

- *4 (4 onzas) pechugas de pollo sin piel y sin hueso, machacadas a ½ pulgadas de grosor*
- *2 cucharadas de mayonesa ligera*
- *Sal y pimienta recién molida a gusto*
- *½ taza de queso Pecorino rallado*

Instrucciones de preparación

- Precaliente el horno a 500 grados. Forrar una bandeja de hornear con papel de aluminio y colocar una rejilla para asar dentro de la bandeja. Con una espátula, cubra ligeramente el pollo con mayonesa, sazone con sal y pimienta al gusto, y espolvoree con queso pecorino.
- Coloca el pollo en la rejilla y hornea durante unos 5 minutos. Cambie el horno a la parrilla. Asa el pollo hasta que esté cocido y el queso esté dorado.

Datos nutricionales

Aprox. 246 calorías por porción, 40g de proteína, 5g de grasa total, 3g de grasa saturada, 0 de grasas trans, 1g de carbohidratos, 111mg de colesterol, 421mg de sodio, 0 de fibra

180. FETTUCCINI CON QUESO PROVOLONE Y PASTA DE ACEITUNAS NEGRAS

TIEMPO DE PREPARACIÓN: 10 MINUTOS. HACE 4 PORCIONES

Ingredientes

- *8 onzas de fettuccini*
- *1 cucharada de aceite de oliva*
- *5 cucharadas de pasta de aceitunas negras*
- *Pimienta recién molida a gusto*
- *1½ cucharadas de piñones*
- *4 onzas de queso provolone, finamente rallado*

Instrucciones de preparación

- Precalentar la parrilla. Cocine y escurra la pasta según las instrucciones del paquete.
- Combina la pasta escurrida, el aceite de oliva, la pasta de aceitunas y la pimienta molida en una cacerola para el horno. Dispérsense uniformemente. Esparce nueces sobre la pasta y espolvorea el queso provolone. Coloca la cacerola a unos 15 centímetros bajo la parrilla y calienta hasta que el queso esté crujiente y dorado. Sirva caliente.

Datos nutricionales

Aprox. 338 calorías por porción, 12g de proteína, 12g de grasa total, 3g de grasa saturada, 0 de grasas trans, 42g de carbohidratos, 9mg de colesterol, 519mg de sodio, 2g de fibra

181. CANELONES DE HONGOS CON RICOTTA

TIEMPO DE PREPARACIÓN: 10 MINUTOS. HACE 4 PORCIONES

Ingredientes

- ½ onza de hongos shiitake secos
- 4½ tazas de champiñones cremini finamente picados
- 2 cucharadas de aceite de canola/aceite de oliva sin grasas trans
- 1 taza de queso ricotta bajo en grasa
- 2½ cucharaditas de tomillo seco
- 1 cucharada de cáscara de limón
- 3 cucharaditas de salsa de pesto rojo
- Sal y pimienta recién molida a gusto
- 8 tubos de canelones
- 1 envase (16 onzas) de salsa marinara fresca
- ½ taza de queso parmesano raspado

Instrucciones de preparación

- Remoje los hongos secos en un tazón de agua hervida durante 15 minutos; luego escúrralos y píquelos finamente. En una sartén a fuego medio, combine los hongos shiitake y cremini y el aceite de canola/aceite de oliva esparcido y cocine hasta que los hongos estén suaves y dorados y se absorba el líquido. Con una cuchara con ranuras, transfiera los hongos a toallas de papel para escurrirlos. En un tazón, combina el queso ricotta con los hongos.
- Añade tomillo, cáscara de limón, salsa pesto, y sal y pimienta al gusto. Mezclar bien y refrigerar durante 2 horas. Precaliente el horno a 400 grados F. Cocine los canelones según las instrucciones del paquete y escúrralos. Llena los tubos con mezcla de hongos. Coloca los tubos llenos en una cacerola poco profunda y ligeramente aceitada en una sola capa. Vierte la salsa marinara sobre la pasta y espolvorea con queso parmesano, luego hornea durante unos 30 minutos hasta que la salsa burbujee y la pasta esté dorada.

Datos nutricionales

Aproximadamente 287 calorías por porción, 15g de proteína, 9g de grasa total, 3g de grasa saturada, 0 grasas trans, 7g de carbohidratos, 27mg de colesterol, 310mg de sodio, 1g de fibra

182. PASTELES DE CANGREJO

TIEMPO DE PREPARACIÓN: 10 MINUTOS. HACE 8 PORCIONES

Ingredientes

- 1 libra de carne de cangrejo con cáscara
- ¼ taza sin grasa mitad y mitad
- 3 cucharadas de mayonesa ligera
- 1 huevo, batido
- ¼ cucharadita de pimienta de cayena
- 1 cucharadita de mostaza seca
- 1 cucharada de salsa Worcestershire
- 2 tazas de migas de pan
- 2 cebolletas, en rodajas
- 4 cucharadas de aceite de oliva
- Pimentón para espolvorear

Instrucciones de preparación

- Escoge a través de la carne de cangrejo para quitar cualquier pedazo de cáscara. En un pequeño tazón, combine la carne de cangrejo con mitad y mitad, mayonesa, huevo, pimienta de cayena, mostaza y salsa Worcestershire.
- Revuelva para mezclar. Añade las migas de pan y las cebolletas, mézclalas hasta que tengan una consistencia pegajosa y luego dales forma de hamburguesas. Coloca las hamburguesas en una bandeja de hornear forrada con papel encerado y enfríalas durante una hora en el refrigerador.

- Calienta el aceite de oliva en una sartén grande a fuego medio-alto. Cocina las hamburguesas durante 6-7 minutos, luego dale la vuelta a las hamburguesas, espolvorea las tapas con pimentón y cocina durante 5-6 minutos o hasta que estén bien cocidas. Sirva caliente.

Datos nutricionales

Aprox. 108 calorías por porción, 5g de proteína, 9g de grasa total, 1g de grasa saturada, 0 de grasas trans, 0 de carbohidratos, 58mg de colesterol, 227mg de sodio, 0 de fibra

183. SALTEADO DE PESCADO MIXTO SOBRE CUSCÚS DE AJO

TIEMPO DE PREPARACIÓN: 10 MINUTOS. HACE 6 PORCIONES

Ingredientes

- *Bacalao de 1 libra, cortado en trozos de 1 pulgada*
- *½ libra de camarones crudos, pelados, desvenados y picados gruesos*
- *½ libra de vieiras de bahía*
- *4 cebolletas, en rodajas*
- *½ taza de cebollino fresco picado*
- *½ taza de perejil fresco picado*
- *3 cucharadas de pan rallado*
- *1 cucharada de mostaza de Dijon*
- *1 cucharada de mayonesa ligera*
- *2 huevos, batidos*
- *Sal y pimienta recién molida a gusto*
- *2 cucharadas de aceite de oliva*
- *Salsa picante al gusto (opcional)*
- *2 cajas (5.4 onzas) de cuscús con sabor a ajo*

Instrucciones de preparación

- En un bol grande, combine bacalao, camarones, vieiras, cebolletas, perejil, pan rallado, mostaza, mayonesa, huevos, y sal y pimienta al gusto. Usando una cuchara grande, mezcla los ingredientes. En una sartén grande, calienta el aceite de oliva a fuego medio.
- Añada la mezcla de pescado y cocine, revolviendo a menudo, hasta que el pescado esté bien cocido y ligeramente dorado. Espolvorea con salsa picante, si lo deseas. Reduzca el calor a muy bajo y cúbrase para mantenerse caliente. Prepara el cuscús según las instrucciones del paquete. Dividir el pescado en 6 porciones y servirlo sobre el cuscús.

Datos nutricionales

Aprox. 172 calorías por porción, 30g de proteína, 6g de grasa total, 0 grasa saturada, 0 grasa trans, 43g de carbohidratos, 157mg de colesterol, 323mg de sodio, 1g de fibra

184. GNOQUIS CON CAMARONES Y ESPÁRRAGOS

TIEMPO DE PREPARACIÓN: 10 MINUTOS. HACE 4 PORCIONES

Ingredientes

- *1 paquete de 16 onzas de ñoquis envasados al vacío.*
- *1 cucharada de aceite de oliva*
- *½ taza de chalotas rebanadas*
- *4 tazas de espárragos en rodajas (alrededor de 1 libra)*
- *¾ taza de caldo de pollo enlatado bajo en sodio y sin grasa*
- *Camarones grandes crudos - 1 libra, pelados, desvenados, sin cola, picados en trozos grandes.*
- *Sal y pimienta recién molida a gusto*
- *2 cucharadas de jugo de limón recién exprimido*
- *⅓ taza de queso parmesano rallado*

Instrucciones de preparación

- Poner a hervir 2 tazas de agua en una olla grande. Añade los ñoquis y cocínalos durante 4 minutos o hasta que estén hechos (los ñoquis subirán a la superficie). Quita los gnoquis con una cuchara ranurada, colócalos en un tazón y déjalos a un lado. En una sartén grande, añade aceite de oliva y chalotas. Cocina a fuego medio, revolviendo, hasta que los chalotes empiecen a dorarse, unos 1 ó 2 minutos. Revuelva los espárragos y el caldo. Cúbrelo y cocínalo hasta que los espárragos estén crujientes y tiernos, unos 3-4 minutos.
- Añade las gambas y sal y pimienta al gusto, luego cúbrelas y déjalas hervir a fuego lento hasta que las gambas estén rosadas y casi cocidas. Añade los ñoquis a la mezcla de camarones junto con el jugo de limón y cocínalos, revolviendo, hasta que se calienten, unos 2 minutos. Retirar del fuego, espolvorear con queso parmesano y dejar reposar hasta que el queso se derrita, unos 1-2 minutos, y servir.

Datos nutricionales

Aprox. 358 calorías por porción, 29g de proteína, 7g de grasa total, 2g de grasa saturada, 0 grasas trans, 40g de carbohidratos, 179mg de colesterol, 814mg de sodio, 2g de fibra

185. MARSALA DE CERDO

TIEMPO DE PREPARACIÓN: 10 MINUTOS. HACE 4 PORCIONES

Ingredientes

- 6 chuletas de cerdo deshuesadas de corte fino (alrededor de ½ pulgadas), cortadas en trozos de ¼ pulgadas
- Sal y pimienta recién molida a gusto
- ¼ taza de harina para todo uso, dividida
- 3 cucharadas de aceite de canola/aceite de oliva sin grasas, divididas
- 1 cucharada de aceite de oliva
- 8 onzas de champiñones de botón, en cuartos
- 1 cebolla blanca pequeña, finamente picada
- ¾ taza de vino dulce de Marsala
- ½ taza de caldo de pollo enlatado bajo en sodio y sin grasa
- 2 cucharaditas de jugo de limón recién exprimido
- 1 cucharada de perejil fresco picado
- Pasta a su elección

Instrucciones de preparación

- Enjuague las chuletas bajo agua fría y séquelas con toallas de papel. En un pequeño tazón, combine la sal y la pimienta con 3 cucharadas de harina. Reboce ligeramente las chuletas de cerdo en la mezcla de harina, sacudiendo el exceso de harina. Derretir 2 cucharadas de aceite de canola/aceite de oliva untado y aceite de oliva en una gran sartén a fuego medio-alto. Añade las chuletas y cocínalas hasta que se doren, unos 2 minutos por cada lado.
- Pásalo a un plato, cúbrelo con papel de aluminio y déjalo a un lado. Derretir el resto de la masa en la misma sartén y añadir champiñones, cebolla, sal y pimienta al gusto. Cocina durante unos 8 minutos hasta que los hongos estén suaves y dorados. Añada la harina restante, revolviendo para incorporarla, alrededor de 1 minuto.
- Bata y cocine hasta que se espese ligeramente, aproximadamente 2 minutos. Añade trozos de cerdo, jugos del plato, jugo de limón y perejil, y déjalo hervir a fuego lento hasta que los ingredientes se calienten y los sabores se hayan unido. Servir sobre la pasta cocida.

Datos nutricionales

Aprox. 336 calorías por porción, 18g de proteína, 20g de grasa total, 5g de grasa saturada, 0 de grasas trans, 6g de carbohidratos, 51mg de colesterol, 331mg de sodio, 0 de fibra

186. PASTA PENNE CON POLLO EN SALSA DE AJO

TIEMPO DE PREPARACIÓN: 10 MINUTOS. HACE 6 PORCIONES

Ingredientes

- 8 dientes de ajo fresco, picado
- ¼ cucharadita de copos de pimiento rojo picante triturados (a gusto)
- 6 cucharadas de aceite de oliva
- 4 pechugas de pollo sin piel y sin hueso (aproximadamente 1½ libras)
- Sal y pimienta recién molida a gusto
- 1 libra de pasta penne de trigo entero
- 1 bolsa (5 onzas) de espinaca bebé
- ½ taza de albahaca fresca picada
- 6 cucharadas de jugo de limón recién exprimido
- 1 taza de queso parmesano rallado

Instrucciones de preparación

- En una pequeña sartén, combine el ajo, las hojuelas de pimiento picante y el aceite de oliva, cocine a fuego medio hasta que el ajo esté fragante y dorado. Aparta. Enjuague el pollo bajo agua fría y séquelo con toallas de papel. Espolvorear con sal y pimienta. En una sartén grande agregue una cucharada de la mezcla de ajo y aceite y caliéntela a fuego medio-alto hasta que el aceite de oliva comience a humear. Añade el pollo y cocina unos 5 minutos por cada lado hasta que esté bien marrón y bien cocido. Sáquelo de la sartén, déjelo enfriar ligeramente antes de cortar los pechos en rodajas finas y déjelo a un lado. Cocina la pasta según las instrucciones del paquete. Escurrir la pasta, reservando ½ taza de pasta líquida.
- Devuelva la pasta a la olla y añada el pollo, las espinacas, la albahaca, el jugo de limón, el queso parmesano y el resto de la mezcla de ajo y aceite. Añada el agua de la pasta reservada, como desee, a la salsa fina. Sirve.

Datos nutricionales

Aproximadamente 583 calorías por porción, 40g de proteína, 22g de grasa total, 5g de grasa saturada, 0 grasas trans 58g de carbohidratos, 80mg de colesterol, 440mg de sodio, 4g de fibra

187. POLLO Y ARROZ SALVAJE CON VERDURAS

TIEMPO DE PREPARACIÓN: 10 MINUTOS. HACE 4 PORCIONES

Ingredientes

Para el escabeche (descartar después del uso):

- 1½ tazas de vinagre balsámico
- ½ taza de aceite de canola o de oliva
- ½ taza de miel
- ⅓ taza de orégano fresco picado
- ⅓ taza de salvia fresca picada
- ½ cucharadita de comino molido
- 4 pechugas de pollo sin piel y sin hueso (alrededor de 1½ libras)
- 4 cucharadas de aceite de colza/aceite de oliva sin grasas trans
- 2 tazas de caldo de pollo enlatado bajo en sodio y sin grasa.
- 1 taza de arroz salvaje de grano largo
- ½ taza de guisantes frescos o congelados
- ½ taza de maíz fresco o congelado
- ½ taza de apio picado
- 3 cebolletas, en rodajas finas
- Sal y pimienta recién molida a gusto

Instrucciones de preparación

Marinadas:

- En una gran bolsa de plástico que se puede volver a cerrar, combina vinagre, aceite, miel, orégano, salvia, comino y pechugas de pollo. Voltee para cubrir el pollo con los ingredientes y refrigérelo por lo menos 3 horas. Cuando el pollo se haya marinado, retírelo con unas pinzas, permitiendo que el exceso de marinado se escurra. Pásalo a un plato y desecha el adobo restante.
- En una gran sartén, derretir el aceite de colza/aceite de oliva extendido a fuego medio-alto. Añade el pollo y cocínalo hasta que se dore por ambos lados y esté bien hecho (los jugos se aclararán cuando se cocine por completo). Pasa a un plato calentado y cubre con papel de aluminio. En la misma sartén, vierta el caldo, raspando los trozos de pollo sueltos y los goteos para mezclarlos con el caldo.
- Añada arroz, guisantes, maíz, apio y cebolleta. Poner a hervir, y luego reducir el calor a fuego lento. Revuelva para mezclar los ingredientes, luego cubra y cocine hasta que el líquido se absorba y el arroz esté tierno. Cortar el pollo y servirlo sobre la mezcla de arroz y verduras. Añada sal y pimienta al gusto si es necesario.

Datos nutricionales

Aproximadamente 518 calorías por porción, 35g de proteína y 14g de grasa total, 3g de grasa saturada, 0 grasas trans, 59g de carbohidratos, 65mg de colesterol, 320mg de sodio, 5g de fibra

188. PASTA DE LIMÓN CON QUESO DE CABRA Y ESPINACAS

TIEMPO DE PREPARACIÓN: 10 MINUTOS. HACE 4 PORCIONES

Ingredientes

- ¾ libras de pasta ziti
- 6 onzas de queso fresco de cabra
- 10 tazas de espinacas frescas para bebés
- 3 tazas de perejil fresco, picado
- 2 tazas de cilantro fresco, picado
- 1 cucharada de cáscara de limón rallada
- 1 cucharada de jugo de limón recién exprimido
- ½ taza de piñones para adornar

Instrucciones de preparación

- En una olla grande, cocine la pasta según las instrucciones del paquete. Escurrir y reservar 2 tazas de pasta líquida. En la misma olla vacía, combina 1 taza de pasta cocida y queso de cabra y caliéntala a fuego medio.
- Añada el resto de la pasta cocida, espinacas, perejil, cilantro, cáscara de limón y jugo. Revuelva, agregando el agua de la pasta reservada poco a poco para crear una salsa ligera que cubra la pasta. Pasar a 4 platos, espolvorear con piñones y servir.

Datos nutricionales

Aprox. 305 calorías por porción, 13g de proteína, 23g de grasa total, 9g de grasa saturada, 0 de grasas trans, 5g de carbohidratos, 32mg de colesterol, 210mg de sodio, 1g de fibra

189. MEZCLA DE MARISCOS ASADOS

TIEMPO DE PREPARACIÓN: 10 MINUTOS. HACE 6 PORCIONES

Ingredientes

Para la langosta:

- 2 cucharadas de aceite de oliva, divididas
- 1½ cucharadas de mezcla de pasta de ajo fresco
- 2 cucharaditas de perejil fresco picado
- Jugo de ½ de un limón

- *3 grandes colas de langosta congeladas y sin cocer, descongeladas y cortadas a lo largo por la mitad.*
- *Mantequilla en aerosol (opcional)*
- *Sal y pimienta recién molida al gusto*
- *Pimentón para espolvorear*

Para los camarones y vieiras:

- *4 cucharadas de aceite de oliva*
- *8 cucharaditas de chalotas picadas*
- *4 cucharaditas de perejil fresco picado*
- *¼ cucharadita de cáscara de limón*
- *Sal y pimienta recién molida a gusto*
- *6 camarones jumbo crudos (alrededor de 12 onzas), pelados, desvenados y*
- *mariposa*
- *6 vieiras de mar muy grandes*

Para el Cangrejo:

- *2 libras de patas grandes de cangrejo rey de Alaska cocidas, cortadas a lo largo por la mitad.*
- *4 cucharadas de agua*
- *¼ taza de aceite de canola/aceite de oliva sin grasas trans, derretido*
- *2 cucharadas de jugo de limón recién exprimido*
- *Cuñas de limón*
- *Ramitas de perejil fresco italiano*

Instrucciones de preparación

- Precaliente el horno a 450 grados. Cepilla dos grandes sartenes con una cucharada de aceite de oliva cada una. Mezcla la pasta de ajo, 2 cucharaditas de perejil picado y el zumo de medio limón en un bol pequeño. Arregle las colas de langosta, cortadas de lado, en una bandeja de asar. Cepille las colas con la mezcla de ajo, rocíe cada cola con spray de mantequilla, si lo desea, y espolvoree con sal y pimienta y una cantidad generosa de pimentón.
- Asar hasta que la carne sea opaca en el centro, unos 15 minutos. Mientras tanto, en otro tazón pequeño, combine 4 cucharadas de aceite de oliva, chalotas picadas, 4 cucharaditas de perejil picado, cáscara de limón, y sal y pimienta al gusto.
- Mezclar bien para mezclar. Aparta. En la segunda bandeja de asar, combine los camarones y las vieiras en una sola capa. Usando una cuchara, revuelva a menudo mientras rocía la mitad de la mezcla de cáscara de limón sobre los camarones y las vieiras, reservando la mitad de la mezcla para las patas del cangrejo. Coloca el segundo asador en el horno junto a la bandeja para langostas. Asar los camarones y las vieiras hasta que estén opacos y bien cocidos.
- Cuando la langosta esté asada, pásala a una bandeja grande y cúbrala con papel de aluminio para mantenerla caliente. Coloca las patas de cangrejo en el asador de langosta, rocía con la mezcla restante de limón y chalote y con agua. Asar sólo hasta que las piernas se calienten, unos 5 minutos. Añade las gambas, vieiras y patas de cangrejo a la bandeja de langosta. Raspe los goteos de ambos asadores en un pequeño tazón, luego agregue el aceite de canola/aceite de oliva derretido y el jugo de limón. Bátalo para mezclar y rociar la mezcla sobre los mariscos. Adorne con gajos de limón y ramitas de perejil y sirva.

Datos nutricionales

Aprox. 433 calorías por porción, 32g de proteína, 27g de grasa total, 3g de grasa saturada, 0 de grasas trans, 2g de carbohidratos, 207mg de colesterol, 532mg de sodio, 0 de fibra

190. CHULETAS DE CERDO Y SALVIA

TIEMPO DE PREPARACIÓN: 10 MINUTOS. HACE 4 PORCIONES

Ingredientes

- *2 cucharadas de harina para todo uso*
- *1 cucharada de salvia fresca picada*
- *Sal y pimienta recién molida a gusto*

- *4 chuletas de cerdo con hueso (96 onzas), sin exceso de grasa.*
- *2 cucharadas de aceite de oliva*
- *2 cucharadas de aceite de canola/aceite de oliva sin grasas trans*
- *2 cucharadas de vino blanco, para el desglose.*

Instrucciones de preparación

- Combine la harina, la salvia y la sal y la pimienta al gusto en un plato grande de borde bajo. Espolvorea ambos lados de cada chuleta de cerdo con la mezcla de harina. Combina el aceite de oliva y el aceite de canola/aceite de oliva extendido en una gran sartén y calienta a fuego medio-alto.
- Añade las chuletas de cerdo y cocínalas durante 6-7 minutos por cada lado o hasta que estén bien cocidas; reduce el fuego a fuego lento. Con una gran espátula ranurada, transfiera las chuletas de cerdo a un plato caliente. Añade vino a la sartén y raspa los trozos del fondo de la sartén para crear una salsa desgrasada. Vierte la salsa desgrasada sobre las chuletas de cerdo y sirve.

Datos nutricionales

Aprox. 345 calorías por porción, 37g de proteína, 20g de grasa total, 5g de grasa saturada, 0 de grasas trans, 0 de carbohidratos, 107mg de colesterol, 162mg de sodio, 0 de fibra

191. PAN CON CARNE DE PAVO

TIEMPO DE PREPARACIÓN: 10 MINUTOS. HACE 8 PORCIONES

Ingredientes

- *1 cucharada de aceite de oliva*
- *3 dientes de ajo fresco, picado*
- *1½ tazas de cebolla blanca picada*
- *½ taza de zanahoria picada*
- *½ taza de apio picado*
- *Sal al gusto*
- *½ cucharadita de pimienta recién molida*
- *1½ cucharaditas de salsa Worcestershire*
- *⅓ taza de caldo de pollo enlatado bajo en sodio y sin grasa*
- *3 onzas de pasta de tomate*
- *2 huevos grandes, batidos*
- *¾ taza de migas de pan al estilo italiano*
- *1¾ libras de pavo molido*
- *Aceite de oliva en aerosol de cocina*

Instrucciones de preparación

- Precaliente el horno a 375 grados F. Caliente el aceite de oliva en una sartén mediana a fuego medio-alto. Añade el ajo y la cebolla y saltéalos hasta que estén suaves y fragantes. Añade la zanahoria, el apio, y la sal y la pimienta, luego cocina hasta que las verduras estén suaves. Añade la salsa Worcestershire, el caldo, la pasta de tomate y los huevos. Deje que se enfríe un poco.
- Transfiera la mezcla a un tazón y agregue el pan rallado y el pavo molido. Mezcla bien los ingredientes. Rociar el interior de un molde de pan de 9x13 pulgadas con aceite de cocina.
- Transfiera la mezcla de pavo al molde de pan y extiéndala uniformemente. Hornee durante 1 hora o hasta que el termómetro de carne insertado en el centro indique 170 grados. Sacar del horno y dejar reposar durante 5 minutos antes de servir.

Datos nutricionales

Aproximadamente 224 calorías por porción, 20g de proteína, 12g de grasa total, 2g de grasa saturada, 0 grasas trans, 8g de carbohidratos, 132mg de colesterol, 309mg de sodio, 1g de fibra

192. PAVO TETRAZZINI

TIEMPO DE PREPARACIÓN: 10 MINUTOS. HACE 8 PORCIONES

Ingredientes

- Aceite de oliva en aerosol de cocina
- Espaguetis de una libra
- ½ taza de aceite de canola/aceite de oliva sin grasas trans
- ½ taza de harina para todo uso
- 3 tazas de caldo de pollo enlatado bajo en sodio y sin grasa.
- 2 tazas de leche baja en grasa
- 8 onzas de guisantes congelados
- 1½ tazas de queso parmesano rallado, dividido
- 4 tazas de carne de pavo cocida picada
- Pimentón para espolvorear

Instrucciones de preparación

- Precaliente el horno a 350 grados F. Rocíe ligeramente el interior de una cazuela de horno con aceite de cocina. Ponga una olla grande de agua a hervir rápidamente y cocine la pasta según las instrucciones del paquete. Escurrir la pasta y transferirla a una cazuela.
- En una cacerola, derretir el aceite de colza/oliva extendido a fuego medio. Añade la harina hasta que esté suave. Añade caldo, leche y guisantes. Cocina y remueve hasta que hierva. Añade a 1¼ tazas de queso parmesano y retira la mezcla del fuego. Añade la carne de pavo, revuelve y vierte la mezcla sobre la pasta. Mezcla y espolvorea el resto del queso y el pimentón. Trasládese al horno y hornee durante 1 hora, hasta que la parte superior esté ligeramente dorada.

Datos nutricionales

Aprox. 550 calorías por porción, 37g de proteína, 29g de grasa total, 8g de grasa saturada, 0 de grasas trans, 107g de carbohidratos, 17mg de colesterol, 393mg de sodio, 2g de fibra

193. BACALAO A LA PARRILLA

TIEMPO DE PREPARACIÓN: 10 MINUTOS. HACE 4 PORCIONES

Ingredientes

- 1½ libras de bacalao fresco
- Aceite de oliva en aerosol de cocina
- Sal al gusto
- ¼ cucharadita de pimienta recién molida
- ⅛ cucharadita de polvo de ajo
- 2 cucharadas de aceite de canola/aceite de oliva sin grasas trans
- 2 cucharadas de jugo de limón recién exprimido
- Cuñas de limón

Instrucciones de preparación

- Calienta la parrilla a fuego medio-alto. Ponga una hoja de hornear con borde en la parrilla. Rociar ambos lados del pescado con aceite de cocina y espolvorear el pescado con sal, pimienta y ajo en polvo. Coloca el pescado en una bandeja de hornear y áspera, dándole la vuelta una vez, hasta que se opaca (unos 3-5 minutos por cada lado, dependiendo del grosor). En un pequeño recipiente para microondas, combine el aceite de canola/aceite de oliva y el jugo de limón y derrítalo en el microondas. Rocíe el pescado con la mezcla y sírvalo con gajos de limón.

Datos nutricionales

Aprox. 189 calorías por porción, 30g de proteína, 6g de grasa total, 2g de grasa saturada, 0 de grasas trans, 0 de carbohidratos, 63mg de colesterol, 170mg de sodio, 0 de fibra

194. POLLO CACCIATORE

TIEMPO DE PREPARACIÓN: 10 MINUTOS. HACE 4 PORCIONES

Ingredientes

- 4 muslos de pollo
- 2 pechugas de pollo, con piel y huesos y cortadas por la mitad
- Sal y pimienta recién molida a gusto
- 1 taza de harina para todo uso
- 3 cucharadas de aceite de oliva
- 1 pimiento verde, sin semillas y en rodajas
- 1 pimiento rojo, sin semillas y en rodajas
- 1 cebolla, picada
- 1 zanahoria, finamente picada
- 1 tallo de apio, finamente picado
- 3 dientes de ajo fresco, finamente picados
- ⅔ copa de vino blanco
- 1 lata (28 onzas) de tomates picados, sin escurrir
- 3 cucharadas de alcaparras
- 1½ cucharaditas de orégano seco

Instrucciones de preparación

- Enjuague el pollo y séquelo con toallas de papel. Combine la sal y la pimienta con la harina en un tazón y pase el pollo ligeramente por la mezcla de harina. Calienta el aceite de oliva en una sartén grande a fuego medio-alto. Añade el pollo y saltéalo durante unos 5 minutos por cada lado.
- Sáquelo de la sartén y déjelo a un lado. En la misma sartén, combinar pimientos verdes y rojos, cebolla, zanahoria, apio y ajo y saltear hasta que estén tiernos. Añade vino y déjalo hervir a fuego lento hasta que se reduzca a la mitad, unos 5 minutos.
- Añade tomates y jugos, alcaparras, orégano, y sal y pimienta al gusto. Devuelva el pollo a la sartén, cúbralo y déjelo hervir a fuego lento durante unos 30 minutos, revolviéndolo a menudo, hasta que el pollo esté completamente cocido. Dividir en 4 porciones y servir.

Datos nutricionales

Aprox. 455 calorías por porción, 29g de proteína, 13g de grasa total, 4g de grasa saturada, 0 de grasas trans, 31g de carbohidratos, 86mg de colesterol, 445mg de sodio, 2g de fibra

195. PASTA CON SALSA DE SALMÓN

TIEMPO DE PREPARACIÓN: 10 MINUTOS. HACE 4 PORCIONES

Ingredientes

- 8 onzas de pasta de espagueti
- Aceite de oliva extra virgen para lloviznar
- ½ taza de queso feta reducido en grasas
- 1 cucharada de perejil fresco picado para adornar.
- 1½ tazas sin grasa mitad y mitad
- ⅔ taza de whisky
- 6 onzas de salmón ahumado, cortado en tiras finas.
- Una generosa pizca de pimienta de cayena
- Sal y pimienta recién molida a gusto

Para la salsa de salmón:

Instrucciones de preparación

- Cocina la pasta según las instrucciones del paquete. Escurrir y rociar con una escasa cantidad de aceite de oliva. Mezcle la pasta y déjala a un lado.

Salsa:

- En una pequeña cacerola, combinar mitad y mitad y batir y llevar a fuego lento. No hierva. Añade salmón, pimienta y sal y pimienta al gusto. Pasa la pasta a un gran tazón de pasta, vierte la salsa, y la revuelve para cubrirla. Espolvorear con queso feta y perejil y servir inmediatamente.

Datos nutricionales

Aprox. 388 calorías por porción, 18g de proteína, 5g de grasa total, 2g de grasa saturada, 0 grasas trans, 49g de carbohidratos, 17mg de colesterol, 568mg de sodio, 2g de fibra

196. POLLO HORNEADO CON MOSTAZA Y PIMENTÓN AHUMADO

TIEMPO DE PREPARACIÓN: 10 MINUTOS. HACE 4 PORCIONES

Ingredientes

- 1½ libras de pollo sin piel y con hueso
- 4 cucharadas de aceite de canola/aceite de oliva sin grasas, derretido
- 4 cucharadas de mostaza de Dijon
- 2 cucharadas de jugo de limón recién exprimido
- 2 cucharaditas de azúcar moreno claro
- 1 cucharadita de pimentón ahumado
- 1 cucharadita de albahaca seca
- ½ cucharadita de perejil seco
- Sal y pimienta recién molida a gusto

Instrucciones de preparación

- Precaliente el horno a 400 grados F. Coloque los trozos de pollo en una cazuela para horno. En un tazón, combine el aceite de canola/aceite de oliva, la mostaza, el jugo de limón, el azúcar, el pimentón, la albahaca, el perejil, y la sal y la pimienta al gusto. Ponga la mitad de la mezcla sobre el pollo y hornee a 400 grados F durante 15 minutos.
- Saque la cazuela del horno, déle la vuelta al pollo con cuidado y cubra la superficie con el resto de la mezcla de mostaza. Devuelve el pollo al horno para que se cocine durante 15 minutos más.
- Pruebe la colocación perforando la parte gruesa del pollo con las púas de un tenedor; los jugos deben salir claros.

Datos nutricionales

Aproximadamente 229 calorías por porción, 40g de proteína, 5g de grasa total, 2g de grasa saturada, 0 grasas trans, 2g de carbohidratos, 100mg de colesterol, 349mg de sodio, 1g de fibra.

197. PENNE CON PANCETA Y HONGOS

TIEMPO DE PREPARACIÓN: 10 MINUTOS. HACE 4 PORCIONES

Ingredientes

- 1½ tazas de caldo de carne enlatado sin sodio ni grasa
- 1 taza de vino tinto seco
- 2 cucharadas de aceite de oliva, divididas
- 1 cucharada de ajo fresco picado
- 10 onzas de hongos mixtos surtidos, cortados en grandes trozos
- Sal y pimienta recién molida a gusto
- 4 onzas de panceta en rodajas finas, cortada en trozos grandes.
- 2 cucharadas de aceite de canola/aceite de oliva sin grasas trans
- ¼ cucharadita de mezcla de condimentos italianos secos
- 10 onzas de pasta penne
- ½ taza de queso parmesano finamente rallado + más para adornar

Instrucciones de preparación

- En una cacerola mediana, pongan a hervir el caldo y el vino a fuego medio-alto. Cocine hasta que se reduzca a aproximadamente 1 taza, unos 20 minutos. Mientras tanto, calienta una cucharada de aceite de oliva en una sartén grande a fuego medio-alto.
- Añade el ajo y saltéalo hasta que esté fragante y suave. Añade las setas y sal y pimienta. Saltee los hongos hasta que estén tiernos. Pasa las setas a un plato y añade el aceite de oliva restante y los trozos de panceta a la sartén. Saltee hasta que la panceta empiece a dorarse.
- Añade la reducción de vino, el aceite de canola y de oliva y el condimento italiano y déjalo hervir a fuego lento hasta que el líquido se espese ligeramente, unos 3-5 minutos. Añada los hongos a la mezcla y sazone con sal y pimienta a gusto.
- Cocine la pasta según las instrucciones del paquete. Escurrir y reservar ½ taza de pasta líquida.
- Revuelva la pasta y ½ taza de queso parmesano en la mezcla de hongos y cocine a fuego medio, agregando el agua de la pasta reservada poco a poco si la mezcla está seca.
- Cocina hasta que la salsa se espese y se pegue a la pasta. Pásalo a un gran tazón de pasta y sírvelo con un poco de queso parmesano.

Datos nutricionales

Aprox. 471 calorías por porción, 18g de proteína, 16g de grasa total, 3g de grasa saturada, 0 de grasas trans, 56g de carbohidratos, 11mg de colesterol, 368mg de sodio, 2g de fibra

198.   JUDÍAS BLANCAS Y SETAS SILVESTRES CON POLLO

TIEMPO DE PREPARACIÓN: 10 MINUTOS. HACE 4-6 PORCIONES

Ingredientes

- *2 cucharadas de aceite de oliva*
- *4 dientes de ajo fresco, picado*
- *6 tazas de setas variadas cortadas por la mitad (como cremini, ostra, shiitake, botón)*
- *1 taza de caldo de pollo enlatado bajo en sodio y sin grasa.*
- *2 latas (15,5 onzas) de judías blancas, escurridas y enjuagadas*
- *2 cucharadas de mezcla de pasta de ajo fresco*
- *Escamas de pimiento rojo picante trituradas a gusto*
- *Sal y pimienta recién molida a gusto*
- *2 cucharadas de aceite de oliva de infusión porcina*
- *4 (4 onzas) pechugas de pollo sin piel y sin hueso, cortadas en trozos del tamaño de un bocado.*
- *4 cucharadas de perejil fresco picado*
- *Queso parmesano rallado (opcional)*

Instrucciones de preparación

- En una sartén grande, calienta el aceite de oliva a fuego medio-alto. Añade el ajo y saltéalo hasta que esté fragante. Añade las setas y cocínalas hasta que se ablanden. Añade caldo, frijoles, pasta de ajo, hojuelas de pimienta picante, y sal y pimienta al gusto. Revuelva para incorporar los ingredientes y reduzca el calor a fuego lento.
- Deje que se cocine a fuego lento sin tapar, revolviendo de vez en cuando, hasta que los jugos se espesen. Mientras la mezcla de frijoles hierve a fuego lento, calienta el aceite de oliva porcino en una sartén separada a fuego medio-alto y cocina el pollo hasta que esté cocido y ligeramente dorado.
- Añada sal y pimienta al gusto. Añada el pollo y los jugos a la mezcla de frijoles y siga dejando hervir a fuego lento, revolviendo de vez en cuando. Añada el perejil y continúa dejando hervir a fuego lento durante 5 minutos más o hasta que los jugos se hayan espesado. Servir caliente con un poco de queso parmesano, si se desea.

Datos nutricionales

Aprox. 210 calorías por porción, 9g de proteína, 13g de grasa total, 3g de grasa saturada, 0 de grasas trans, 22g de carbohidratos, 63mg de colesterol, 513mg de sodio, 6g de fibra

199.   PASTA FRESCA CON CANGREJO FRESCO Y LIMÓN

TIEMPO DE PREPARACIÓN: 10 MINUTOS. HACE 2 PORCIONES

Ingredientes

- 5 cucharadas de aceite de oliva, divididas
- 2 dientes de ajo fresco, picado
- 1 taza de tomates uva, cortados por la mitad
- 1 chile jalapeño rojo, sin semillas y cortado en rodajas finas
- Sal al gusto
- 2 cucharadas de albahaca fresca picada y más para adornar.
- 1 cucharada de aceite de canola/aceite de oliva sin grasas trans
- Una pequeña chalota, finamente picada
- 10 onzas de carne de cangrejo jumbo cocida y sin cáscara.
- 4 cucharadas de vino blanco o vermú
- 1 paquete (9 onzas) de pasta lingual fresca
- ½ de un limón fresco para exprimir
- Queso parmesano finamente rallado para adornar.

Instrucciones de preparación

- En una sartén grande, calentar 4 cucharadas de aceite de oliva a fuego medio-alto. Añade el ajo y saltéalo hasta que esté fragante y empiece a chisporrotear. Añade los tomates y cocínalos unos minutos hasta que empiecen a descomponerse. Reduzca el fuego a fuego lento y añada rebanadas de jalapeño, sal y 2 cucharadas de albahaca picada.
- Revuelva la mezcla y cocine por otros 2 minutos. Transfiera la mezcla de tomate a un pequeño tazón y déjela a un lado. En la misma sartén, calentar el aceite de colza/aceite de oliva untado con el aceite de oliva restante a fuego medio-alto. Añade la chalota y saltéala hasta que esté ligeramente dorada. Añade la carne de cangrejo, salteando suavemente hasta que la carne de cangrejo comience a dorarse. Añade vino a la mezcla de cangrejo, raspando suavemente los trozos sueltos de carne de cangrejo y otros trozos de los lados y el fondo de la sartén.
- Devuelva la mezcla de tomate reservada a la mezcla de carne de cangrejo y revuelva suavemente para combinar, reduciendo el calor a muy bajo para mantener la salsa caliente. Cocine la pasta fresca según las instrucciones del paquete y escúrrala. Añade la pasta a la mezcla de tomate y tírala a la cubierta. Divide la pasta en dos porciones y pon encima el resto de la albahaca picada. Exprimir jugo de limón fresco sobre cada porción y espolvorear con queso parmesano. Sirva inmediatamente.

Datos nutricionales

Aprox. 300 calorías por porción, 72g de proteína, 13g de grasa total, 2g de grasa saturada, 0 grasas trans, 23g de carbohidratos, 132mg de colesterol, 370mg de sodio, 1g de fibra

200.   SALMÓN ASADO CON ESPINACAS MARCHITAS

TIEMPO DE PREPARACIÓN: 10 MINUTOS. HACE 4 PORCIONES

Ingredientes

- ½ cucharada de azúcar morena
- ½ cucharada de pimentón ahumado
- ½ cucharadita de canela Saigón
- ½ cucharadita de cáscara de naranja

- ¼ cucharadita de sal o al gusto
- 4 filetes de salmón (4 onzas), sin piel
- 2 cucharaditas de aceite de oliva
- 3 cucharaditas de ajo fresco picado
- 1 bolsa (9 onzas) de espinacas frescas

Instrucciones de preparación

- Precalentar el horno con una sartén de asado poco profunda a 400° F
- Combina pimentón, azúcar, sal, cáscara de naranja y canela.
- Frota ambos lados del filete con la mezcla de especias y colócalo en el asador.
- Asado durante 10 minutos, girando una vez después de 5 minutos.
- Mientras se asa el pescado, añada aceite de oliva a la sartén a fuego medio, luego añada el ajo y saltee hasta que esté fragante.
- Añade un poco de espinacas hasta que todo esté blando.
- Cuando los filetes se calienten, dividan las espinacas en 4 platos y cubran cada uno con un filete de salmón y luego sirvan.

Datos nutricionales

Aproximadamente 292 calorías por cada porción, 26g 3g de grasa saturada, 0 grasas trans, proteínas, 19g de grasa total, 106mg de sodio, 1g de fibra, 70mg de colesterol, 4g de carbohidratos.

201. CALABACINES RELLENOS CON VERDURAS Y SALCHICHAS DULCES ITALIANAS

TIEMPO DE PREPARACIÓN: 10 MINUTOS. HACE 6 PORCIONES

Ingredientes

- 6 calabazas grandes
- 2 cucharadas de aceite de oliva + más para lloviznar
- Sal y pimienta recién molida a gusto
- 2 tazas de pan viejo desgarrado, sin corteza.
- 2 tazas de leche sin grasa
- 2 dientes de ajo fresco, picado
- 1 cebolla pequeña, finamente picada
- 1 pimiento amarillo, finamente picado
- ½ libra de salchicha de pavo molida
- ½ taza de queso parmesano rallado
- 1 cucharadita de mezcla de condimentos italianos secos
- 2 cucharadas de perejil fresco picado

Instrucciones de preparación

- Precalentar el horno a 375 grados F. Cortar los calabacines por la mitad a lo largo. Con una cuchara de melón, saca la carne de calabacín para formar una cavidad. Reserve la carne y déjala a un lado. Corta una rebanada del fondo de cada trozo de calabacín para que la calabaza quede plana en el fondo de una cazuela. Rocíe cada pieza con aceite de oliva, sazone con sal y pimienta al gusto, y déjala a un lado.
- Ponga el pan roto en un tazón y añada leche. Deje que el pan se ablande en líquido durante 10 minutos. Calienta 2 cucharadas de aceite de oliva en una sartén grande a fuego medio-alto. Añade el ajo, la cebolla y el pimiento amarillo y saltéalo hasta que esté blando. Añade la carne de calabacín picada reservada y continúa cocinando hasta que esté suave, unos 5 minutos.
- En un gran tazón, combine salchichas, verduras salteadas, queso parmesano, condimento italiano y perejil. Exprimir la leche del pan y añadir el pan a la mezcla.
- Usando tus manos, mezcla los ingredientes para mezclar. Rellena la cavidad de cada calabacín con una generosa cantidad de mezcla de relleno. Coloca una cazuela con calabacines rellenos en la rejilla central del horno y hornea durante 20-30 minutos hasta que las salchichas estén cocidas y doradas.

Datos nutricionales

Aprox. 213 calorías por porción, 16g de proteína, 11g de grasa total, 3g de grasa saturada, 0 de grasas trans, 15g de carbohidratos, 76mg de colesterol, 236mg de sodio, 4g de fibra

202. CAMARONES CON MIEL Y MOSTAZA

TIEMPO DE PREPARACIÓN: 10 MINUTOS. HACE 4 PORCIONES

Ingredientes

- 1 cucharada de aceite de oliva
- 2 dientes de ajo fresco, picado
- ¾ taza de lata de caldo de pollo bajo en sodio y sin grasa
- 1 libra de camarones medianos crudos (unos 30-32 camarones), pelados y desvenados
- ¼ taza de aderezo para ensalada de mostaza con miel fresca, comprado en la tienda
- ½ cucharadita de polvo de ajo
- Sal y pimienta recién molida a gusto

Instrucciones de preparación

- En una sartén grande, calentar el aceite de oliva y añadir el ajo. Saltee hasta que el ajo esté blando. Añade el caldo y los camarones y cocina hasta que los camarones estén rosados y bien cocidos.
- Reducir el calor a muy bajo para mantener las gambas calientes. En una cacerola, calentar el aderezo de mostaza con ajo en polvo y sal y pimienta.
- Escurrir el líquido de los camarones y agregar la mezcla de mostaza calentada a los camarones, luego regresar a fuego muy bajo mientras se revuelve para cubrir los camarones e incorporar los sabores, unos 5 minutos. Sirva inmediatamente.

Datos nutricionales

Aprox. 202 calorías por porción, 23g de proteína, 8g de grasa total, 1g de grasa saturada, 0 grasa trans, 8g de carbohidratos, 172mg de colesterol, 270mg de sodio, 0 fibra

203. FILETE DE LENGUADO A LA PIMIENTA

TIEMPO DE PREPARACIÓN: 10 MINUTOS. HACE 4 PORCIONES

Ingredientes

- 1 cucharada de aceite de oliva
- 1 cucharada de aceite de canola/aceite de oliva sin grasas trans
- 2 tazas de champiñones en rodajas —150gr
- 1 chalota mediana, finamente picada
- 4 filetes de lenguado (4 onzas) — 120 gr
- 1 cucharadita de condimento de limón y pimienta
- 1 cucharadita de pimentón
- Pimienta de cayena a gusto
- 1 tomate mediano, picado
- 2 cebolletas, en rodajas finas

Instrucciones de preparación

- Derretir el aceite de oliva y el aceite de canola extendido a fuego medio en una gran sartén.
- Añade chalote y champiñones y saltéalos hasta que estén tiernos.
- Coloca los filetes en la mezcla de hongos.
- Espolvorea cada filete con condimento de pimienta de limón y cayena.
- Cubre la sartén y cocina el pescado a fuego medio hasta que esté crujiente.
- Dividir en 4 porciones y espolvorear cada una de las porciones con cebolletas y tomates.
- Servir caliente.

Datos nutricionales

Aprox. 203 calorías por porción, 31g de proteína, 8g de grasa total, 2g de grasa saturada, 0 grasas trans, 0 carbohidratos, 86mg de colesterol, 158mg de sodio, <0.5g de fibra

204. TRUCHA ARCO IRIS PICANTE A LA PARRILLA

TIEMPO DE PREPARACIÓN: 10 MINUTOS. HACE 4 PORCIONES

Ingredientes

Para Pez:

- 4 filetes (de 6 onzas) (aproximadamente ½ pulgadas de espesor)
- 2 cucharaditas de aceite de oliva
- 1 cucharada de condimento (abajo)
- 2 cucharadas de perejil fresco picado
- 1 cebollín, picado
- Gajos de limón para adornar

Para el condimento:

- 1¼ cucharaditas de pimienta recién molida
- 2 cucharaditas de sal o al gusto
- ¼ cucharadita de pimienta de cayena
- 1 cucharada de pimentón
- 1 cucharadita de chile
- 1 cucharadita de orégano seco
- 1 cucharadita de mostaza seca

Instrucciones de preparación

- Precalentar la parrilla. Enjuague los filetes bajo agua fría y séquelos con palmaditas. Aceitar ligeramente los filetes por ambos lados con un cepillo de hilvanar.
- Prepare el condimento combinando en un recipiente la pimienta molida, la sal, la cayena, el pimentón, la guindilla, el orégano y la mostaza. Espolvorea ambos lados de los filetes con condimentos y ponlos con la piel hacia abajo en una bandeja de asar.
- Coloca la sartén a 4-6 pulgadas debajo de la parrilla y asa los filetes durante 4-5 minutos o hasta que el pescado se desmenuce fácilmente. Sirva los filetes espolvoreados con perejil, cebollino y gajos de limón.

Datos nutricionales

Aprox. 324 calorías por porción, 34g de proteína, 17g de grasas totales, 2g de grasas saturadas, 0 grasas trans, 1g de carbohidratos, 100mg de colesterol, 66mg de sodio, 1g de fibra

205. POLLO ASADO Y CEBADA CON VERDURAS

TIEMPO DE PREPARACIÓN: 10 MINUTOS. HACE 4 PORCIONES

Ingredientes

- ¼ taza de jugo de limón recién exprimido
- 1 cucharadita de aceite de oliva
- 2 dientes de ajo fresco, picado
- ½ cucharadita de orégano seco
- ¼ cucharadita de albahaca seca
- 4 (4 onzas) pechugas de pollo sin piel y sin hueso
- 1½ tazas de caldo de pollo enlatado bajo en sodio y sin grasa
- 2 tazas de cebada rápida
- 1 cucharadita de aceite de oliva
- 1 zanahoria mediana, picada
- ¾ taza de champiñones frescos picados
- ½ taza de pimiento verde picado
- ¼ taza de cebolla picada
- Sal y pimienta recién molida a gusto

Instrucciones de preparación

- En una gran bolsa de plástico que se puede volver a cerrar, combina los primeros 5 ingredientes. Sella la bolsa y agítala bien para mezclar los ingredientes. Añade el pollo, vuelve a sellar la bolsa y vuelve a tirar hasta que el pollo esté bien cubierto. Refrigerar para marinar durante al menos una hora. En una cacerola grande, pongan el caldo a hervir. Revuelva la cebada. Reduzca el calor, luego cúbralo y déjelo hervir a fuego lento durante 10-12 minutos o hasta que esté tierno. En una sartén antiadherente, calienta el aceite de oliva a fuego medio-alto. Añade zanahoria, champiñones, pimiento verde, cebolla, y sal y pimienta al gusto. Saltee hasta que el pimiento y la cebolla estén tiernos.
- Revuelva las verduras en la cebada y manténgalas calientes. Precalentar la parrilla. Coloca el pollo marinado en una bandeja de asar a unas 4-6 pulgadas del calor. Asa el pollo hasta que los jugos se aclaren, unos 4-8 minutos o hasta que el termómetro de la carne indique 170 grados. Sirva los filetes de pollo sobre la mezcla de cebada.

Datos nutricionales

Aprox. 410 calorías por porción, 32g de proteína, 13g de grasa total, 1g de grasa saturada, 0 grasas trans, 44g de carbohidratos, 65mg de colesterol, 195mg de sodio, 6g de fibra

206.   VIEIRAS CON MANZANAS ESTOFADAS

TIEMPO DE PREPARACIÓN: 10 MINUTOS. HACE 4 PORCIONES

Ingredientes

- *1 manzana grande Granny Smith, sin corazón, pelada y cortada en cubos de ¼ pulgadas.*
- *¼ taza de jugo de manzana sin azúcar*
- *2 cucharadas de jugo de limón recién exprimido*
- *2 cucharadas de aceite de oliva*
- *Vieiras de 1 libra (unas 12 vieiras)*
- *Sal y pimienta recién molida a gusto*
- *1 cucharada de aceite de canola/aceite de oliva sin grasas trans*
- *¼ brotes de guisantes de taza*

Instrucciones de preparación

- En un pequeño tazón, combine las manzanas en cubos y ambos jugos. Aparta. En una sartén grande, calentar el aceite de oliva a fuego medio-alto. Añade las vieiras, sazonadas con sal y pimienta al gusto, y cocínalas hasta que se doren y estén bien cocidas.
- Transferirlo a una placa de calentamiento. Añade el aceite de colza/aceite de oliva esparcido en la misma sartén.
- Derretir la pasta mientras se raspan los trozos de vieiras doradas del fondo de la sartén. Añade la mezcla de manzanas reservada a la sartén y cocínala, revolviendo a menudo hasta que el jugo se espese y los cubos de manzana estén tiernos. Ponga la salsa de manzana sobre las vieiras calentadas, ponga los brotes de guisantes y sirva.

Datos nutricionales

Aprox. 213 calorías por porción, 25g de proteína, 11g de grasa total, 2g de grasa saturada, 0 grasas trans, 9g de carbohidratos, 35mg de colesterol, 197mg de sodio, 1g de fibra

207.   ORECCHIETTE CON ESPINACAS, COL RIZADA, MIGAS DE PAN TOSTADO Y PIÑONES EN UNA SALSA ROJA

TIEMPO DE PREPARACIÓN: 10 MINUTOS. HACE 4 PORCIONES

Ingredientes

- ½ libra de pasta de orecchiette de trigo entero
- ⅓ taza de piñones
- 2 cucharadas de aceite de oliva
- ¼ taza de cebolla blanca finamente picada
- 2 cucharadas de ajo fresco finamente picado
- 1 taza de migas de pan panko
- ¼ taza de caldo de pollo enlatado bajo en sodio y sin grasa
- 1 taza de hojas de espinaca fresca
- 1 taza de col fresca, sólo hojas, desgarradas en trozos del tamaño de un bocado
- Sal y pimienta recién molida a gusto
- 24 onzas de salsa marinara fresca, comprada en la tienda.
- Queso parmesano rallado para adornar

Instrucciones de preparación

- Cocina la pasta según las instrucciones del paquete. Escurra la pasta y déjela a un lado. En una sartén grande a fuego medio, tostar los piñones hasta que se doren, revolviendo a menudo.
- Una vez tostado, sáquelo de la sartén y déjelo a un lado. En la misma sartén, agregue el aceite de oliva, la cebolla y el ajo y cocine hasta que estén suaves y fragantes. Añade el pan rallado y continúa cocinando, revolviendo la mezcla a menudo hasta que las migas se doren.
- Quítalo del fuego y mézclalo con piñones tostados. Aparta. En una sartén aparte, agregue el caldo, las espinacas y la col rizada. Sazone con sal y pimienta al gusto. Cocine y revuelva a menudo hasta que las espinacas y la col rizada se ablanden y se marchiten. Añade la mezcla de espinacas y coles a la mezcla de ajo y cebolla y mézclala. En una cacerola a fuego medio, calienta la salsa marinara.
- Añade la pasta escurrida y la marinara calentada a la mezcla de espinacas y col rizada y mézclala bien para cubrir la pasta. Espolvorear con queso parmesano y servir.

Datos nutricionales

Aprox. 488 calorías por porción, 12g de proteína, 24g de grasa total, 3g de grasa saturada, 0 de grasas trans, 61g de carbohidratos, 0 de colesterol, 448mg de sodio, 4g de fibra

208. LINGUINI DE SALMÓN AL AJO

TIEMPO DE PREPARACIÓN: 10 MINUTOS. HACE 6 PORCIONES

Ingredientes

- Filete de salmón fresco de 1 libra, sin piel
- Sazonador de ennegrecimiento a su elección
- 2 cucharadas de aceite de oliva
- 4 dientes de ajo fresco, picado
- ¾ taza de caldo de pollo enlatado bajo en sodio y sin grasa
- ⅛ cucharadita de pimienta de cayena (opcional)
- Sal y pimienta recién molida a gusto
- ¼ taza de perejil fresco picado
- 2 paquetes (9 onzas) de linguini fresco

Instrucciones de preparación

- Precaliente el horno a 450 grados F. Mientras el horno alcanza la temperatura, coloque una sartén de hierro fundido en el horno para calentar. Sazonar el filete por ambos lados con la cantidad de condimento deseada. Cuando el horno y la sartén hayan alcanzado el calor deseado, coloque el filete en la sartén y cocínelo hasta que el filete esté opaco a la mitad, unos 3 minutos dependiendo del grosor.
- Dale la vuelta al filete y cocina el resto hasta que el pescado se desmenuce fácilmente. Mientras se cocina el pescado, añade aceite de oliva a una sartén aparte y calienta en la estufa a fuego medio-alto. Cuando el aceite de oliva esté caliente, añade el ajo y cocina hasta que esté fragante.

- Reduzca el fuego y añada caldo de pollo. Manténgase caliente hasta que el salmón esté cocido. Cortar el filete cocido en trozos del tamaño de un bocado y añadirlo al caldo de pollo. Sazone con pimienta de cayena, si lo desea, y sal y pimienta al gusto. Añade perejil picado y deja que el sabor se caliente y se mezcle. Cocina la pasta según las instrucciones del paquete. Escurra la pasta y añada la mezcla de salmón a los fideos, mezclando bien la pasta para cubrirla.

Datos nutricionales

Aproximadamente 209 calorías por porción, 18g de proteína, 9g de grasa total, 1g de grasa saturada, 0 grasas trans, 15g de carbohidratos, 56mg de colesterol, 67mg de sodio, 1g de fibra

209. CHULETAS DE POLLO DESHUESADAS

TIEMPO DE PREPARACIÓN: 10 MINUTOS. HACE 4 PORCIONES

Ingredientes

- ¾ taza de harina para todo uso
- ½ taza de huevos líquidos
- ½ taza de migas de pan sin condimentar
- ¼ taza de queso parmesano recién rallado
- 1 cucharada de polvo de mostaza
- 4 (4 onzas) chuletas de pollo sin piel y sin hueso
- 4 cucharadas de aceite de oliva
- Sal y pimienta recién molida a gusto
- Cuñas de limón

Instrucciones de preparación

- Prepara 3 tazones poco profundos. Ponga la harina en un tazón, los huevos en el segundo tazón, y mezcle el pan rallado, el queso parmesano y la mostaza en polvo en el tercer tazón. Rasca las chuletas con harina, sacudiendo suavemente las chuletas para quitar el exceso.
- Luego sumerja el pollo en los huevos, cubriendo ambos lados, de nuevo permita que las chuletas goteen el exceso de huevo en el tazón.
- Finalmente, cubra las chuletas con la mezcla de migas de pan. Calienta el aceite de oliva en una gran sartén de hierro fundido a fuego medio-alto. Cocina las chuletas (unos 4 minutos por cada lado) hasta que se doren y estén bien cocidas. Los jugos deben estar limpios.
- Coloca el pollo cocido en un plato forrado de toalla de papel para absorber el exceso de aceite. Sazonar con sal y pimienta al gusto y servir con gajos de limón.

Datos nutricionales

Aprox. 375 calorías por porción, 30g de proteína, 18g de grasa total, 3g de grasa saturada, 0 grasas trans, 10g de carbohidratos, 70mg de colesterol, 430mg de sodio, 1g de fibra

210. FILETES DE SALMÓN ASADOS A LA SARTÉN

TIEMPO DE PREPARACIÓN: 10 MINUTOS. HACE 4 PORCIONES

Ingredientes

- 1 cucharada de aceite de oliva
- 4 filetes de salmón de 6 onzas, con piel...
- Sal y pimienta recién molida a gusto
- 2 cucharaditas de condimento de pescado bajo en sodio de elección
- Salsa de eneldo (opcional)

Instrucciones de preparación

- Precaliente el horno a 350 grados F. En una gran sartén de hierro fundido, caliente el aceite de oliva a fuego medio. Sazone la piel de los filetes con sal y pimienta al gusto. Cuando el aceite de oliva esté caliente, coloque los filetes en la sartén, con la piel hacia abajo, y cocínelos hasta que la piel esté crujiente, unos 5 minutos. Espolvorea la parte superior de los filetes con condimentos de pescado.
- Transfiera los filetes (no los voltee) de la sartén al horno y áselos hasta que se opacen en el centro, unos 4 ó 5 minutos. Sirva con un poco de salsa de eneldo, si lo desea.

Datos nutricionales

Aprox. 244 calorías por porción, 34g de proteína, 14g de grasa total, 2g de grasa saturada, 0 de grasas trans, 0 de carbohidratos, 94mg de colesterol, 75mg de sodio, 0 de fibra

211.   LUBINA CHILENA AL HORNO

TIEMPO DE PREPARACIÓN: 10 MINUTOS. HACE 4 PORCIONES

Ingredientes

- Aceite de oliva en aerosol de cocina
- 4 filetes de lubina chilena (6 onzas)
- Sal y pimienta recién molida a gusto
- Pimienta de cayena a gusto

Instrucciones de preparación

- Precalentar el horno para asar. Rociar una bandeja de horno poco profunda con aceite de cocina. Coloca la lubina en la sartén y espolvorea con sal y pimienta y pimienta al gusto. Rocíe ligeramente la parte superior del pescado con aceite de cocina y ase hasta que se dore ligeramente.
- Dale la vuelta al pescado y ásalo por el otro lado unos minutos más hasta que se dore. Apaga la parrilla y pon el horno a 425 grados. Continúe horneando el pescado durante otros 15 ó 20 minutos, dependiendo del grosor del pescado, hasta que se desmenuce fácilmente. Sirva inmediatamente.

Datos nutricionales

Aprox. 164 calorías por porción, 32g de proteína, 4g de grasa total, 0 grasa saturada, 0 grasa trans, 0 carbohidratos, 70mg de colesterol, 110mg de sodio, 0 fibra

212.   QUICHE DE ESPINACAS Y QUESO SUIZO

TIEMPO DE PREPARACIÓN: 10 MINUTOS. HACE 8 PORCIONES

Ingredientes

- 1 (9 pulgadas) de corteza de pastel de trigo integral sin hornear
- 5 huevos grandes o 1¼ tazas de huevos líquidos
- ¾ taza de leche baja en grasa o al 2%
- ½ cucharadita de sal o al gusto
- ¼ cucharadita de pimienta recién molida
- ½ taza de espinacas congeladas descongeladas (aproximadamente ½ de una bolsa de 10 onzas), exprimidas a reducir la humedad
- 1 taza de queso suizo bajo en grasa rallado (unas 4 onzas)

Instrucciones de preparación

- Precaliente el horno a 375 grados. Coloca la corteza de la tarta en un plato de tarta y dobla los bordes.
- En un tazón, bate los huevos, la leche, la sal y la pimienta. Esparce las espinacas de manera uniforme en el fondo de la corteza y vierte la mezcla de huevos sobre la parte superior de las espinacas. Espolvorear con queso suizo y hornear a 375 grados durante unos 15 minutos.

- Reducir el calor a 325 grados y continuar horneando durante 20 minutos más o hasta que la mezcla de huevos se haya inflado y la corteza esté dorada. Saque del horno y deje reposar la tarta durante 5 minutos antes de cortarla.

Datos nutricionales

Aprox. 186 calorías por porción, 9g de proteína, 9g de grasa total, 6g de grasa saturada, 0 de grasas trans, 15g de carbohidratos, 27mg de colesterol, 486mg de sodio, 2g de fibra

213. GALLINAS DE MAÍZ TOSTADAS

TIEMPO DE PREPARACIÓN: 10 MINUTOS. HACE 4 PORCIONES

Ingredientes

- ¼ cucharadita de salvia seca
- ¼ cucharadita de tomillo seco
- Sal y pimienta recién molida a gusto
- 4 gallinas Rock Cornish (11¼ libras cada una), enjuagadas y secas
- 1½ cucharadas de aceite de canola/aceite de oliva sin grasas, derretido
- ½ taza de vino blanco seco o vermú seco sin azúcar

Instrucciones de preparación

- Precaliente el horno a 375 grados. Combina salvia, tomillo, y sal y pimienta en un pequeño tazón y revuelve para mezclar. Dividir la mezcla de sal por la mitad, sazonar el interior de las gallinas con la mitad de la mezcla, y atar las patas de cada gallina. Ponga las gallinas en un estante en una bandeja de asar poco profunda. Espolvorea la mezcla de sal restante sobre cada gallina.
- Rocíe aceite de canola/aceite de oliva derretido y vino sobre la parte superior de las gallinas y colóquelas en el horno para asarlas durante unos 20-25 minutos o hasta que un termómetro de carne insertado en el muslo alcance los 170 grados. Saque del horno y ponga las gallinas en una tienda de campaña con papel de aluminio durante unos 10 minutos antes de servir.

Datos nutricionales

Aprox. 408 calorías por porción, 58g de proteína, 14g de grasa total, 3g de grasa saturada, 0 de grasas trans, 0 de carbohidratos, 264mg de colesterol, 564g de sodio, 0 de fibra

214. POLLO A LA PARRILLA CON SALSA DE POMODORO

TIEMPO DE PREPARACIÓN: 10 MINUTOS. HACE 4 PORCIONES

Ingredientes

- ½ taza de almendras cortadas
- 4 (6 onzas) pechugas de pollo sin piel y sin hueso
- Queso parmesano recién rallado para adornar.
- **Para la Salsa de Pomodoro:**
- ¼ taza de aceite de oliva
- 1 pimiento rojo grande, picado
- 1 cebolla amarilla medianamente grande, picada
- 6 cucharaditas de ajo fresco picado
- Una lata de 14,5 onzas de tomates pequeños cortados en dados, bien escurridos.
- 3 cucharadas de hojas de albahaca fresca picada
- 1 cucharada de vinagre de vino tinto

Instrucciones de preparación

- Precaliente el horno a 350 grados. Coloca las almendras en papel de aluminio grueso y hornea hasta que se doren. Quítalo del horno.
- Asar pechugas de pollo a la parrilla como se desee. Cuando estén cocidas, coloque cada pechuga en una bandeja y cúbrala con salsa pomodoro. Espolvorear con rodajas de almendra y queso parmesano y servir.

Salsa:

- En una gran sartén a fuego alto, aceite de oliva caliente. Añade el pimiento rojo, la cebolla y el ajo y cocina hasta que los trozos de cebolla estén tiernos y el líquido se evapore, revolviendo con frecuencia. Añade los tomates, la albahaca y el vinagre. Cocina hasta que se calienten. Reduzca el calor a muy bajo para mantener la salsa caliente.

Datos nutricionales

Aproximadamente 299 calorías por porción, 48g de proteína, 16g de grasa total, 1g de grasa saturada, 0 grasas trans, 11g de carbohidratos, 144mg de colesterol, 288mg de sodio, 1g de fibra

215. BERENJENA PARMESANA DE FÁCIL COCCIÓN

TIEMPO DE PREPARACIÓN: 10 MINUTOS. HACE 4 PORCIONES

Ingredientes

- *½ taza de huevos líquidos*
- *¼ taza de migas de pan*
- *1 berenjena grande, con piel y cortada longitudinalmente en 8 rebanadas (alrededor de ½-*
- *pulgadas de grosor cada uno)*
- *Aceite de oliva en aerosol de cocina*
- *Sal de ajo para espolvorear (opcional)*
- *1 taza de queso mozzarella desmenuzado y bajo en grasas.*
- *1 lata (14,5 onzas) de tomates cortados en dados con albahaca, ajo y orégano, escurridos*
- *1 lata de salsa de tomate con albahaca, ajo y orégano.*
- *Perejil fresco picado para adornar*
- *Queso parmesano rallado para adornar*

Instrucciones de preparación

- Precaliente el horno a 425 grados. Coloca los huevos en un recipiente grande y poco profundo.
- Ponga las migas de pan en otro recipiente grande y poco profundo. Sumerja cada rebanada de berenjena en los huevos y luego en el pan rallado, cubriendo ambos lados de cada pieza. Coloca las piezas en una bandeja para hornear ligeramente rociada con aceite.
- Si lo desea, espolvoree ligeramente cada rebanada con sal de ajo. Hornee la berenjena hasta que las rodajas estén tiernas y ligeramente doradas, unos 5 minutos por cada lado. Espolvorea la parte superior de un lado de la berenjena con queso mozzarella rallado y hornea durante 1 minuto más hasta que el queso se ablande y se dore un poco.
- Mientras la berenjena se hornea, combine los tomates y la salsa en una cacerola y caliéntela a fuego medio-bajo para dejarla hervir a fuego lento hasta que se espese ligeramente, unos 10 minutos. Dividir la mezcla de tomate en 4 platos de servicio poco profundos y cubrir cada plato con 2 rebanadas de berenjena. Espolvorea cada porción con perejil y queso parmesano y sirve.

Datos nutricionales

Aprox. 196 calorías por porción, 13g de proteína, 5g de grasa total, 3g de grasa saturada, 0 de grasas trans, 23g de carbohidratos, 15mg de colesterol, 616mg de sodio, 6g de fibra

216. PASTA MEDITERRÁNEA PICANTE

TIEMPO DE PREPARACIÓN: 10 MINUTOS. HACE 4 PORCIONES

Ingredientes

- 3 cucharadas de aceite de oliva
- 6 dientes de ajo fresco, finamente picados
- 1 lata (14,5 onzas) de tomates cortados en dados con albahaca, ajo y orégano, sin escurrir.
- 1 lata (15 onzas) de frijoles cannellini, escurridos y enjuagados
- 2 cucharadas de vinagre balsámico
- Escamas de pimiento rojo picante trituradas a gusto
- 1 caja (13,25 onzas) de pasta mediana de grano entero.
- 2 cabezas medianas de brócoli fresco, sólo floretes
- Sal y pimienta recién molida a gusto
- Queso parmesano recién rallado (opcional)

Instrucciones de preparación

- En una sartén grande, calienta el aceite de oliva a fuego medio. Añada el ajo y cocine hasta que esté fragante. Añade tomates con zumo, judías, vinagre y hojuelas de pimiento picante. Cocina durante unos 5-8 minutos, revolviendo a menudo. Aparta y mantente caliente. Cocina la pasta según las instrucciones del paquete. Añade los ramilletes de brócoli a la pasta durante los últimos 8 minutos de cocción. Escurrir la pasta, reservando una taza de líquido de cocción.
- Devuelva la pasta y los ramilletes de brócoli a la olla y añada la mezcla de tomate. Espolvorear con la sal y la pimienta deseadas y mezclar para incorporar la salsa. Si la pasta está demasiado seca, añada pequeñas cantidades del líquido de la pasta reservado hasta la consistencia deseada. Espolvorear con queso parmesano y servir.

Datos nutricionales

Aprox. 503 calorías por porción, 20g de proteína, 10g de grasa total, 1g de grasa saturada, 0 grasa trans, 89g de carbohidratos, 0 colesterol, 521mg de sodio, 6g de fibra

217. FRIJOLES BLANCOS Y CAMARONES DE PIMENTÓN AHUMADO

TIEMPO DE PREPARACIÓN: 10 MINUTOS. HACE 4-6 PORCIONES

Ingredientes

- 4 cucharadas de aceite de oliva, divididas, + más para rociar
- 6 dientes de ajo fresco, picados y divididos
- 3 chiles rojos secos
- 2 hojas de laurel, mejor usar hojas frescas si es posible.
- 1 lata de 28 onzas de tomates cortados en dados, completamente escurridos.
- 2 cucharadas de pasta de tomate
- 2 latas de 15 onzas de frijoles cannellini, enjuagados y escurridos.
- 1 taza de caldo de pollo enlatado bajo en sodio y sin grasa.
- Camarones grandes crudos de 1 libra, pelados y desvenados
- 1 cucharadita de pimentón ahumado
- Sal de ajo y pimienta recién molida a gusto
- 2 cucharadas de perejil de hoja plana picado para adornar.
- 4 rebanadas de pan crujiente tostado (opcional)

Instrucciones de preparación

- Precalentar la parrilla. Calienta 2 cucharaditas de aceite de oliva en una sartén de fondo grueso a fuego medio. Añade 3 dientes de ajo, chiles y hojas de laurel. Cocine, revolviendo continuamente, hasta que esté fragante, unos 2-3 minutos. Añade los tomates cortados en dados. Con la parte posterior de una cuchara, aplastar los tomates hasta que se rompan completamente en un puré y cocinarlos durante unos 5 minutos.
- Añade la pasta de tomate, revolviendo constantemente hasta que la salsa esté de un rojo intenso, unos 3-5 minutos. Añada las judías y el caldo, hierva a fuego lento y cocine hasta que los jugos se reduzcan ligeramente y se espesen, unos 4-5 minutos.
- Transfiera la mezcla de frijoles a una cazuela de horno. En un tazón, agregue el aceite de oliva y ajo restante, los camarones y el pimentón. Sazone con sal y pimienta de ajo al gusto. Lanza los camarones hasta que estén cubiertos uniformemente. Dispersa los camarones sobre la mezcla de frijoles en una capa uniforme.
- Ponga la cacerola bajo la parrilla y ase hasta que los camarones estén dorados y cocidos, de 3 a 5 minutos. Retire del fuego y rocíe una pequeña cantidad de aceite de oliva sobre los camarones y los frijoles y adorne con perejil picado. Sirva con pan crujiente, si lo desea.

Datos nutricionales

Aprox. 289 calorías por porción, 33g de proteína, 4g de grasa total, 1g de grasa saturada, 0 grasas trans, 25g de carbohidratos, 114mg de colesterol, 888mg de sodio, 8g de fibra

218.   CUSCÚS DE CAMARONES Y HONGOS SALTEADOS

TIEMPO DE PREPARACIÓN: 10 MINUTOS. HACE 4 PORCIONES

Ingredientes

- *1½ tazas de caldo de pollo enlatado bajo en sodio y sin grasa, dividido*
- *12 grandes champiñones de botón, limpiados y cortados en cuartos*
- *6-8 cebolletas, partes blancas y verdes, picadas*
- *3 cucharadas de mezcla de pasta de ajo fresco, divididas*
- *1 cucharada de aceite de oliva de infusión porcina*
- *Sal y pimienta recién molida a gusto*
- *3 dientes de ajo fresco, picado*
- *24 camarones grandes frescos o congelados, pelados, desvenados y descongelados si están congelados.*
- *Escamas de pimiento rojo picante trituradas a gusto*
- *2 cucharadas de aceite de oliva*
- *¼ cucharada de perejil seco*
- *⅛ cucharadita de tomillo seco*
- *⅛ cucharadita de romero seco*
- *⅔ taza de cuscús fino*
- *Queso parmesano rallado para espolvorear (opcional)*

Instrucciones de preparación

- En una sartén grande a fuego medio, ponga a hervir 1 taza de caldo, champiñones y cebolletas. Reduzca el fuego a fuego lento y añada 2 cucharadas de pasta de ajo, revolviendo para que se mezcle. Revuelva de vez en cuando hasta que los hongos se ablanden.
- Rocíe la mezcla con aceite de porcino, revuelva y añada sal y pimienta al gusto. Escurra el líquido de la mezcla de hongos y reserve el líquido y los hongos en tazones separados. Ponga ambos a un lado. En la misma sartén, combine el caldo restante, ajo, camarones y hojuelas de pimiento picante. Poner a hervir, reducir el fuego a medio y cocinar los camarones hasta que estén rosados y bien cocidos. Quítalo del fuego y déjalo a un lado.
- En una cacerola, agregue el líquido de champiñones reservado más agua para igualar las tazas de 1½. Añade el aceite de oliva, la pasta de ajo restante, el perejil, el tomillo y el romero. Ponerlo a hervir

rápidamente, y luego retirarlo del fuego. Añade el cuscús, remueve, cubre y deja reposar hasta que el líquido se absorba, unos 5 minutos. Couscous de pelusa con un tenedor y transferido a un gran tazón.
- Añade la mezcla de champiñones y cebollas y mézclalo suavemente. Con una cuchara ranurada, transfiera los camarones cocidos a la mezcla de cuscús y champiñones y vuelva a mezclarlos para incorporar todos los ingredientes. Añade sal y pimienta a gusto, espolvorea con queso parmesano, si lo deseas, y sirve.

Datos nutricionales

Aprox. 353 calorías por porción, 16g de proteína, 4g de grasa total, 0.5g de grasa saturada, 0 de grasas trans, 27g de carbohidratos, 64mg de colesterol, 694mg de sodio, 2g de fibra

219. ALBÓNDIGAS AL HORNO

TIEMPO DE PREPARACIÓN: 10 MINUTOS. HACE APROXIMADAMENTE 65 ALBÓNDIGAS

Ingredientes

- *4 huevos grandes, batidos*
- *½ taza de leche baja en grasa*
- *4 rebanadas de pan, desgarradas en pedazos*
- *½ taza de cebolla blanca finamente picada*
- *3 dientes de ajo fresco, finamente picados*
- *¼ taza de pimiento verde finamente picado*
- *Sal y pimienta recién molida a gusto*
- *½ taza de queso parmesano rallado*
- *1½ libras de carne molida magra*
- *1½ libras de carne de cerdo molido magro*

Instrucciones de preparación

- Precaliente el horno a 375 grados. En un gran tazón, agregue los huevos, la leche, el pan, la cebolla, el ajo, el pimiento verde, la sal y la pimienta y el queso parmesano. Mezclar juntos.
- Añade ambas carnes y mézclalas bien usando tus manos para mezclarlas. Formen bolas con la mezcla de carne y colóquenlas en una bandeja de hornear con borde. Hornear durante 25-30 minutos.

Datos nutricionales

Aprox. 37 calorías por albóndiga, 4.5g de proteína, 3g de grasa total, <0.5g de grasa saturada, 0 grasa trans, 0 carbohidratos, 29mg de colesterol, 34mg de sodio, 0 fibra

220. LA LASAÑA HECHA FÁCIL

TIEMPO DE PREPARACIÓN: 10 MINUTOS. HACE 12 PORCIONES

Ingredientes

- *1½ libras de carne molida magra*
- *1 libra de salchichas magras italianas molidas y condimentadas*
- *3 dientes de ajo fresco, picado*
- *1 cebolla blanca grande, picada*
- *2 latas (14,5 onzas) de tomates enteros, sin escurrir.*
- *2 latas (6 onzas) de pasta de tomate*
- *4 cucharadas de perejil seco, divididas*
- *2 cucharadas de albahaca seca*
- *2 cucharadas de orégano seco*
- *¾ cucharadita de semilla de hinojo*
- *Sal y pimienta recién molida a gusto*
- *3 tazas de queso cottage bajo en grasa*
- *2 huevos enteros, batidos*
- *½ taza de queso parmesano rallado*
- *1 paquete (10 onzas) de fideos para lasaña*
- *1 libra de queso mozzarella bajo en sodio en lonchas.*

Instrucciones de preparación

- Combine la carne, la salchicha, el ajo y la cebolla en una sartén grande y cocine a fuego medio-alto hasta que se doren. Drena la mitad de la grasa. Añade tomates, pasta de tomate, 2 cucharadas de perejil, albahaca, orégano, semillas de hinojo, y sal y pimienta al gusto. Deje que se cocine a fuego lento durante 40-45 minutos. Mientras la salsa de carne hierve a fuego lento, mezcla el requesón, los huevos, el queso parmesano y el perejil restante en un pequeño tazón. Revuelva y deje a un lado. Cocina los fideos de lasaña según las instrucciones del paquete.
- Disponga 4 fideos cocidos en el fondo de una fuente de horno, superponiendo los fideos si es necesario. Ponga la mitad de la mezcla de requesón sobre los fideos y añada una capa de queso mozzarella.
- Esparce menos de la mitad de la mezcla de salsa de carne por encima. Repita el procedimiento hasta que todos los fideos hayan sido usados, terminando con una capa de salsa de carne. Espolvorea la parte superior con queso parmesano y una capa de queso mozzarella. Hornee en un horno a 350 grados durante 20-30 minutos o hasta que la parte superior esté caliente, burbujee y esté ligeramente dorada.

Datos nutricionales

Aprox. 429 calorías por porción, 41g de proteína, 14g de grasa total, 6g de grasa saturada, 0 de grasas trans, 25g de carbohidratos, 127mg de colesterol, 561mg de sodio, 4g de fibra

221. VIEIRAS DE QUESO PARMESANO A LA PLANCHA CON ARROZ PILAF

TIEMPO DE PREPARACIÓN: 10 MINUTOS. HACE 4 PORCIONES

Ingredientes

- *1 cucharada de aceite de canola/aceite de oliva sin grasas trans*
- *1 cucharada de aceite de oliva*
- *1½ - 2 libras de vieiras de bahía*
- *½ cucharadita de sal de ajo o al gusto*
- *½ cucharadita de polvo de ajo*
- *Pimienta recién molida a gusto*
- *⅛ taza de queso parmesano rallado*
- *Una generosa pizca de pimentón*
- *2 cucharadas de perejil fresco picado*
- *Elección del pilaf de arroz comprado en la tienda, cocinado según las instrucciones del paquete.*
- *Jugo de limón recién exprimido para lloviznar*

Instrucciones de preparación

Derretir el aceite de colza/aceite de oliva untado y el aceite de oliva en una cacerola a fuego medio-alto. Añada las vieiras y espolvoree con sal de ajo, ajo en polvo y pimienta. Cocine durante 2 minutos en cada lado de las vieiras. Añade el queso parmesano, el pimentón y el perejil. Retire del fuego y vierta sobre el arroz pilaf con un chorrito de jugo de limón fresco.

Datos nutricionales

Aprox. 228 calorías por porción, 33g de proteína, 7g de grasa total, 2g de grasa saturada, 0 de grasas trans, 8g de carbohidratos, 107mg de colesterol, 295mg de sodio, 0 de fibra

222. SALMÓN CON PIMIENTA DE LIMÓN

TIEMPO DE PREPARACIÓN: 10 MINUTOS. HACE 2 PORCIONES

Ingredientes

- *Aceite de oliva en aerosol de cocina*
- *2 filetes de salmón (4-5 onzas), sin piel*
- *Sazonador de pimienta de limón a gusto*
- *1 limón, cortado en gajos para adornar*

Instrucciones de preparación

- Precaliente el horno a 450 grados. Rocíe ligeramente una sartén de hierro fundido con aceite de cocina y colóquela en el horno para calentarla. Mientras el horno se calienta, enjuague los filetes y séquelos con toallas de papel. Sazona un lado de cada filete con una cantidad generosa de condimento de limón y pimienta.
- Cuando el horno alcance la temperatura deseada, coloque los filetes sazonados con la parte inferior en una sartén caliente y cocínelos durante unos 10-15 minutos, dándolos vuelta una vez después de unos 6-7 minutos. Cocine hasta que el pescado se desmenuce fácilmente y sírvalo con gajos de limón.

Datos nutricionales

Aprox. 259 calorías por porción, 28g de proteína, 15g de grasa total, 3g de grasa saturada, 0 de grasas trans, 0 de carbohidratos, 84mg de colesterol, 84mg de sodio, 0 de fibra

223. VIEIRAS DORADAS

TIEMPO DE PREPARACIÓN: 10 MINUTOS. HACE 4 PORCIONES

Ingredientes

- *16 vieiras medianas y grandes (alrededor de 1¼ libras de vieiras secas)*
- *2 cucharadas de aceite de colza/aceite de oliva, derretido*
- *2 cucharaditas de ajo fresco picado*
- *1 cucharada de tomillo finamente picado*
- *1 cucharadita de sal o al gusto*
- *Pimienta recién molida a gusto*

Instrucciones de preparación

- En un tazón mediano, marinar las vieiras con aceite de oliva, ajo, tomillo, sal y pimienta durante 20-30 minutos. Escurrir la mezcla de aceite de las vieiras y calentar a fuego medio-alto. Cuando la grasa empiece a humear, añada suavemente vieiras pero no deje que las vieiras se toquen entre sí. Sear las vieiras durante 1½ minutos a cada lado.
- Las vieiras deben tener una corteza dorada a cada lado pero aún así ser translúcidas en el centro. Sirva inmediatamente.

Datos nutricionales

Aproximadamente 235 calorías por porción, 24g de proteína, 13g de grasa total, 2g de grasa saturada, 0 grasas trans, 3g de carbohidratos, 47mg de colesterol, 278mg de sodio, 1g de fibra

224. FUSILLI Y TOMATE FRESCO

TIEMPO DE PREPARACIÓN: 10 MINUTOS. HACE 6 PORCIONES

Ingredientes

- ¾ taza de aceite de oliva extra virgen (más, si se desea)
- 1½ cucharadas de vinagre balsámico
- 1½ cucharadas de vinagre de vino tinto
- 4½ libras de tomates ciruela italianos, cortados por la mitad, sin semillas y con la pulpa cortada en
- trozos del tamaño de un bocado
- ¾ taza de hojas de albahaca fresca empaquetadas, desgarradas en pedazos
- Una libra de pasta seca de fusilli
- Sal y pimienta recién molida a gusto

Instrucciones de preparación

- Combina el aceite de oliva y ambos vinagres en un tazón y bátelo para mezclarlo. En un tazón separado, aplastar a mano los trozos de tomate para liberar los jugos, luego agregar la mezcla de albahaca y vinagre. Revuelva, cubra el tazón y deje marinar a temperatura ambiente durante al menos una hora. Cocine los fusiles según las instrucciones del paquete.
- Escurrir y añadir a la mezcla de vinagre y tomate. Deje que la pasta se asiente y absorba la mezcla de vinagre y tomate durante 20-30 minutos. Revuelva a menudo para permitir que la pasta absorba los sabores de la salsa. Añada sal y pimienta a su gusto y aceite de oliva extra, si lo desea. Servir ligeramente calentado o a temperatura ambiente.

Datos nutricionales

Aproximadamente 540 calorías por porción, 11g de proteína, 29g de grasa total, 4g de grasa saturada, 0 de grasas trans, 60g de carbohidratos, 0 de colesterol, 10mg de sodio, 15g de fibra

225. TRUCHA LIGERAMENTE FRITA EN LA SARTÉN CON SALSA DE ENELDO

TIEMPO DE PREPARACIÓN: 10 MINUTOS. HACE 4 PORCIONES

Ingredientes

- ¾ taza de harina de maíz fina
- Sal y pimienta recién molida a gusto
- ¾ taza de yogur natural bajo en grasa, dividido
- 4 filetes de trucha deshuesada (alrededor de 1 libra), enjuagados y secos.
- 2 cucharadas de aceite de oliva, divididas
- 1 limón, cortado por la mitad, una mitad para el jugo y la otra para la decoración.
- ⅓ taza de eneldo fresco picado

Instrucciones de preparación

- Coloca la harina de maíz en un plato poco profundo y sazona con sal y pimienta. Esparce una cucharada de yogur en la parte de la carne de cada filete. Presiona el lado de yogur del filete en la mezcla de harina de maíz para cubrir la carne. En una sartén de fondo grueso, calentar una cucharada de aceite de oliva a fuego medio-alto. Cuando el aceite de oliva esté caliente, añade 2 filetes a la sartén, con la piel hacia abajo, y cocina hasta que la piel esté crujiente y dorada, unos 3 minutos.
- Voltee los filetes y cocínelos por el otro lado hasta que se doren, otros 3 minutos. Repita con los otros 2 filetes, añadiendo el aceite de oliva restante y reduciendo el calor si es necesario. Transfiera los filetes cocidos a los platos calentados. Combina el yogur restante, el jugo de limón y el eneldo en un pequeño tazón. Sirva un poco de salsa de eneldo y una rodaja de limón con cada filete.

Datos nutricionales

Aprox. 340 calorías por porción, 27g de proteína, 16g de grasa total, 2g de grasa saturada, 0 grasas trans, 30g de carbohidratos, 69mg de colesterol, 99mg de sodio, 2g de fibra

226. BRANZINO ENTERO ASADO CON SALSA MANTECOSA DE LIMÓN

TIEMPO DE PREPARACIÓN: 10 MINUTOS. HACE 4 PORCIONES

Ingredientes

- 4 (1-1½-libra) branzino entero, limpio, con la cabeza y la cola intactas
- ¼ taza de aceite de oliva, reservando un poco para lloviznar
- Sal y pimienta recién molida a gusto
- 1 limón, cortado en 8 rodajas finas
- 4 ramitas de perejil fresco

Para la salsa mantecosa de limón:

- ¼ taza de aceite de canola/aceite de oliva sin grasas trans
- 1 cucharada de alcaparras picadas
- 1 cucharada de jugo de limón recién exprimido
- 1 cucharada de perejil fresco picado

Instrucciones de preparación

- Precaliente el horno a 400 grados. Enjuague el pescado y séquelo con palmaditas. Anota cada pez a lo largo, hasta el hueso, y luego en forma cruzada 2 veces. Coloca el pescado en una bandeja para hornear ligeramente aceitada y cepilla el interior y el exterior de cada pescado con aceite de oliva.
- Espolvorea la piel del pescado con sal y pimienta a gusto. Rellena la cavidad de cada pez con 2 rodajas de limón y una ramita de perejil. Hornea el pescado sin cubrir durante 4 minutos. Dese vuelta suavemente y cocine por 4 minutos más. Reajustar el horno a la parrilla, rociar la parte superior del pescado con aceite de oliva y cocinar durante 3-5 minutos más o hasta que la piel se ampolle y el pescado se desmenuce fácilmente.

Salsa:

- Mientras se cocina el pescado, haga la salsa derritiendo el aceite de canola y de oliva esparcido en una pequeña olla a fuego lento. Añade alcaparras, jugo de limón y perejil. Cuando el pescado esté cocido y listo para servir, rocíe cada pescado con una pequeña cantidad de salsa de limón.

Datos nutricionales

Aprox. 322 calorías por porción, 31g de proteína, 29g de grasa total, 4g de grasa saturada, 0 de grasas trans, 0 de carbohidratos, 67mg de colesterol, 187mg de sodio, 0 de fibra

227. PASTA DE SARDINAS CON LIMÓN Y AJO

TIEMPO DE PREPARACIÓN: 10 MINUTOS. HACE 4 PORCIONES

Ingredientes

- 6 dientes de ajo fresco, picado
- 4 cucharadas de aceite de oliva, divididas
- 1 taza de pan rallado + extra para la guarnición (opcional)
- 8 onzas de pasta fresca de fetuccine
- ¼ taza de jugo de limón recién exprimido

- Sal y pimienta recién molida a gusto
- 2 latas (3-4 onzas) de sardinas deshuesadas en salsa de tomate, rotas en pequeños trozos.
- ½ taza de perejil fresco picado

- ¼ *taza de queso parmesano finamente rallado*

Instrucciones de preparación

- En una pequeña sartén antiadherente, saltee el ajo en 2 cucharadas de aceite de oliva hasta que esté fragante pero no dorado. Aparta. Calentar el aceite restante en una cacerola separada y añadir el pan rallado. Cocine, revolviendo con frecuencia, hasta que esté crujiente y dorado.
- Cocine y escurra la pasta fresca según las instrucciones del paquete. En un bol, bate el jugo de limón, la sal y la pimienta y el ajo. Añade pasta, sardinas con salsa, perejil y queso parmesano. Mezcle suavemente y sirva con pan rallado espolvoreado encima, si lo desea.

Datos nutricionales

Aprox. 362 calorías por porción, 19g de proteína, 18g de grasa total, 3g de grasa saturada, 0 grasas trans, 57g de carbohidratos, 36mg de colesterol, 687mg de sodio, 3g de fibra

228. RIGATONI EN UNA SALSA DE HIERBAS FRESCAS

TIEMPO DE PREPARACIÓN: 10 MINUTOS. HACE 8 PORCIONES

Ingredientes

- *3 cucharadas de aceite de oliva*
- *2 zanahorias medianas, picadas*
- *1 cebolla amarilla, picada*
- *Un puerro, sólo la parte blanca, cortado en cubos.*
- *3 dientes de ajo fresco, picado*
- *½ taza de vino tinto de mesa*
- *1 lata (35 onzas) de tomates Roma, sin escurrir y aplastados a mano*
- *1 hoja de laurel*
- *Sal y pimienta recién molida a gusto*
- *Rigatoni de 1 libra*
- *½ taza de perejil fresco picado*
- *10 hojas de albahaca fresca, picadas*
- *1 cucharada de orégano fresco picado*
- *2 cucharadas de aceitunas negras picadas*
- *⅓ taza de queso Pecorino-Romano rallado grueso*

Instrucciones de preparación

- Calienta el aceite de oliva en una sartén grande a fuego medio. Añade las zanahorias, la cebolla y el puerro y saltéalos durante unos 9 minutos o hasta que estén blandos. Añada el ajo y cocine, removiendo, hasta que esté fragante, alrededor de 1 minuto. Añade el vino y cocina, removiendo, hasta que se reduzca a la mitad, unos 5 minutos. Añade los tomates con los jugos y la hoja de laurel. Sazone con sal y pimienta al gusto. Deje hervir a fuego lento sin tapar durante 15-20 minutos.
- Mientras tanto, cocine la pasta según las instrucciones del paquete. Quita la hoja de laurel de la salsa. Añade perejil, albahaca y orégano y déjalo hervir a fuego lento durante unos 2 minutos más. Añade las aceitunas. Ponga la pasta escurrida en un gran tazón, agregue la salsa y revuelva suavemente. Cúbrelo con queso Pecorino-Romano.

Datos nutricionales

Aprox. 402 calorías por porción, 12g de proteína, 7g de grasa total, 2g de grasa saturada, 0 grasas trans, 54g de carbohidratos, 4mg de colesterol, 535mg de sodio, 4g de fibra

229. PASTA Y JUDÍAS BLANCAS

TIEMPO DE PREPARACIÓN: 10 MINUTOS. HACE 4 PORCIONES

Ingredientes

- 3 tazas de pasta penne de grano entero
- 2 latas (15 onzas) de tomates cortados en dados con albahaca y orégano.
- 3-4 dientes de ajo fresco, picado
- 1 cebolla blanca pequeña, cortada en cubitos
- 1 lata (15 onzas) de frijoles cannellini, enjuagados y drenados
- 1 bolsa (9 onzas) de espinacas frescas, limpiadas y cortadas en pedazos
- 1 tronco de queso de cabra fresco y blando, cortado en pequeños trozos.
- Pan crujiente

Instrucciones de preparación

- Cocina la pasta según las instrucciones del paquete. En una gran sartén, pongan a hervir los tomates, el ajo, la cebolla y los frijoles. Reduzca el fuego a fuego lento y cocine durante unos 10 minutos.
- Añade las espinacas y sigue dejando hervir a fuego lento hasta que las hojas se marchiten, revolviendo la mezcla de vez en cuando.
- Escurre la pasta cocida y divídela en 4 platos. Cubrir la pasta con la mezcla de tomate y espinacas y esparcirla en trozos de queso de cabra. Servir con un buen pan crujiente.

Datos nutricionales

Aprox. 303 calorías por porción, 14g de proteína, 8g de grasa total, 3g de grasa saturada, 0 de grasas trans, 42g de carbohidratos, 20mg de colesterol, 719mg de sodio, 6g de fibra

230. PESCADO CON CORTEZA DE PARMESANO

TIEMPO DE PREPARACIÓN: 10 MINUTOS. HACE 4 PORCIONES

Ingredientes

- Aceite de oliva en aerosol de cocina
- ⅓ taza panko pan rallado
- ¼ taza de queso parmesano finamente rallado
- Sal y pimienta recién molida a gusto
- 4 filetes de bacalao (alrededor de 1-1½ libras)
- ¼ taza de aceite de canola/aceite de oliva derretido sin grasas trans
- ½ cucharada de mezcla de pasta de ajo fresco

Instrucciones de preparación

- Precaliente el horno a 350 grados. Rocíe ligeramente una bandeja de hornear con aceite de cocina. En un plato de hornear grande y poco profundo, mezclar las migas de pan panko, el queso parmesano y sal y pimienta al gusto. Enrolle los filetes en la mezcla para cubrir todos los lados. Mezcla el aceite de canola/aceite de oliva derretido y la pasta de ajo en un pequeño tazón.
- Coloca los filetes en una bandeja para hornear y rocía la mezcla de mantequilla de ajo sobre los filetes. Hornee al descubierto durante 4-6 minutos por cada ½ pulgadas de grosor hasta que las migas estén doradas y el pescado se escame fácilmente.

Datos nutricionales

Aprox. 283 calorías por porción, 32g de proteína, 14g de grasa total, 4g de grasa saturada, 0 de grasas trans, 4g de carbohidratos, 69mg de colesterol, 320mg de sodio, 0 de fibra

231. SALMÓN CON PIMENTÓN AHUMADO

TIEMPO DE PREPARACIÓN: 10 MINUTOS. HACE 4 PORCIONES

Ingredientes

- ¼ taza de jugo de naranja
- 1 cucharada de aceite de oliva
- 1 cucharadita de tomillo
- 4 filetes de salmón (4-5 onzas), sin piel
- ½ cucharada de pimentón ahumado
- ½ cucharada de azúcar moreno
- ½ cucharadita de canela
- 1 cucharadita de cáscara de naranja

Instrucciones de preparación

- En un plato poco profundo, revuelva para mezclar el jugo de naranja, el aceite de oliva y el tomillo. Añade el salmón, girando para cubrir los filetes con la mezcla de jugo. Cubrir el plato con plástico y refrigerarlo. Cuando los filetes estén marinados por lo menos 30 minutos, coloque una sartén de hierro fundido poco profunda en la rejilla superior del horno y precaliente el horno a 450 grados.
- En un pequeño tazón, mezclar el pimentón, el azúcar moreno, la canela y la cáscara. Cuando el horno alcance el calor deseado, retire los filetes del adobo y frote la parte superior de los filetes con la mezcla de pimentón. Ponga los filetes en una sartén caliente y cocínelos durante 3 o 4 minutos. Dale la vuelta a los filetes una vez y sigue cocinándolos hasta que el pescado se desmenuce fácilmente.

Datos nutricionales

Aprox. 202 calorías por porción, 22g de proteína, 11g de grasa total, 1g de grasa saturada, 0 trans-fat 2g de carbohidratos, 62mg de colesterol, 85mg de sodio, <0.5mg de fibra

232. FRIJOLES Y MÁS FRIJOLES

TIEMPO DE PREPARACIÓN: 10 MINUTOS. HACE 8 PORCIONES

Ingredientes

- 2 cucharadas de aceite de canola
- 4 dientes de ajo fresco, picado
- 1 cebolla blanca grande, picada
- 1 pimiento verde pequeño, cortado en cubos
- 1 chile jalapeño, sin semillas y cortado en cubos
- 1 lata de 28 onzas de judías rojas pequeñas, escurridas y enjuagadas
- 1 lata de garbanzos de 15 onzas, escurridos y enjuagados
- 1 lata (15 onzas) de frijoles pintos, escurridos y enjuagados
- ¼ taza de quinoa
- 1 taza de maíz amarillo congelado
- ½ taza de zanahoria picada
- ½ taza de apio picado
- 1 lata (28 onzas) de tomates cortados en dados con albahaca, ajo y orégano
- 2 tazas de caldo de pollo enlatado bajo en sodio y sin grasa.
- 2 cucharadas de chile en polvo o al gusto
- Sal y pimienta recién molida a gusto
- Pan integral de grano crujiente

Instrucciones de preparación

- En una olla grande, calentar el aceite de oliva, el ajo, la cebolla y el pimiento verde y saltear hasta que estén suaves. Añade el jalapeño y saltéalo durante otros 2-3 minutos.

- Añade el resto de los ingredientes (excepto el pan) y ponlos a hervir. Reduzca el calor a bajo, cúbralo, y déjelo hervir a fuego lento durante 30-40 minutos, revolviendo de vez en cuando, hasta que los granos de quinua estén blandos. Servir con pan crujiente.

Datos nutricionales

Aprox. 276 calorías por porción, 15g de proteína, 4g de grasa total, <0.5g de grasa saturada, 0 grasa trans, 80g de carbohidratos, 0 colesterol, 948mg de sodio, 10g de fibra

233. PASTA DE ORQUÍDEA Y TOMATES ASADOS

TIEMPO DE PREPARACIÓN: 10 MINUTOS. HACE 4 PORCIONES

Ingredientes

- 1½ libras de tomates cherry
- 3 dientes de ajo fresco, picado
- 4 cucharadas de alcaparras, escurridas y enjuagadas
- 1½ cucharadas de hojas frescas de orégano, divididas
- 3 cucharadas de aceite de oliva
- Sal y pimienta recién molida a gusto
- 1 libra de pasta de orecchiette (equivale aproximadamente a 2½ tazas de pasta cocida por porción)
- Queso parmesano rallado (opcional)

Instrucciones de preparación

- Precaliente el horno a 450 grados. En una bolsita de plástico que se puede volver a cerrar, añada tomates, ajo, alcaparras, una cucharada de orégano, aceite de oliva, y sal y pimienta al gusto. Lánzalo hasta que los tomates estén bien cubiertos. Extienda la mezcla de tomates en una bandeja de hornear con borde y áselos hasta que los tomates se revienten y empiecen a dorarse, unos 25-30 minutos.
- Cocine la pasta según las instrucciones del paquete y escúrrala, reservando ½ taza de agua de la pasta. Devuelva la pasta y la mitad del agua reservada a la olla y añada la mezcla de tomate.
- Cocina a fuego medio-alto hasta que la salsa se espese ligeramente. Si es necesario, añade el agua restante para crear una salsa que cubra la pasta. Espolvorear con el orégano y el queso parmesano restantes, si se desea, y servir.

Datos nutricionales

Aprox. 342 calorías por porción, 15g de proteína, 12g de grasa total, 1g de grasa saturada, 0 grasa trans, 39g de carbohidratos, 0 colesterol, 8mg de sodio, 6g de fibra

234. FLETÁN A LA SARTÉN CON SALSA DE LIMÓN.

TIEMPO DE PREPARACIÓN: 10 MINUTOS. HACE 4 PORCIONES

Ingredientes

- 4 filetes de fletán de 6 onzas
- Una pizca de sal y pimienta recién molida (opcional)
- 2 cucharadas de aceite de oliva, divididas
- 1 cucharada de aceite de canola/aceite de oliva sin grasas trans
- 1 diente de ajo fresco, finamente picado
- 2 limones, 1 para jugo y rallado para hacer ½ cucharadita de ralladura de limón y 1 cuarteado para adornar
- 2 cucharadas de jugo de limón recién exprimido
- 4 cucharaditas de alcaparras, escurridas, enjuagadas y picadas
- 4 cucharadas de perejil fresco picado

Instrucciones de preparación

- Enjuague los filetes bajo agua fría y séquelos con palmaditas. Sazone un lado de cada bistec con una pizca de sal y pimienta, si lo desea. En una sartén grande y pesada, calentar una cucharada de aceite de oliva y aceite de canola/aceite de oliva extendido a fuego medio-alto. Cocine los filetes de fletán en la sartén hasta que se doren por ambos lados, unos 7 minutos.
- Aparta, pero mantente caliente. Caliente el aceite de oliva restante en una pequeña sartén, luego agregue el ajo, la cáscara de limón y el jugo, y las alcaparras. Deje que se cocine a fuego lento durante 30-40 segundos. Añade perejil y rocie sobre los filetes de fletán. Adorne con gajos de limón y sirva inmediatamente.

Datos nutricionales

Aprox. 272 calorías por porción, 35g de proteína, 14g de grasa total, 2g de grasa saturada, 0 grasa trans, 0 carbohidratos, 54mg de colesterol, 152mg de sodio, 0 fibra

235. TILAPIA DE LIMÓN Y PIMIENTA A LA PLANCHA

TIEMPO DE PREPARACIÓN: 10 MINUTOS. HACE 2 PORCIONES

Ingredientes

- 4 (3-4 onzas) filetes de tilapia
- Sazonar con pimienta de limón molida a gusto
- 1 cucharada de aceite de oliva extra virgen
- 1 cucharada de aceite de canola/aceite de oliva sin grasas trans
- 1 limón, cortado en cuartos

Instrucciones de preparación

- Enjuague los filetes bajo agua fría, séquelos con toallas de papel y cubra generosamente un lado de cada filete con condimento de limón y pimienta. En una sartén grande, agregue aceite de oliva y aceite de canola/aceite de oliva extendido a fuego medio-alto. Use una brocha de cocina para mezclarlos y distribuirlos uniformemente en el fondo de la sartén.
- Cuando la mezcla de aceite esté caliente, reduzca el calor a medio y coloque los filetes con el lado de la pimienta de limón hacia abajo en la sartén para cocinarlos (unos 3 minutos, dependiendo del grosor de los filetes). Espolvorea generosamente el otro lado de cada filete con condimento de limón y pimienta y dale la vuelta a los filetes. Continúe cocinando hasta que el pescado se desmenuce. Saque los filetes del fuego y sírvalos inmediatamente.
- Adorne con gajos de limón.

Datos nutricionales

Aprox. 278 calorías por porción (2 filetes), 46g de proteína, 11g de grasa total, 3g de grasa saturada, 0 grasa trans, 0 carbohidratos, 114mg de colesterol, 158mg de sodio, 0 fibra

236. PASTA CON TOFU EN UNA SALSA MARINERA PICANTE

TIEMPO DE PREPARACIÓN: 10 MINUTOS. HACE 4-6 PORCIONES

Ingredientes

- ¼ taza de caldo de pollo enlatado bajo en sodio y sin grasa
- 1 pimiento verde grande, sin semillas y cortado en trozos de 1 pulgada

- 1 cebolla blanca grande, pelada y cortada en trozos de 1 pulgada
- 4-6 dientes de ajo fresco, picado grueso
- 1 lata de 28 onzas de tomates italianos pelados, escurridos y cortados por la mitad.
- 16 aceitunas negras pequeñas
- 1 paquete (8 onzas) de tofu extra firme, escurrido y cortado en trozos de 1 pulgada.
- 1 frasco (24 onzas) de salsa marinara
- Sal y pimienta recién molida a gusto
- Hojuelas de pimiento rojo picante trituradas a gusto (opcional)
- Pasta cocida de elección

Instrucciones de preparación

- En una sartén grande, agregue caldo, pimiento verde, cebolla y ajo. Cocina a fuego medio hasta que los trozos de pimienta estén tiernos. Reduzca el fuego a bajo y añada tomates, aceitunas, tofu, salsa marinara, sal y pimienta y hojuelas de pimiento picante.
- Cubrir y dejar hervir a fuego muy bajo (unos 10-15 minutos), revolviendo de vez en cuando para mezclar los ingredientes y asegurándose de que los trozos de tofu estén bien cubiertos de salsa. Cuanto más tiempo permanezca el tofu en la salsa y se mezcle con otros ingredientes, más sabroso será. Sirve sobre tu pasta favorita.

Datos nutricionales

Aproximadamente 63 calorías por porción (sólo salsa, no incluye la pasta de su elección), 4g de proteínas, 5g de grasa total, <0.5g de grasa saturada, 0 grasas trans, 5g de carbohidratos, 0 colesterol, 292mg de sodio, 1g de fibra

237. FETTUCCINE DE ESPINACAS CON ALCACHOFAS BEBÉ

TIEMPO DE PREPARACIÓN: 10 MINUTOS. HACE 4 PORCIONES

Ingredientes

- 8 onzas de fettuccine de espinacas
- Paquete de 9 onzas de alcachofas bebé, descongeladas
- 3 cucharadas de aceite de oliva extra virgen
- 6 dientes de ajo fresco, finamente picados
- 16 grandes camarones crudos, pelados y desvenados
- ½ taza de vermut seco
- 2 tomates ciruela grandes, finamente picados
- 1 taza de caldo de pollo enlatado bajo en sodio y sin grasa.
- 12 aceitunas negras sin hueso, cortadas por la mitad
- 1½ cucharadas de aceite de colza/aceite de oliva sin grasas trans
- 1 cucharadita de cáscara de limón fresca, finamente rallada
- Sal al gusto (opcional)
- ½ cucharadita de nuez moscada molida
- 1 cucharada de perejil fresco picado
- Gajos de limón para adornar

Instrucciones de preparación

- Cocine la pasta según las instrucciones de la caja, luego retírela del fuego, escúrrala y regrésela a la olla, rociándola con poca cantidad de aceite de oliva para evitar que se pegue. Cortar las alcachofas a lo largo, quitar las hojas exteriores, cortar las bases y recortar las partes superiores a lo largo de ⅓ hacia abajo. Quita el ahogador borroso de dentro, deséchalo y vuelve a cortar el ahogador restante por la mitad.

- Repita el procedimiento hasta que todos los estranguladores se limpien y se descuarticen. En una sartén grande, añadir 2 cucharadas de aceite de oliva y ajo y saltear durante 1 minuto; añadir las alcachofas y cocinar durante otros 1-2 minutos.
- Añade las gambas y el vermú; continúa cocinando, revolviendo a menudo, hasta que las gambas estén rosadas.
- Añade tomates, caldo, aceitunas, aceite de canola/aceite de oliva para untar, cáscara de limón, sal, nuez moscada y pasta. Echa a cubrir la pasta con salsa. Calentar la mezcla hasta que se caliente. Añade perejil y rocía con el aceite de oliva restante. Adorne con gajos de limón.

Datos nutricionales

Aprox. 437 calorías por porción, 17g de proteína, 17g de grasa total, 3g de grasa saturada, 0 de grasas trans, 51g de carbohidratos, 43mg de colesterol, 195mg de sodio, 2g de fibra

238. PECHUGAS DE POLLO ASADAS AL ROMERO

TIEMPO DE PREPARACIÓN: 10 MINUTOS. HACE 4 PORCIONES

Ingredientes

- 4 pechugas de pollo con costillas y piel (unas 9-12 onzas cada una)
- Sal y pimienta recién molida a gusto
- 2 cucharadas de aceite de colza/aceite de oliva sin grasas trans (temperatura ambiente)
- 3 cucharaditas de hojas de romero recién picadas
- 3 dientes de ajo fresco, finamente picados
- 1 cucharadita de cáscara de limón fresca
- Aceite de oliva extra virgen para rociar

Instrucciones de preparación

- Enjuague los pechos bajo agua fría y séquelos con palmaditas, luego retire el exceso de grasa.
- Espolvorea los lados de las costillas de los pechos con sal y pimienta a gusto y coloca las costillas de los pechos con el lado de la costilla hacia abajo en la parrilla. Con un cuchillo de punta afilada, inserte la hoja en un extremo de la piel y deslice gradualmente la hoja bajo la piel para crear un bolsillo entre la piel y la carne de la pechuga. En un pequeño tazón combine el aceite de canola/aceite de oliva, romero, ajo y cáscara de limón. Revuelva para mezclar sabores y texturas. Dividir en 4 porciones.
- Use un pequeño cuchillo plano para rellenar con la mezcla de romero las bolsas de piel de las pechugas de pollo. Con un dedo, presiona suavemente la piel para esparcir la mezcla de romero sobre la carne de la pechuga dentro de los bolsillos (los bolsillos de la piel permitirán que la mezcla de romero y los sabores se empapen en la carne mientras el pollo se hornea). Espolvorea la parte superior de cada pechuga con pimienta recién molida y un chorrito de aceite de oliva.
- Ponga la parrilla en el horno en la rejilla colocada en el centro del horno y hornee las pechugas durante unos 40-45 minutos a 450 grados. Retire del horno y pele la piel antes de servir, si lo desea.

Datos nutricionales

Aproximadamente 233 calorías por porción (con piel), 29g de proteína, 12g de grasa total, 3.4g de grasa saturada, 0 grasa trans, 0 carbohidratos, 83mg de colesterol, 109mg de sodio, 0 fibra

239. POLLO Y HUMUS PICANTE

TIEMPO DE PREPARACIÓN: 10 MINUTOS. HACE 4 PORCIONES

Ingredientes

- ¼ taza de aceite de oliva
- 1 cucharada de ajo fresco finamente picado
- ½ cucharadita de comino molido
- ½ cucharadita de pimienta recién molida
- 1½ libras de pechuga de pollo sin piel y sin hueso, cortada en cubos de 2 pulgadas
- 1 pimiento rojo, cortado a lo largo en tiras de 1 pulgada de ancho.
- 1 pimiento amarillo, cortado a lo largo en tiras de 1 pulgada de ancho.
- 1 cebolla roja, cortada en tiras
- Sal al gusto
- ½ taza de humus picante preparado
- 4 gajos de limón para adornar
- Cuñas de pita (opcional)

Instrucciones de preparación

- Combina aceite de oliva, ajo, comino, pimienta negra, pollo, pimientos rojos y amarillos, cebolla y sal en una bolsa de plástico que se puede volver a cerrar. Mezcle todos los ingredientes hasta que el pollo esté bien cubierto de aceite de oliva y condimentos. Forre una bandeja de asar con papel de aluminio y extienda la mezcla de pollo en una sola capa.
- Ponga la sartén a 4-6 pulgadas bajo el fuego y ase los ingredientes por aproximadamente 8-10 minutos, revolviendo una vez, hasta que el pollo esté cocinado y los vegetales estén ligeramente ennegrecidos. Divide el humus y la mezcla de pollo en 4 porciones iguales. Coloca el humus en el plato y cubre con la mezcla de pollo. Adorne el plato con una rodaja de limón y sírvalo con trozos de pita tostados, si lo desea.

Datos nutricionales

Aprox. 435 calorías por porción, 43g de proteína, 22g de grasa total, 3g de grasa saturada, 0 de grasas trans, 17g de carbohidratos, 96mg de colesterol, 281mg de sodio, 2g de fibra

240. ALBÓNDIGAS DE PAVO CON PASTA INTEGRAL Y SALSA DE TOMATE

TIEMPO DE PREPARACIÓN: 10 MINUTOS. HACE 4 PORCIONES

Ingredientes

- 1½ libras de pechuga de pavo de tierra magra
- ½ taza de cebolla finamente picada
- 1⅓ tazas de apio finamente picado
- 2 cucharadas de pimiento verde finamente picado
- 1 cucharada de mezcla de condimentos italianos secos
- 4 dientes de ajo fresco, finamente picados
- 3 tazas de migas de pan
- ½ taza de sustituto líquido del huevo
- Sal y pimienta recién molida a gusto
- Aceite de oliva en aerosol de cocina
- 8 onzas de espaguetis integrales cocidos
- 2 tazas de salsa de tomate para pasta simple o salsa de tomate para pasta fresca del mercado.

Instrucciones de preparación

- En un gran tazón combine pavo molido, cebolla, apio, pimiento verde, condimento italiano, ajo, pan rallado, huevo, y sal y pimienta. Mezcla bien los ingredientes y forma 12 albóndigas.
- Calentar una sartén grande rociada con una pequeña cantidad de aceite de cocina; reducir el calor a medio-bajo y añadir albóndigas. Cocina girando a menudo hasta que las albóndigas estén completamente cocidas y por fuera ligeramente doradas. Servir con pasta y salsa.

Datos nutricionales

Aproximadamente 279 calorías por porción, 10g de proteína, 7.5g de grasa total, 0.8g de grasa saturada, 0 grasa trans, 55g de carbohidratos, 11mg de colesterol, 8mg de sodio, 1g de fibra

241. CALAMARES EN SALSA ROJA PICANTE

TIEMPO DE PREPARACIÓN: 10 MINUTOS. HACE 4-6 PORCIONES

Ingredientes

- 3 tazas de salsa de tomate enlatada baja en sodio
- 1 lata (28 onzas) de tomates italianos pelados, rotos en pedazos
- 1 taza de vino Chianti
- 2 cucharadas de jugo de limón recién exprimido
- 1 cucharada de aceite de oliva extra virgen
- 3 dientes de ajo fresco, picado
- 1 cebolla pequeña, picada
- 1 cucharadita de pimienta negra
- Sal al gusto (opcional)
- ½ cucharadita de pimienta de cayena
- 6 hojas de albahaca fresca, picadas
- ⅓ taza de queso Romano rallado
- 2 libras de calamares limpios, cortados en anillos de ½ pulgadas

Instrucciones de preparación

- En una sartén grande y profunda, añada salsa de tomate, trozos de tomate, vino, jugo de limón, aceite de oliva, ajo, cebolla, pimienta, sal al gusto, cayena, albahaca y queso romano.
- Cocinar a fuego medio-bajo durante unos 30 minutos para permitir que el alcohol se queme e infundir a otros ingredientes su sabor. Añade los anillos de calamares y continúa hirviendo a fuego lento durante 20-30 minutos más, revolviendo de vez en cuando.
- Los calamares se cocinan cuando se hinchan y se vuelven opacos en color. No cocine demasiado los calamares; se hace difícil. Esto va bien con el fettuccine cocido.

Datos nutricionales

Aproximadamente 224 calorías por porción, 26g de proteína, 5g de grasa total, 0.7g de grasa saturada, 0 grasa trans, 16g de carbohidratos, 186mg de colesterol, 306mg de sodio, 3g de fibra

242. FRIJOLES NEGROS Y ARROZ INTEGRAL

TIEMPO DE PREPARACIÓN: 10 MINUTOS. HACE 4-6 PORCIONES

Ingredientes

- 1½ tazas de frijoles negros secos
- 5 tazas de agua o caldo de pollo enlatado bajo en sodio y sin grasa.
- 2 hojas de laurel
- 1 cucharadita de pimienta negra recién molida
- Sal al gusto
- 2 dientes de ajo fresco, picado
- 1 cebolla mediana, picada
- 1 pimiento verde mediano, picado
- ½ cucharadita de pimienta de cayena
- 10 aceitunas Manzanilla verdes, sin hueso y cortadas por la mitad
- 1 cucharada de aceite de oliva extra virgen
- ½ taza de vino de cocina Edmundo o un vino blanco seco
- 3 tazas de arroz integral cocido
- Cebolla cruda picada para adornar

Instrucciones de preparación

- Lava los frijoles bajo agua corriente fría. Coloca las judías, el agua o el caldo y las hojas de laurel en una gran olla de fondo grueso y ponlas a hervir. Hervir durante unos 2-3 minutos. Retire del fuego, cubra y remoje los frijoles durante 1 hora.
- Añade pimienta negra, sal a gusto, ajo, cebolla y pimiento, ponlo a hervir, luego reduce el fuego para que hierva a fuego lento, cúbrelo y cocina hasta que los frijoles estén tiernos (alrededor de 1-1½ horas), añadiendo agua o caldo extra, si es necesario.
- Cuando los frijoles estén tiernos, agregue cayena, aceitunas, aceite de oliva y vino. Cocinar a fuego lento durante unos 20-30 minutos para permitir que el alcohol se evapore y los sabores se casen. Servir sobre arroz integral y adornar con cebolla cruda picada.

Datos nutricionales

Aprox. 321 calorías por porción (con agua), 13g de proteína, 4g de grasa total, 0.57g de grasa saturada, 0 trans-fat, 56g de carbohidratos, <1mg de colesterol, 250mg de sodio, 8g de fibra

243.   GUISADO CON LENTEJA

TIEMPO DE PREPARACIÓN: 10 MINUTOS. HACE 6-8 PORCIONES

Ingredientes

- *1½ tazas de lentejas*
- *1 cebolla mediana, picada*
- *4 dientes de ajo fresco, picado*
- *1 cucharada de aceite de oliva extra virgen*
- *5 tazas de caldo de pollo enlatado bajo en sodio y sin grasa.*
- *1 cucharada de salsa Worcestershire*
- *1 lata de 15 onzas de tomates cortados en dados, sin escurrir.*
- *1 hoja de laurel*
- *½ cucharadita de tomillo fresco*
- *½ cucharadita de cayena*
- *¼ cucharadita de pimienta recién molida*
- *Sal al gusto*
- *2 papas grandes, peladas y picadas*
- *4 zanahorias medianas, picadas*
- *1 bolsa (10 onzas) de espinacas frescas*
- *crema agria baja en grasas para adornar (opcional)*
- *Pan crujiente multigrano (opcional)*

Instrucciones de preparación

- Enjuague las lentejas y déjalas a un lado. En una sartén grande y profunda, saltee la cebolla y el ajo en aceite de oliva hasta que estén tiernos pero no dorados. Añade lentejas, caldo de pollo, salsa Worcestershire, tomates, laurel, tomillo, cayena, pimienta y sal al gusto. Poner a hervir, tapar y reducir a fuego lento durante 20 minutos.
- Añade las patatas, las zanahorias y las espinacas, y revuelve para incorporar todos los ingredientes. Poner a hervir, tapar, reducir a medio-alto y cocinar durante 20-30 minutos o hasta que las lentejas y las verduras estén tiernas y la mayor parte del líquido se haya absorbido.
- Quita la hoja de laurel y sirve el guiso adornado con una cucharada de crema agria y un pan crujiente multigrano, si lo deseas.

Datos nutricionales

Aproximadamente 215 calorías por porción, 15g de proteína, 3.3g de grasa total, 0.3g de grasa saturada, 0 grasa trans, 36g de carbohidratos, 1mg de colesterol, 123mg de sodio, 7g de fibra

244. SALMÓN ENNEGRECIDO A LA PARRILLA

TIEMPO DE PREPARACIÓN: 10 MINUTOS. HACE 4 PORCIONES

Ingredientes

- *1 cucharadita de sal marina*
- *1 cucharada de pimentón*
- *1 cucharadita de polvo de cebolla*
- *1 cucharadita de ajo en polvo*
- *1 cucharadita de pimienta de cayena*
- *1 cucharadita de copos de pimienta mezclados*
- *½ cucharadita de tomillo seco*
- *½ cucharadita de albahaca seca*
- *⅛ taza de aceite de oliva*
- *4 filetes de salmón (6-7 onzas)*

Instrucciones de preparación

- Ponga una sartén de hierro fundido seca en la parrilla y caliéntela a 400 grados. Mezcla todos los condimentos juntos. Cepille ambos lados de los filetes con una pequeña cantidad de aceite de oliva y empápelos con condimentos.
- Coloca los filetes en una sartén caliente y ennegrece cada lado unos 3-4 minutos o hasta que se ennegrezcan y el pescado se desmenuce fácilmente.

Datos nutricionales

Aprox. 426 calorías por porción, 34g de proteína, 19g de grasa total, 0.9g de grasa saturada, 0 de grasas trans, 3g de carbohidratos, 130mg de colesterol, 240mg de sodio, 0.7g de fibra

245. CABELLO DE ÁNGEL CON MARINARA FRESCA

TIEMPO DE PREPARACIÓN: 10 MINUTOS. HACE 6-8 PORCIONES

Ingredientes

- *16 onzas de pasta integral de cabello de ángel*
- *4 cucharadas de aceite de oliva extra virgen*
- *½ cebolla blanca, picada*
- *6 dientes de ajo fresco, picado*
- *1 lata de 28 onzas de tomates italianos triturados*
- *1 lata (6 onzas) de pasta de tomate*
- *4-5 hojas de albahaca fresca picada*
- *4 cucharadas de perejil recién picado*
- *1 cucharadita de copos de pimiento rojo picante triturados*
- *Sal y pimienta recién molida a gusto*
- *½ taza de vino blanco (opcional)*
- *Queso parmesano rallado (opcional)*

Instrucciones de preparación

- Poner el agua a hervir, añadir la pasta y cocinarla hasta que esté *al dente*. Retire del fuego, escurra la pasta y vuelva a la olla, rociando con una escasa cantidad de aceite de oliva para evitar que la pasta se pegue. Aparta. Caliente el aceite de oliva en una sartén de fondo grueso y saltee la cebolla y el ajo, pero no lo dore. Reduzca el calor a fuego lento.
- Añade los tomates triturados y la pasta de tomate, la albahaca, el perejil, los copos de pimiento picante, la sal y la pimienta, y el vino, y deja hervir a fuego lento durante 30-40 minutos, revolviendo de vez en cuando. Sirva la salsa sobre la pasta y espolvoree con queso parmesano, si lo desea.

Datos nutricionales

Aprox. 310 calorías por porción, 9.2g de proteína, 8.6g de grasa total, 0.8g de grasa saturada, 0 grasa trans, 48g de carbohidratos, 0 colesterol, 246mg de sodio, 6.6g de fibra

246. PASTA DE CAMARONES AL LIMÓN

TIEMPO DE PREPARACIÓN: 10 MINUTOS. HACE 4-6 PORCIONES

Ingredientes

- *30-36 camarones grandes, pelados y desvenados*
- *Jugo de 4 limones frescos*
- *1 cucharadita de condimento de limón y pimienta*
- *12 onzas de pasta de pajarita*
- *1 cucharada de aceite de oliva extra virgen*
- *4 dientes de ajo fresco, picado*
- *4 cebolletas, partes blancas y verdes, en rodajas*
- *10 aceitunas negras, deshuesadas y picadas gruesas*
- *⅛ cucharadita de copos de pimiento rojo picante triturados*
- *1 cucharadita de polvo de ajo molido*
- *3 cucharadas de aceite de colza/aceite de oliva sin grasas trans*
- *Sal al gusto (opcional)*
- *Queso parmesano rallado para adornar (opcional)*

Instrucciones de preparación

- Coloca los camarones en una bolsa de plástico grande que se pueda volver a cerrar y añade jugo de limón y condimento de pimienta de limón. Deje que los camarones se marinen en el refrigerador por lo menos 30 minutos. Poner el agua a hervir, añadir la pasta y cocinarla hasta que esté *al dente*.
- Retire del fuego, escurra la pasta y vuelva a la olla, rociando con una escasa cantidad de aceite de oliva para evitar que la pasta se pegue. Aparta. En una sartén grande, agregue aceite de oliva, ajo y cebolleta, y saltee ligeramente hasta que esté suave.
- Añade aceitunas negras y hojuelas de pimienta picante, y déjalas a un lado pero mantenlas calientes. Cuando los camarones se hayan marinado, agregue los camarones, el jugo de limón y el ajo en polvo a la mezcla de cebolleta. Poner a fuego lento y cocinar hasta que los camarones estén rosados y bien cocidos.
- Añade a la mezcla de camarones la pasta, el aceite de canola/oliva y la sal a gusto, y deja que la pasta se derrita mientras mezclas la pasta y la mezcla de camarones con limón para mezclar los sabores. Servir caliente con un poco de queso parmesano, si se desea.

Datos nutricionales

Aprox. 326 calorías por porción, 16g de proteína, 9.5g de grasa total, 1.7g de grasa saturada, 0 grasas trans, 42.2g de carbohidratos, 64.5mg de colesterol, 232mg de sodio, 0.4g de fibra

247. LUBINA ENTERA A LA PARRILLA

TIEMPO DE PREPARACIÓN: 10 MINUTOS. HACE 4 PORCIONES

Ingredientes

- *2 (1½-pound) lubina, vestida y destripada*
- *2 ramitas de romero fresco*
- *½ de un limón fresco, cortado en rodajas finas*
- *Aceite de oliva para lloviznar*
- *¼ cucharadita de polvo de ajo*
- *¼ cucharadita de polvo de cebolla*
- *Sazonador de pimienta de limón a gusto*

Para la salsa:

- 1 cucharadita de sal marina (opcional)
- 2 cucharaditas de alcaparras, escurridas
- 4 dientes de ajo fresco, machacados
- 4 cucharadas de agua
- 3 ramitas de romero fresco
- 2 hojas de laurel frescas
- 1 cucharadita de jugo de lima
- 2 cucharadas de aceite de oliva extra virgen
- Pimienta recién molida a gusto

Instrucciones de preparación

- Lave los peces y séquelos con una toalla de papel, luego coloque una ramita de romero y ½ de rodajas de limón (divididas) en la cavidad de cada pez. Rocíe una pequeña cantidad de aceite de oliva sobre cada pescado y espolvoree con ajo en polvo, cebolla en polvo y condimento de pimienta de limón. Asar a la parrilla durante unos 5 minutos por cada lado o hasta que el pescado esté bien cocido. Rocíenla con salsa y sírvanla adornada con las rodajas de limón restantes.

Salsa:

- En un procesador de alimentos agregue sal, alcaparras, ajo y agua; procese hasta que esté suave.
- En un tazón aplastar romero y hojas de laurel. Añade la mezcla de laurel machacado y el zumo de lima a la mezcla de ajo. Añade aceite de oliva y pimienta y mézclalo para que se mezcle.

Datos nutricionales

Aprox. 388 calorías por porción, 63g de proteína, 17g de grasa total, 2.9g de grasa saturada, 0 grasas trans, 0 carbohidratos, 140mg de colesterol, 801mg de sodio, 0 fibra

248. PIEL DE TERNERA

TIEMPO DE PREPARACIÓN: 10 MINUTOS. HACE 4 PORCIONES

Ingredientes

- 1 libra (16 onzas) de ternera deshuesada, recortada del exceso de grasa
- Sal y pimienta recién molida a gusto
- Aceite de oliva en aerosol de cocina

Para la salsa:

- ¼ taza de caldo de pollo enlatado bajo en sodio y sin grasa
- ½ taza de cebolla blanca picada
- 4 dientes de ajo fresco, finamente picados
- 1 lata de 12 onzas de tomates de hierbas italianas cortados en dados
- 4 cucharadas de vino blanco seco
- ½ cucharadita de orégano seco
- 6 anchoas, escurridas y rotas en pedazos
- 1 cucharada de alcaparras, drenadas

Instrucciones de preparación

- Dividir la ternera en 4 partes. Coloca los pedazos uno a la vez entre 2 pedazos de papel encerado. Comenzando desde el centro, golpea los pedazos con un mazo de carne, trabajando hacia los bordes, hasta que la carne tenga alrededor de ⅛ de una pulgada de espesor.
- Sazonar ligeramente con sal y pimienta y reservar. Repita el procedimiento con todas las piezas restantes. Rocíe una sartén grande y pesada con aceite de cocina y caliéntela a fuego medio-alto. Añade los trozos de ternera a la sartén y cocínalos de 2 a 4 minutos, dándoles la vuelta una vez, hasta que alcancen el punto de cocción deseado. Coloca los filetes en una bandeja y cúbrelos con salsa. Sirva caliente.

Salsa:

- Ponga el caldo de pollo en una cacerola mediana, añada la cebolla y el ajo, y cocine hasta que esté tierno. Añade los tomates, el vino, el orégano, las anchoas y las alcaparras. Cubrir la olla y ponerla a hervir rápidamente; reducirla a fuego muy bajo, y luego hervirla a fuego lento sin tapar durante 5-10 minutos.

Datos nutricionales

Aprox. 202 calorías por porción, 26g de proteína, 3.3g de grasa total, 0.98g de grasa saturada, 0 grasa trans, 13.7g de carbohidratos, 96mg de colesterol, 768mg de sodio, 2g de fibra

249. BERENJENA PICANTE

TIEMPO DE PREPARACIÓN: 10 MINUTOS. HACE 6-8 PORCIONES

Ingredientes

- *4 cucharadas de aceite de oliva extra virgen*
- *1 berenjena (1 libra), cortada en rodajas finas (alrededor de ⅛ pulgadas de grosor)*
- *½ taza de sustituto líquido del huevo*
- *¼ taza de harina para todo uso*
- *2 cucharadas de ajo fresco finamente picado*
- *Sal y pimienta recién molida a gusto*
- *Salsa picante Cholula u otra salsa picante al rojo vivo a gusto.*
- *1½ tazas de salsa marinara fresca*

Instrucciones de preparación

- Calentar una cucharada de aceite de oliva en una sartén de fondo grueso a fuego medio-alto. Sumerja las rodajas de berenjena en el huevo y luego ligeramente en la harina. Espolvorea las rodajas con ajo y sal y pimienta a gusto. Cocine, añadiendo sólo la cantidad de aceite de oliva necesaria, hasta que se dore, y transfiera a un plato caliente. Repita hasta que todas las rodajas de berenjena estén cocidas.
- Poner berenjenas cocidas en capas en una cazuela de horno y rociar cada capa con una pequeña cantidad de salsa picante y salsa marinara fresca. Repita las capas hasta que se hayan utilizado todas las berenjenas. ¡No exageres las salsas! Manténgalo en el horno a 175 grados hasta que esté listo para servir.

Datos nutricionales

Aproximadamente 117 calorías por porción 1g de proteína, 10g de grasa total, 2g de grasa saturada, 0 grasa trans, 3g de carbohidratos, 0 colesterol, 212mg de sodio, 1g de fibra

Panqueques

250. TORTITAS DE SUERO DE LECHE DE FRESA

HACE 12 PANQUEQUES

Ingredientes

- *2 tazas de harina integral para repostería*
- *1 cucharadita de polvo de hornear*
- *¼ cucharadita de bicarbonato de sodio*
- *¼ cucharadita de sal (opcional)*
- *2 tazas de suero de leche bajo en grasa*
- *½ sustituto de la taza de huevo*
- *1 taza de fresas frescas en rodajas*
- *Aceite de canola en aerosol*
- *Fresas en rodajas u otras frutas o mermeladas de frutas bajas en azúcar como guarnición*
- *(opcional)*
- *Jarabe sin azúcar (opcional)*

Instrucciones de preparación

- En un recipiente mezclador, bata la harina, el polvo de hornear, el bicarbonato de sodio y la sal, y luego haga un pozo en el centro de la mezcla. En un tazón separado combine el suero de leche y el huevo y bata para mezclar. Vierta la mezcla de suero de leche en el pozo y añada harina con una espátula hasta que la mezcla esté suave. Dobla suavemente las fresas y deja la masa reposar durante 5 minutos. Mientras tanto, rocíe una plancha con aceite de cocina y caliéntela a fuego medio.
- Deje caer unas pocas gotas de agua en la plancha caliente. Cuando las gotas de agua se acumulan, la plancha está lo suficientemente caliente. Vierta 2 cucharadas de masa en la plancha para cada panqueque. Cocina los panqueques hasta que la superficie del panqueque empiece a burbujear y los bordes se vuelvan de color marrón dorado (unos 3 minutos). Dale la vuelta al panqueque y cocínalo hasta que el otro lado esté dorado. Repita este proceso hasta que toda la masa se haya ido. Mantenga los panqueques cocinados en una bandeja caliente o en un horno a baja temperatura (175 grados) mientras prepara los otros panqueques.
- Servir caliente, adornado con fresas en rodajas, mermelada de frutas con bajo contenido de azúcar o jarabe sin azúcar, si se desea.

Datos nutricionales

Aproximadamente 53 calorías por tortita, 4g de proteína, <0.5g de grasa total, 0 grasa saturada, 0 grasa trans, 15g de carbohidratos, 1mg de colesterol, 124mg de sodio, 2g de fibra.

251. PANQUEQUES DE SUERO DE BANANA

HACE 12 PANQUEQUES

Ingredientes

- *2 tazas de harina integral para repostería*
- *1 cucharadita de polvo de hornear*
- *¼ cucharadita de bicarbonato de sodio*
- *¼ cucharadita de sal (opcional)*
- *2 tazas de suero de leche bajo en grasa*
- *½ sustituto de la taza de huevo*
- *1 taza de puré de plátano maduro*
- *Aceite de canola en aerosol*
- *Rebanadas de plátano o mermeladas de frutas sin azúcar o con poca azúcar como guarnición (opcional)*
- *Jarabe sin azúcar*

Instrucciones de preparación

- En un recipiente mezclador, bata la harina, el polvo de hornear, el bicarbonato de sodio y la sal, y luego haga un pozo en el centro de la mezcla. En un tazón separado combine el suero de leche y el huevo y bata para mezclar. Vierta la mezcla de suero de leche en el pozo y añada harina con una espátula hasta que la mezcla esté suave. Dobla suavemente el plátano y deja la masa reposar durante 5 minutos. Mientras tanto, rocíe una plancha con aceite de cocina y caliéntela a fuego medio. Deje caer unas pocas gotas de agua en la plancha caliente. Cuando las gotas de agua se acumulan, la plancha está lo suficientemente caliente.
- Vierta 2 cucharadas de masa en la plancha para cada panqueque. Cocina los panqueques hasta que la superficie del panqueque empiece a burbujear y los bordes se vuelvan de color marrón dorado (unos 3 minutos). Dale la vuelta al panqueque y cocínalo hasta que el otro lado esté dorado. Repita este proceso hasta que toda la masa se haya ido. Mantenga los panqueques cocinados en una bandeja caliente o en un horno a baja temperatura (175 grados) mientras prepara los otros panqueques.
- Servir caliente, adornado con plátano en rodajas, mermelada de fruta baja en azúcar o jarabe sin azúcar, si se desea.

Datos nutricionales

Aproximadamente 66 calorías por tortita, 4g de proteína, <0.5g de grasa total, 0 grasa saturada, 0 grasa trans, 18g de carbohidratos, 1mg de colesterol, 124mg de sodio, 2g de fibra.

252. PANQUEQUES DE ARÁNDANOS MULTIGRANO CON NUECES

HACE 6 PANQUEQUES

Ingredientes

- ¾ taza de harina para panqueques multigrano
- ½ taza + 2 cucharadas de leche desnatada
- 1 cucharada de aceite de canola
- ¼ taza de arándanos (frescos o congelados)
- ⅛ taza de nueces picadas
- Aceite de canola en aerosol
- *Crema agria sin grasa* o mermelada de frutas *sin azúcar o con poca azúcar como guarnición.*
- (opcional)
- Jarabe sin azúcar

Instrucciones de preparación

- En un tazón mezclador, combine la harina de panqueques, la leche y el aceite de canola. Usando un batidor de alambre, mezcla los ingredientes hasta que estén suaves. Añade los arándanos y las nueces y revuelve para combinar todos los ingredientes. Rociar la plancha con spray de cocina y calentarla a fuego medio. Deje caer unas pocas gotas de agua en la plancha caliente. Si las gotas se acumulan, entonces la plancha está lo suficientemente caliente. Vierta alrededor de una cucharada de masa por cada panqueque en la plancha. Cocina el panqueque hasta que empiece a burbujear y los bordes se vuelvan marrones, luego dale la vuelta y continúa cocinando hasta que el otro lado esté dorado. Lleve los panqueques cocidos a una fuente calentada o manténgalos en un horno a baja temperatura (175 grados) mientras prepara otros panqueques. Repita este proceso hasta que toda la masa se haya ido.
- Sirva con una cucharada de crema agria sin grasa, mermelada de fruta baja en azúcar o su jarabe sin azúcar favorito, si lo desea.

Datos nutricionales

Aprox. 85 calorías por tortita, 3g de proteína, 2g de grasa total, 0.5g de grasa saturada, 0 grasa trans, 15g de carbohidratos, 3mg de colesterol, 130mg de sodio, 2g de fibra

253. PANQUEQUES DE MANZANA Y NUEZ MULTIGRANO

HACE 6 PANQUEQUES

Ingredientes

- ¾ taza de harina para panqueques multigrano
- ½ taza + 2 cucharadas de leche desnatada
- 1 cucharada de aceite de canola
- ½ manzana dulce mediana, sin corazón, pelada y cortada en cubitos
- ⅛ taza de nueces picadas
- *Aceite de canola en aerosol*
- *Crema agria sin grasa o mermelada de frutas sin azúcar o con poca azúcar como guarnición.*
- (opcional)
- *Jarabe sin azúcar*

Instrucciones de preparación

- En un tazón mezclador, combine la harina de panqueques, la leche y el aceite de canola. Usando un batidor de alambre, mezcla los ingredientes hasta que estén suaves. Añade los arándanos y las nueces y revuelve para combinar todos los ingredientes. Rociar la plancha con spray de cocina y calentarla a fuego medio. Deje caer unas pocas gotas de agua en la plancha caliente. Si las gotas se acumulan, entonces la plancha está lo suficientemente caliente.
- Vierta alrededor de una cucharada de masa por cada panqueque en la plancha. Cocina el panqueque hasta que empiece a burbujear y los bordes se vuelvan marrones, luego dale la vuelta y continúa cocinando hasta que el otro lado esté dorado. Lleve los panqueques cocidos a una fuente calentada o manténgalos en un horno a baja temperatura (175 grados) mientras prepara otros panqueques. Repita este proceso hasta que toda la masa se haya ido.
- Sirva con una cucharada de crema agria sin grasa, mermelada de fruta baja en azúcar o su jarabe sin azúcar favorito, si lo desea.

Datos nutricionales

Aprox. 87 calorías por tortita, 3g de proteína, 2g de grasa total, 0.5g de grasa saturada, 0 grasa trans, 15g de carbohidratos, 3mg de colesterol, 130mg de sodio, 2g de fibra

PLATOS DE ACOMPAÑAMIENTO...

254. ARROZ DE SAFFRON

HACE 4-6 PORCIONES

Ingredientes

- 3-4 tazas de caldo de verduras enlatado, bajo en sodio y sin grasa.
- 1 cucharada de aceite de oliva extra virgen
- 4 cucharadas de chalotas picadas
- 2 dientes de ajo fresco, picado
- 1 taza de arroz de grano corto
- 1 taza de vino blanco seco
- ¼ cucharadita de hilos de azafrán triturados
- ½ cucharadita de tomillo seco
- Sal y pimienta recién molida a gusto

Instrucciones de preparación

- Poner a hervir el caldo, y luego reducir el fuego a fuego lento. En una sartén grande, calentar el aceite de oliva, añadir los chalotes y el ajo y saltear hasta que estén suaves (unos 5 minutos). Añade el arroz y continúa salteando, revolviendo constantemente para evitar que la mezcla se queme. Añade el vino, el azafrán y el tomillo, revolviendo constantemente, raspando cualquier trozo marrón de la sartén. Cuando se absorba el vino, añada lentamente caldo hirviendo a fuego lento, revolviendo constantemente a medida que el caldo se absorbe y el arroz se ha vuelto tierno (unos 15-20 minutos). Es posible que quede algo de caldo. Añade sal y pimienta al gusto.

Datos nutricionales

Aproximadamente 282 calorías por porción, 5g de proteína, 2g de grasa total, 0.34g de grasa saturada, 0 grasa trans, 49g de carbohidratos, 0 colesterol, 87mg de sodio, 2g de fibra

255. LIMÓN PICANTE ACELGA SUIZA

HACE 4-6 PORCIONES

Ingredientes

- 1¼ libras de acelgas, limpiadas y recortadas
- 2 cucharadas de jugo de limón fresco
- 1½ cucharaditas de aceite de oliva extra virgen
- 1 cucharada de condimento de limón y pimienta
- Sal al gusto
- ½ taza de pasas doradas
- 2 cucharadas de piñones

Instrucciones de preparación

- Triture la acelga en tiras finas y colóquelas en un bol grande. Combine el jugo de limón, el aceite de oliva, el condimento de pimienta de limón y la sal; mézclelo bien con el batidor. Llovizna mezcla sobre acelgas y tirar. Añade las pasas y los piñones y tíralos. Deje reposar durante 15 minutos antes de servir.

Datos nutricionales

Aprox. 120 calorías por porción, 2g de proteína, 5g de grasa total, 0.7g de grasa saturada, 0 grasa trans, 21g de carbohidratos, 0 colesterol, 302mg de sodio, 1g de fibra

256. ORZO CON QUESO FETA Y FLORES DE BRÓCOLI

HACE 8 PORCIONES

Ingredientes

- 2 tazas de flores de brócoli
- 3 tazas de caldo de pollo enlatado bajo en sodio y sin grasa.
- 8 onzas de orzo (alrededor de 1 taza)
- 6 onzas de queso feta

Instrucciones de preparación

- En agua hirviendo, cocine los ramilletes de brócoli hasta que estén crujientes y tiernos. Escurra, aparte y manténgase caliente. En una cacerola, ponga a hervir el caldo de pollo, reduzca el fuego, añada orzo y cocine hasta que el líquido se absorba. Revuelva a menudo para evitar que se queme. Fluff orzo con tenedor y añadir queso feta, revolviendo para que se mezclen.
- Pasa el orzo a una fuente de servir y ponle flores de brócoli encima.

Datos nutricionales

Aprox. 174 calorías por porción, 8g de proteína, 7g de grasa total, 3g de grasa saturada, 0 de grasas trans, 22g de carbohidratos, 195mg de colesterol, 237mg de sodio, 0 de fibra

257. PIMIENTOS ASADOS

HACE 4-6 PORCIONES

Ingredientes

- 4 pimientos rojos grandes
- 2 dientes de ajo fresco, pelados y cortados en rodajas
- 4 cucharadas de aceite de oliva extra virgen
- Sal y pimienta recién molida a gusto

Instrucciones de preparación

- Limpia los pimientos y sécalos con palmaditas. Coloque los pimientos en una parrilla moderadamente caliente o en una rejilla debajo de una parrilla de asar a una distancia de 1 a 2 pulgadas del calor, dándoles vuelta a menudo hasta que la piel se carbonice y se ampolle. La carbonización de toda la piel toma unos 15-20 minutos. Retire de la parrilla o asador y coloque los pimientos a un lado para que se enfríen.
- Cuando esté lo suficientemente frío para manejarlo, frota las pieles ennegrecidas. Corta cada pimiento por la mitad, quita el tallo y las semillas, y córtalo en tiras de ½ pulgadas. Coloca las tiras en un tazón y añade ajo, aceite de oliva, y sal y pimienta al gusto. Mezcle y deje a un lado durante unos 30 minutos antes de servir.

Datos nutricionales

Aprox. 108 calorías por porción, 1g de proteína, 10g de grasa total, 1g de grasa saturada, 0 grasa trans, 7g de carbohidratos, 0 colesterol, 2mg de sodio, 2g de fibra

258. ESPINACAS Y PIÑONES CLÁSICOS ✓

HACE 4 PORCIONES

Ingredientes

- ¼ taza de pasas doradas
- 4 cucharadas de piñones
- 2 cucharadas de aceite de oliva extra virgen
- 4 dientes de ajo fresco, picado
- 1½ (10 onzas) bolsas de espinacas frescas, limpias
- Jugo de limón fresco
- Aceite de oliva extra virgen al gusto
- Sal y pimienta recién molida a gusto

Instrucciones de preparación

- Ponga las pasas en un tazón y cúbralas con agua hirviendo. Deje reposar durante unos 10 minutos, hasta que las pasas estén gordas; escúrralas bien. En una sartén a fuego medio, tostar los piñones, revolviendo constantemente durante 1-2 minutos. Quítalo del fuego y déjalo a un lado.
- En una gran sartén, calentar el aceite de oliva. Añade el ajo y saltéalo durante 1-2 minutos, hasta que se dore. Añade espinacas poco a poco hasta que todo se marchite (unos 3-5 minutos), revolviendo constantemente. Vierta pasas sobre las espinacas y mézclelas bien. Con una cuchara ranurada, transfiera las espinacas a un plato de servir y espolvoree piñones por encima.
- Servir inmediatamente o, si se sirve a temperatura ambiente, añadir jugo de limón fresco y aceite de oliva y sal y pimienta al gusto.

Datos nutricionales

Aprox. 149 calorías por porción, 4g de proteína, 12g de grasa total, 2g de grasa saturada, 0 grasa trans, 10g de carbohidratos, 0 colesterol, 41mg de sodio, 2g de fibra

259. CONCHAS DE PASTA RELLENAS Y FRÍAS

HACE 4 PORCIONES

Ingredientes

- 1 taza (enlatada) de palmitos, picados y bien escurridos
- 1 taza de calabacín picado
- 2 dientes de ajo fresco, finamente picados
- 8 grandes aceitunas negras sin hueso, picadas
- 2 cucharadas de perejil fresco picado
- 2 cucharadas + 2 cucharaditas de aceite de oliva extra virgen
- 4 cucharaditas de jugo de limón recién exprimido
- Sal y pimienta recién molida a gusto
- 12 conchas de pasta jumbo, cocidas al dente y escurridas
- 4 tazas de ensalada mixta de verduras

Instrucciones de preparación

- Combina corazones de palma, calabacín, ajo, aceitunas y perejil en un gran tazón. Bate el aceite de oliva, el jugo de limón y la sal y la pimienta para la vinagreta. En el tazón de verduras, agregue 2 cucharadas de vinagreta; mezcle suavemente.
- Rellene las cáscaras con la mezcla de verduras, cúbralas y refrigérelas hasta que estén bien frías. Refrigerar la vinagreta restante.
- Para servir, dividir las verduras en 4 porciones iguales, cubrir cada porción con 3 conchas rellenas, y rociar con la vinagreta restante.

Datos nutricionales

Aprox. 210 calorías por porción, 5g de proteína, 11g de grasa total, 1.4g de grasa saturada, 0 grasa trans, 24g de carbohidratos, 0 colesterol, 255mg de sodio, 2g de fibra

260. ARROZ GRIEGO

HACE 4 PORCIONES

Ingredientes

- 1 taza de arroz de grano corto — 190gr
- 2 tazas de caldo de verduras bajo en sodio en lata
- 1 cucharada de aceite de oliva extra virgen
- 2 cucharaditas de ajo fresco picado
- 2 cucharadas de cebolla finamente picada
- 5 onzas de espinacas frescas, limpias y picadas — 140gr
- ¼ cucharadita de orégano seco
- Sal y pimienta recién molida a gusto
- ¼ taza de queso feta desmoronado — 35 gr
- 1 cucharada de jugo de limón

Instrucciones de preparación

- Ponga a hervir el arroz en caldo de verduras, cúbralo bien, reduzca el calor para que hierva a fuego lento y cocine hasta que el líquido se absorba. Mientras se cocina el arroz, calienta el aceite de oliva a fuego medio-alto y saltea el ajo y la cebolla hasta que se doren. Reduzca el fuego a medio; añada espinacas poco a poco para permitir que se marchiten mientras se mezclan con el ajo. Cuando las espinacas estén marchitas, mezclarlas con orégano y sal y pimienta al gusto. Retire la mezcla de espinacas del fuego y añada el arroz cocido, el queso feta y el jugo de limón; mezcle bien.

Datos nutricionales

Aprox. 255 calorías por porción, 12.5g de proteína, 5.7g de grasa total, 1.3g de grasa saturada, 0 grasas trans, 22g de carbohidratos, 5mg de colesterol, 146mg de sodio, 1g de fibra

261. ARROZ DE AJO

HACE 4 PORCIONES

Ingredientes

- ½ cucharada de aceite de oliva extra virgen
- 4 dientes de ajo fresco, picado
- 1 taza de arroz basmati de grano largo
- 2 tazas de caldo de pollo enlatado bajo en sodio y sin grasa.
- ¼ taza de queso parmesano rallado
- 2 cucharadas de perejil fresco picado
- 3 dientes jumbo de ajo fresco asado, cortado en pequeños trozos
- Sal y pimienta recién molida a gusto
- Perejil fresco picado o cilantro para adornar

Instrucciones de preparación

- En una sartén, calentar el aceite de oliva y saltear el ajo fresco hasta que se dore. Ponga a hervir el arroz en caldo de pollo, cúbralo bien, reduzca el fuego para que hierva a fuego lento y cocine hasta que el líquido se absorba. Retire el arroz del fuego y añada aceite de oliva y ajo salteado, queso parmesano, perejil, ajo asado y sal y pimienta al gusto; mezcle bien.
- Adorne con perejil o cilantro y sirva.

Datos nutricionales

Aprox. 194 calorías por porción, 5g de proteína, 3g de grasa total, 0.3g de grasa saturada, 0 grasa trans, 38g de carbohidratos, 0 colesterol, 3mg de sodio, 1g de fibra

262. CUSCÚS, TOMATES Y JUDÍAS NEGRAS

HACE 4-6 PORCIONES

Ingredientes

- 1½ tazas de caldo de verduras bajo en sodio en lata
- 1 taza de cuscús
- 1 cucharada de aceite de oliva extra virgen
- 2 dientes de ajo fresco, picado
- ¼ taza de jugo de limón fresco
- ¼ cucharadita de pimienta recién molida
- 1½ tazas de frijoles negros enlatados, enjuagados y escurridos
- 4 tomates ciruela grandes, picados
- ½ taza de cebolla roja, finamente picada
- Perejil fresco, finamente picado para adornar

Instrucciones de preparación

- En una cacerola, pongan el caldo a hervir. Agregue el cuscús, retírelo del calor, cúbralo y déjelo reposar hasta que el líquido sea absorbido. En una pequeña sartén a fuego medio, añade aceite de oliva y ajo y saltéalo hasta que se dore.
- Retire la sartén del fuego, añada jugo de limón y pimienta, y mezcle los ingredientes. Pasa el cuscús a un gran tazón para servir. Los granos de pelusa con los dedos para separar. Añáda a la mezcla de ajo, frijoles negros, tomates y cebolla; revuelva suavemente para mezclar. Adorne con perejil y sirva.

Datos nutricionales

Aprox. 210 calorías por porción, 8g de proteína, 3g de grasa total, 0.3g de grasa saturada, 0 grasa trans, 37g de carbohidratos, 0 colesterol, 239mg de sodio, 5g de fibra

263. ESPÁRRAGOS CON HIERBAS FRESCAS DE JARDÍN

HACE 4 PORCIONES

Ingredientes

- Espárragos de una libra, sin los extremos duros.
- 1 cucharada de perejil fresco finamente picado
- ½ cucharada de albahaca fresca finamente picada
- ⅛ cucharadita de pimienta recién molida
- 3 cucharadas de aceite de canola/aceite de oliva sin grasas, derretido
- 2 tomates ciruela italianos, sin semillas y picados
- 2 cucharadas de queso parmesano rallado

Instrucciones de preparación

- Cocine al vapor los espárragos de 3 a 5 minutos hasta que estén crujientes y tiernos. Escurra bien y colóquelo en una bandeja de servir. Combina perejil, albahaca, pimienta y aceite de canola/aceite de oliva. Rocíen la mezcla sobre los espárragos, espolvoreen los tomates y el queso parmesano, y sirvan.

Datos nutricionales

Aprox. 85 calorías por porción, 4g de proteína, 9g de grasa total, 1g de grasa saturada, 0 grasas trans, 4g de carbohidratos, 2mg de colesterol, 119mg de sodio, 2g de fibra

264. BRÓCOLI CON AJO FRESCO

HACE 4-6 PORCIONES

Ingredientes

- 10-12 lanzas de brócoli fresco, de aproximadamente 6 pulgadas de largo
- 3 tazas de caldo de pollo enlatado bajo en sodio y sin grasa.
- 3 cucharadas de aceite de oliva extra virgen
- 2-3 dientes de ajo fresco, machacados
- 2 cucharadas de perejil fresco picado
- Sal al gusto
- Una pizca de pimienta recién molida a gusto

Instrucciones de preparación

- Cocina las lanzas en una sartén grande de caldo de pollo hasta que estén ligeramente poco cocidas (unos 7 minutos). Pruebe con un tenedor; no cocine de más. Escurra bien y déjelo a un lado. Caliente el aceite de oliva en una sartén grande a fuego medio-alto; añada el ajo y saltee hasta que se dore. Añade brócoli, perejil, y sal y pimienta al gusto. Girar las lanzas varias veces, mezclando bien con los condimentos, el aceite de oliva y el ajo. Sirva inmediatamente.

Datos nutricionales

Aprox. 161 calorías por porción, 11g de proteína, 9g de grasa total, 2g de grasa saturada, 0 de grasas trans, 16g de carbohidratos, 1mg de colesterol, 80mg de sodio, 9g de fibra

265. PISTO TIERNO Y CRUJIENTE

HACE 8 PORCIONES

Ingredientes

- 2 berenjenas grandes, enjuagadas y cortadas en cubos de 1½ pulgadas
- 3 pimientos rojos
- ¾ taza de aceite de oliva extra virgen
- 2 cebollas grandes, picadas
- 8 dientes de ajo fresco, picado
- 4 calabacines pequeños, cortados en cubos de 1½ pulgadas
- 4 tomates maduros grandes, sin corazón y cortados en cubos
- 1 taza de vino tinto seco
- 1 cucharada sopera de alcaparras, enjuagadas y escurridas
- 1 o 2 pizcas de hojuelas de pimienta al rojo vivo machacadas o al gusto
- Sal y pimienta recién molida a gusto
- Albahaca fresca picada para adornar (opcional)
- Aceitunas negras sin hueso para adornar (opcional)

Instrucciones de preparación

- Coloca los cubos de berenjena en un bol con sal y cúbrelos con agua. Coloca un plato pesado dentro del tazón para pesar los cubos, sumergiéndolos en salmuera. Reservado para 1½-2 horas.
- Asa los pimientos rojos bajo la parrilla en el horno hasta que las pieles se vuelvan negras y sean fáciles de quitar. Pelar las pieles y cortar los pimientos en tiras largas. Aparta.
- Calentar ¼ taza de aceite de oliva en una sartén grande a fuego medio-bajo, añadir las cebollas y el ajo, y cocinar hasta que estén suaves. No te pongas morena. Añade pimienta asada a la mezcla. Escurra los cubos de berenjena y séquelos con toallas de papel. Añade otra taza de aceite de oliva ¼ a la sartén, vuelve a ponerla a fuego medio y saltea los cubos de berenjena hasta que se doren (15 minutos). Añade el calabacín a la sartén y cocina, añadiendo más aceite de oliva si es necesario.

- Cuando el calabacín esté cocido, añada los tomates, bajando ligeramente el fuego; añada el vino y cocine a fuego lento hasta que el vino se evapore y la mezcla adquiera una consistencia de mermelada (unos 20 minutos). Añade las alcaparras y las hojuelas de pimiento picante y combina todas las verduras con la salsa de tomate. Usa una cuchara con ranuras para remover, pero no rompas las verduras.
- Añade sal y pimienta al gusto. Antes de servir, añada albahaca y aceitunas, si lo desea.

Datos nutricionales

Aproximadamente 221 calorías por porción, 2g de proteína, 21g de grasa total, 3g de grasa saturada, 0 grasa trans, 9g de carbohidratos, 0 colesterol, 43mg de sodio, 2g de fibra

266. ACELGAS CON AJO

HACE 6 PORCIONES O 3 TAZAS

Ingredientes

- *2 ramos de acelgas (unos 1½ libras cada uno), limpiados y recortados*
- *3 cucharadas de aceite de oliva extra virgen*
- *6 dientes de ajo fresco, picado*
- *½ taza de caldo de pollo enlatado bajo en sodio y sin grasa*
- *¼ cucharadita de pimientos de cereza picantes, finamente picados*
- *½ cucharadita de sal o al gusto*
- *¼ cucharadita de pimienta recién molida*

Instrucciones de preparación

- Enjuague bien las verduras y corte las costillas y los tallos en trozos de 2 pulgadas. Aparta. Romper las hojas en trozos de aproximadamente 2 pulgadas. Calentar el aceite de oliva en una sartén grande de fondo grueso; añadir el ajo y saltear hasta que se dore, revolviendo constantemente. Añade costillas y tallos de acelga, caldo y pimientos picantes y cocina hasta que estén casi tiernos. Añade hojas en racimos, revolviendo hasta que se marchiten. Añade sal y pimienta. Cocina tapado, hasta que el líquido se evapore, revolviendo a menudo.

Datos nutricionales

Aprox. 83 calorías por porción, 2g de proteína, 7g de grasa total, 1g de grasa saturada, 0 grasas trans, 4g de carbohidratos, 0.1mg de colesterol, 222mg de sodio, 1g de fibra

267. MAZORCA GRAN MAÍZ

HACE 4 PORCIONES

Ingredientes

- *4 cucharaditas de aceite de canola/aceite de oliva sin grasas, derretido*
- *Sal y pimienta recién molida a gusto*
- *4 mazorcas de maíz fresco, sin cáscaras y sin seda*
- *24 grandes hojas de albahaca fresca*

Instrucciones de preparación

- Precaliente el horno a 450 grados. Combina el aceite de canola/aceite de oliva y la sal y la pimienta en un pequeño tazón. Cepilla la mezcla de mantequilla sobre el maíz para cubrir toda la mazorca. Poner cada oreja en papel de aluminio pesado. Coloca 3 hojas de albahaca en la parte inferior y 3 en la parte superior de cada oreja. Doblar papel de aluminio sobre las orejas y girar los extremos para sellar.

Coloca las orejas cubiertas de papel de aluminio en una bandeja para hornear. Hornea durante 15 minutos o hasta que esté tierno.

Datos nutricionales

Aprox. 177 calorías por porción, 3g de proteína, 11g de grasa total, 3g de grasa saturada, 0 de grasas trans, 17g de carbohidratos, 0 de colesterol, 114mg de sodio, 2g de fibra

268. PÁSAME LOS GUISANTES, POR FAVOR!

HACE 6 PORCIONES

Ingredientes

- *2 cucharadas de aceite de oliva*
- *1 cebolla blanca, picada*
- *2 dientes de ajo fresco, picado*
- *16 onzas de guisantes frescos o congelados, descongelados*
- *½ taza de caldo de pollo enlatado bajo en sodio y sin grasa*
- *Sal y pimienta recién molida a gusto*
- *Una pizca de azúcar (opcional)*
- *Mantequilla en aerosol*

Instrucciones de preparación

- Calienta el aceite de oliva en una sartén a fuego medio. Añade la cebolla y el ajo y saltéalos hasta que estén blandos, unos 4 ó 5 minutos. Añada guisantes, caldo, sal y pimienta, y azúcar, si lo desea. Cúbrelo y cocínalo hasta que los guisantes estén tiernos.
- Servir caliente con un rocío de mantequilla en aerosol.

Datos nutricionales

Aprox. 98 calorías por porción, 4g de proteína, 5g de grasa total, 1g de grasa saturada, 0 grasa trans, 10g de carbohidratos, 0 colesterol, 90mg de sodio, 3g de fibra

269. DEDOS DE PATATA ASADA CON CHALOTAS Y HIERBAS FRESCAS

HACE 4 PORCIONES

Ingredientes

- *4 papas grandes Yukon Gold (alrededor de 1½ libras)*
- *2 cucharadas de aceite de oliva*
- *2 chalotas grandes, finamente picadas*
- *1 cucharada de hojas de salvia fresca finamente picadas*
- *1 cucharada de romero fresco finamente picado*
- *Sal y pimienta recién molida a gusto*
- *Aceite de oliva en aerosol de cocina*

Instrucciones de preparación

- Precaliente el horno a 375 grados. Frota las cáscaras de las patatas con un cepillo para verduras y sécalas con palmaditas. Corta las patatas por la mitad a lo largo. Corta cada mitad en 4 rebanadas longitudinales. En un pequeño tazón, combine aceite de oliva, chalotas, salvia, romero, y sal y pimienta. Revuelva para mezclar.
- Rocíe una bandeja de horno poco profunda con aceite de cocina. Ponga los dedos de las patatas en una sola capa en la bandeja de hornear y páselos generosamente con la mezcla de chalota y hierbas. Colóquelo en el horno y áselo durante 40 minutos, dándole la vuelta una vez después de unos 20 minutos. Asar hasta que los dedos estén dorados y tiernos. Saque del horno y sirva.

Datos nutricionales

Aprox. 179 calorías por porción, 3g de proteína, 7g de grasa total, 1g de grasa saturada, 0 grasa trans, 27g de carbohidratos, 0 colesterol, 10mg de sodio, 4g de fibra

270. COL RIZADA CON ADEREZO DE MOSTAZA NARANJA

HACE 8 PORCIONES

Ingredientes

- 1 cucharada de aceite de oliva
- 2 manojos de col fresca, sin tallos, hojas cortadas en trozos del tamaño de un bocado.
- 2 rábanos, en rodajas finas
- 1 aguacate, sin semillas, pelado y picado.
- 2 naranjas grandes, peladas, sin médula y con los segmentos separados
- 2 cucharadas de mostaza granulada
- ¼ taza de aceite de oliva extra virgen
- 1 cucharadita de hojas de tomillo fresco picado
- Sal y pimienta recién molida a gusto

Para el aderezo:

Instrucciones de preparación

- En una sartén grande, calienta el aceite de oliva a fuego medio. Añade la col rizada, un puñado cada vez, y saltéala, revolviendo con frecuencia hasta que se marchite. Pasa a un recipiente de servir, añade rábanos, aguacate, los segmentos de naranja restantes del aderezo y el aderezo. Mezcla de col rizada, dividida en 8 porciones y servida caliente.

Aderezo:

- En un pequeño tazón, exprima suficientes membranas de segmentos de naranja para hacer 3 cucharadas de jugo. Ponga los segmentos restantes a un lado. Bate la mostaza y el aceite de oliva en el jugo hasta que se combinen. Añade tomillo, sal y pimienta al gusto. Deje de lado el aderezo.

Datos nutricionales

Aprox. 157 calorías por porción, 4g de proteína, 12g de grasa total, 1g de grasa saturada, 0 grasa trans, 13g de carbohidratos, 0 colesterol, 51mg de sodio, 4g de fibra

271. MITADES DE AGUACATE ASADAS Y QUESO CHEDDAR

HACE 4 PORCIONES

Ingredientes

- 2 aguacates maduros pero firmes, cortados por la mitad y sin hueso, con piel.
- ¼ taza de queso cheddar rallado extra-agrueso reducido en grasas
- 1 pimiento jalapeño pequeño, finamente picado (alrededor de 1 cucharadita)
- Sal y pimienta recién molida a gusto
- 1 cucharada de jugo de limón fresco
- 1 lima, cortada en cuartos, para la decoración

Instrucciones de preparación

- Precalentar la parrilla. Coloca las mitades de aguacate en una bandeja de hornear forrada con el lado cortado hacia arriba. En un pequeño tazón para mezclar, combine el queso cheddar, el jalapeño, la sal y la pimienta, y el jugo de limón. Divide la mezcla de queso entre las mitades de aguacate. Ponga la bandeja de hornear a 3-4 pulgadas bajo el fuego y ase por unos 3-5 minutos o hasta que el queso burbujee y comience a dorarse. Sirva las mitades calientes con gajos de lima.

Datos nutricionales

Aprox. 185 calorías por porción, 5g de proteína, 15g de grasa total, 2g de grasa saturada, 0 grasas trans, 8g de carbohidratos, 3mg de colesterol, 92mg de sodio, 6g de fibra

272. BRÓCOLI CON ALMENDRAS Y ACEITUNAS

HACE 4 PORCIONES

Ingredientes

- 2 cucharadas de aceite de oliva extra virgen
- 1 diente de ajo fresco, picado
- 2 cucharaditas de cáscara de limón rallada
- ½ cucharada de jugo de limón recién exprimido
- 12 aceitunas Kalamata sin hueso, picadas
- ⅛ cucharadita de copos de pimiento rojo picante triturados
- ¼ taza de almendras tostadas picadas
- 1 cabeza de brócoli fresco (alrededor de 1 libra), sólo floretes, blanqueado
- 1½ cucharadas de perejil fresco picado
- Sal y pimienta recién molida a gusto

Instrucciones de preparación

- Combine aceite de oliva, ajo, cáscara de limón, jugo de limón, aceitunas, hojuelas de pimienta picante y almendras en un bol grande. Añada flores de brócoli blanqueadas, perejil, y sal y pimienta al gusto. Tíralo al abrigo y sírvelo caliente.

Datos nutricionales

Aprox. 123 calorías por porción, 4g de proteína, 14g de grasa total, 1g de grasa saturada, 0 grasa trans, 8g de carbohidratos, 0 colesterol, 299mg de sodio, 4g de fibra

273. POLENTA A LA PARRILLA CON QUESO CHEDDAR Y TOMATES

HACE 6 PORCIONES

Ingredientes

- 6 tazas de agua
- Sal al gusto
- 1¾ tazas de harina de maíz amarillo
- 1½ cucharadas de orégano fresco picado
- 1½ cucharadas de albahaca fresca picada
- 3 cucharadas de aceite de colza/aceite de oliva sin grasas trans
- 6 onzas de queso cheddar rallado reducido en grasas.
- 6 rodajas de tomate seco

Instrucciones de preparación

- En una cacerola pesada, ponga el agua a hervir y añada sal. Poco a poco, bate la harina de maíz. Reduzca el fuego a bajo y cocine la mezcla de harina de maíz hasta que se espese, revolviendo a menudo durante unos 15 minutos. Retire del fuego, añada orégano, albahaca y aceite de canola/aceite de oliva esparcido, y revuelva hasta que se derrita en la mezcla. Transferirlo a una bandeja de hornear ligeramente aceitada de 7 pulgadas, extendiéndose uniformemente hasta un grosor de aproximadamente ¾ pulgadas.
- Refrigerar hasta que esté frío y firme, al menos 2-3 horas. Cuando esté firme, invierta la polenta en una superficie limpia y córtela en trozos de 2x2 pulgadas. Calienta la parrilla a fuego medio. Aceitar

ambos lados de la polenta con aceite de oliva y chamuscar cada lado hasta que se dore (unos 3 minutos). Retire del fuego, y mientras esté caliente espolvoree con queso cheddar y cubra con una rodaja de tomate seco. Sirva inmediatamente.

Datos nutricionales

Aprox. 208 calorías por porción, 5g de proteína, 7g de grasa total, 2g de grasa saturada, 0 de grasas trans, 28g de carbohidratos, 5mg de colesterol, 107mg de sodio, 3g de fibra

274. CUSCÚS CON NABOS Y VERDURAS

HACE 4-6 PORCIONES

Ingredientes

- 2½ tazas de caldo de pollo enlatado bajo en sodio y sin grasa
- 3 cucharadas de aceite de oliva, divididas
- 1½ tazas de cuscús de perlas
- 1 manojo de nabos bebé con verduras, pelados y cortados en cuartos.
- ½ cucharadita de semillas de comino
- 2 dientes de ajo fresco, picado
- ½ cebolla blanca mediana, finamente picada
- Sal y pimienta recién molida a gusto

Instrucciones de preparación

- En una cacerola mediana, agregue el caldo y una cucharada de aceite de oliva y deje hervir. Retire del fuego, añada el cuscús, cúbralo y déjelo reposar. Cortar los nabos de los verdes y lavar bien las cabezas y los verdes, quitando las hojas marrones o marchitas. Rompe los verdes en trozos de aproximadamente una pulgada y recorta los nabos y córtalos en mitades. Ponga a un lado las verduras y los nabos. Añade el aceite de oliva restante a una sartén grande a fuego medio-alto. Añade el comino y cocínalo durante 1 minuto hasta que esté fragante. Añade el ajo y continúa cocinando hasta que esté suave y fragante, aproximadamente 1 minuto más. Añade la cebolla, luego revuelve y cocina hasta que esté suave. Añade los nabos, cubre la sartén y cocina hasta que estén crujientes y tiernos, revolviendo de vez en cuando. Destape la sartén, añada las verduras, sal y pimienta, y cocine hasta que las verduras se marchiten.
- Espolvorear el cuscús con un tenedor y transferirlo a un bol grande, añadir la mezcla de verduras cocidas, espolvorear todo de nuevo y servir inmediatamente.

Datos nutricionales

Aprox. 203 calorías por porción, 14g de proteína, 19g de grasa total, 1g de grasa saturada, 0 grasa trans, 18g de carbohidratos, 0 colesterol, 44mg de sodio, 1g de fibra

275. CUÑAS DE PATATAS ASADAS AL HORNO

HACE 6 PORCIONES

Ingredientes

- 1½ libras de papas rojizas, lavadas y cortadas a lo largo en cuñas
- ¼ taza de aceite de oliva
- ½ cucharadita de pimentón ahumado
- ¼ cucharadita de sal de ajo o al gusto
- Pimienta de cayena a gusto
- Pimienta recién molida a gusto

Instrucciones de preparación

- Precaliente el horno a 450 grados. Combina las patatas, el aceite de oliva, el pimentón, la sal de ajo, la cayena y la pimienta en una bolsa de plástico grande que se puede volver a cerrar. Mezcla bien para cubrir todos los lados de las patatas con aceite de oliva y condimentos. Sacar de la bolsa, colocar las cuñas en una sola capa en una bandeja de hornear forrada con papel de aluminio y hornear, girando una vez después de 10-15 minutos, hasta que las cuñas estén doradas y crujientes (unos 25-30 minutos).

Datos nutricionales

Aprox. 170 calorías por porción, 4g de proteína, 7g de grasa total, 1g de grasa saturada, 0 grasa trans, 24g de carbohidratos, 0 colesterol, 9mg de sodio, 2g de fibra

276. REMOLACHAS ROJAS FRESCAS HERVIDAS

HACE 4 PORCIONES

Ingredientes

- *8 remolachas rojas medianas, sin pelar*
- *Agua para cubrir las remolachas*
- *Sal y pimienta recién molida, a gusto*
- *Spray de cocina con sabor a mantequilla (opcional)*

Instrucciones de preparación

- Use guantes desechables o guantes de cocina para evitar que las manos se manchen, ya que la piel y los jugos de la remolacha roja fresca mancharán la piel y la ropa, así como los artículos porosos. Cortar los tallos y las raíces de las remolachas. Lavar las remolachas, frotando suavemente las pieles para extraer la mayor cantidad de suciedad posible de las remolachas. Coloca las remolachas sin pelar en una gran olla y cúbrelas con agua. Hervir a fuego medio-alto hasta que las remolachas estén tiernas.
- Retire del calor y cuele el jugo a través de un colador; si le gusta el jugo de la raíz de remolacha, resérvelo. Mantenga la remolacha en una olla con agua fría y pele suavemente la piel de la remolacha, usando nuevamente guantes para evitar las manchas de remolacha. Sazonar con sal y pimienta y un rocío de mantequilla, si se desea, y servir.

Datos nutricionales

Aprox. 44 calorías por porción, 2g de proteína, 0 grasa total, 0 grasa saturada, 0 grasa trans, 10g de carbohidratos, 0 colesterol, 76mg de sodio, 2g de fibra

277. COL RIZADA Y ESPINACAS SALTEADAS CON SETAS Y TOMATE

HACE 4 PORCIONES

Ingredientes

- *4 cucharadas de aceite de oliva, divididas*
- *4 cucharadas de ajo fresco picado*
- *3 manojos de col fresca, sólo hojas*
- *Escamas de pimiento rojo picante trituradas a gusto*
- *1 bolsa (9 onzas) de espinacas frescas para bebés*
- *¼ taza de agua, si es necesario*
- *Sal y pimienta recién molida a gusto*
- *½ cebolla blanca grande, picada*
- *2 contenedores (8 onzas) de champiñones blancos frescos, cortados por la mitad*
- *10-15 tomates de uva*
- *2 cucharadas de mezcla de pasta de ajo fresco*

Instrucciones de preparación

- En una sartén grande a fuego medio-alto, agregue 2 cucharadas de aceite de oliva y ajo y saltee hasta que esté suave y fragante. Añade la col rizada, un puñado cada vez, y los copos de pimiento picante, y cocina, revolviendo a menudo, hasta que la col rizada se marchite. Añada espinacas pequeñas y continúe cocinando hasta que se marchiten. Añade agua, si es necesario, para mantener la humedad.
- Sazone con sal y pimienta al gusto. Reduzca el calor a muy bajo y manténgalo caliente.
- En una sartén separada a fuego medio, añade las 2 cucharadas de aceite de oliva restantes. Añade cebolla, champiñones, tomates de uva y pasta de ajo. Cocina, revolviendo a menudo, hasta que los hongos estén suaves y los tomates empiecen a descomponerse. Añade sal y pimienta al gusto. Combinar la mezcla de tomate con la de espinacas y volver a poner el fuego a fuego lento, revolviendo para incorporar los ingredientes y sabores, unos 2 minutos, y servir.

Datos nutricionales

Aprox. 151 calorías por porción, 11g de proteína, 15g de grasa total, 1g de grasa saturada, 0 grasa trans, 27g de carbohidratos, 0 colesterol, 144mg de sodio, 5g de fibra

278. ALCACHOFAS BEBÉS ASADAS Y QUESO PARMESANO

HACE 4 PORCIONES

Ingredientes

- *4 cajas de 9 onzas de corazones de alcachofas bebés congelados*
- *2 tazas de caldo de pollo enlatado bajo en sodio y sin grasa.*
- *4 dientes de ajo fresco, picado en trozos grandes*
- *Sal y pimienta recién molida a gusto*
- *1 taza de migas de pan panko*
- *½ taza de queso parmesano rallado*
- *Aceite de colza/aceite de oliva derretido sin grasas trans, para rociarr*

Instrucciones de preparación

- Precaliente el horno a 350 grados. En una olla grande, agregue corazones de alcachofa, caldo, ajo, y sal y pimienta. Ponerlo a hervir suavemente y cocinarlo durante unos 3 minutos hasta que los corazones estén blandos. Escurrir por un tamiz grande para retener los trozos de ajo y de alcachofa. En una cazuela de horno con borde, esparcir las alcachofas y el ajo uniformemente, cubrir con una capa de pan rallado y luego espolvorear con queso parmesano. Colóquelo en el horno y hornee hasta que se caliente y las migajas estén doradas. Sirva mientras esté caliente con una llovizna de aceite de colza/aceite de oliva derretido.

Datos nutricionales

Aproximadamente 128 calorías por porción (unos 12 corazones de alcachofa por porción), 4g de proteína, 1g de grasa total, 1g de grasa saturada, 0 grasa trans, 19g de carbohidratos, 0 colesterol, 155mg de sodio, 5g de fibra

279. BRÓCOLI ITALIANO

HACE 4 PORCIONES

Ingredientes

- *2 grandes tallos de brócoli, sin tallos y con las cabezas cortadas por la mitad*
- *Una taza de mezcla de aderezo italiano de su elección.*
- *⅓ taza de vino blanco seco*

- Sal y pimienta recién molida a gusto
- ½ taza de queso parmesano rallado (opcional)

Instrucciones de preparación

- En una gran bandeja de horno con borde, coloque las cabezas de brócoli cortadas de lado hacia abajo en una sola capa. Bate el aderezo italiano y el vino y viértelo sobre las cabezas de brócoli. Levante cada cabeza para permitir que el líquido cubra también los lados cortados de las cabezas. Cubre la bandeja de hornear con plástico y ponla en el refrigerador para marinarla por lo menos 1 hora. Después de marinar, coloque las cabezas en una cacerola, vierta el adobo sobre las cabezas y cocínelas al vapor hasta que estén tiernas y crujientes. Quitar las cabezas del líquido restante y servir caliente, sazonado con sal y pimienta al gusto y un espolvoreado de queso parmesano.

Datos nutricionales

Aproximadamente 58 calorías por porción, 1g de proteína, 1g de grasa total, 1g de grasa saturada, 0 grasa trans, 3g de carbohidratos, 0 colesterol, 75mg de sodio, 0 fibra

280. BRÓCOLI TIERNO Y CRUJIENTE

HACE 4 PORCIONES

Ingredientes

- 1 libra (aproximadamente 2 racimos) de brócoli
- 2 cucharadas de aceite de oliva
- 2 cucharaditas de ajo fresco finamente picado
- ½ cucharadita de copos de pimiento rojo picante triturados
- 2 cucharadas de jugo de limón recién exprimido
- Cáscara de ½ de un limón
- Sal y pimienta recién molida a gusto

Instrucciones de preparación

- Enjuague el brócoli con agua fría. Si los tallos son gruesos, peleen las pieles para quitar la piel dura. En una sartén grande, calienta el aceite de oliva a fuego medio-alto. Añade el ajo y saltéalo hasta que esté fragante. Añade el brócoli y saltéalo durante unos 3 minutos. Cubrir con agua, añadir hojuelas de pimiento picante y cocer al vapor durante unos 3 minutos o hasta que el brócoli esté crujiente y tierno. Exprimir el jugo de limón sobre el brócoli, espolvorear con cáscara de limón, añadir sal y pimienta a gusto y servir.

Datos nutricionales

Aproximadamente 95 calorías por porción, 3g de proteína, 7g de grasa total, 1g de grasa saturada, 0 grasa trans, 6g de carbohidratos, 0 colesterol, 24mg de sodio, 1g de fibra

281. PAPAS FRITAS PICANTES CORTADAS CON JULIANAS

HACE 4 PORCIONES

Ingredientes

- Camotes de una libra, pelados y cortados en juliana.
- 1 cucharada de aceite de oliva
- 1 cucharada de azúcar moreno claro
- 1 cucharadita de sal o al gusto
- ½ cucharadita de chile en polvo
- Una pizca de pimienta de cayena
- ¼ cucharadita de canela molida

Instrucciones de preparación

- Precaliente el horno a 450 grados. Forrar una gran hoja de hornear con papel de aluminio. En una gran bolsa de plástico que se puede volver a cerrar, se combinan patatas, aceite de oliva, azúcar moreno, sal, chile en polvo, cayena y canela. Tíralo bien para cubrirlo y sacarlo de la bolsa. Coloca las patatas en una sola capa en una bandeja de hornear y hornea durante unos 15 minutos. Dale la vuelta a las patatas y hornéalas durante 15 minutos más o hasta que estén crujientes.

Datos nutricionales

Aproximadamente 55 calorías por porción, <0.5g de proteína, 1g de grasa total, 0 grasa saturada, 0 grasa trans, 4g de carbohidratos, 0 colesterol, 14mg de sodio, 1g de fibra.

282. TOMATES FRESCOS GUISADOS

HACE 4 PORCIONES

Ingredientes

- *1 cucharada de aceite de oliva*
- *½ taza de cebolla blanca picada*
- *½ taza de apio picado*
- *⅛ taza de pimiento verde finamente cortado en cubitos*
- *1 cucharada de ajo recién picado*
- *¼ cucharadita de copos de pimiento rojo picante triturados*
- *1 cucharadita de albahaca seca*
- *2 tomates grandes, pelados y cortados en cuartos*
- *1½ cucharaditas de edulcorante de hornear bajo en calorías*
- *¼ taza de perejil fresco picado*
- *Sal y pimienta recién molida a gusto*

Instrucciones de preparación

- En una olla grande, agregue aceite de oliva, cebolla, apio, pimiento verde, ajo, hojuelas de pimiento picante y albahaca. Cocina a fuego medio-bajo, revolviendo a menudo, hasta que las verduras estén blandas. Añade tomates, edulcorante, perejil, y sal y pimienta al gusto. Continúe cocinando a fuego medio-bajo, revolviendo a menudo, hasta que los tomates se ablanden mucho y se deshagan. Sirva como acompañamiento de la carne, el pollo o el pescado.

Datos nutricionales

Aprox. 54 calorías por porción, 1g de proteína, 3g de grasa total, 0 grasa saturada, 0 grasa trans, 5g de carbohidratos, 0 colesterol, 14mg de sodio, 1g de fibra

283. PATATAS DULCES DOS VECES HORNEADAS CON QUESO Y SALVIA FRESCA

HACE 2 PORCIONES

Ingredientes

- *1 batata grande*
- *Aceite de oliva para lloviznar*
- *2 cucharadas de queso parmesano recién rallado + algunas para espolvorear*
- *1 cucharada de salvia fresca finamente picada*
- *Sal y pimienta recién molida a gusto*

Instrucciones de preparación

- Precaliente el horno a 400 grados. Coloca la batata en una bandeja de horno poco profunda y rocía ligeramente con aceite de oliva. Hornee hasta que esté suave, unos 45 minutos. Sáquelo del horno y déjelo enfriar. Reducir la temperatura del horno a 375 grados. Cuando la patata esté lo suficientemente fría para tocarla, córtela por la mitad y saque suavemente la pulpa de ambas mitades en un bol, reservando las pieles. Añade el queso parmesano y la salvia al bol, mézclalo bien y devuelve la mezcla a las pieles reservadas. Espolvorea las tapas con sal y pimienta a gusto. Devuelva las mitades de patata al horno y hornee a 375 grados durante 15-20 minutos más hasta que se calienten completamente. Servir con una pizca de queso parmesano.

Datos nutricionales

Aprox. 112 calorías por porción, 2g de proteína, 3g de grasa total, 0 grasa saturada, 0 grasa trans, 18g de carbohidratos, 0 colesterol, 66mg de sodio, 3g de fibra

284.   CALABAZA DE BELLOTA ASADA

HACE 2 PORCIONES

Ingredientes

- 1 calabaza de bellota, cortada por la mitad, sin semillas, y cortada en cuñas.
- Jarabe de arce puro para lloviznar
- Sal y pimienta recién molida a gusto

Instrucciones de preparación

- Precaliente el horno a 400 grados. Cepillar las cuñas de calabaza con jarabe de arce puro y sazonar con sal y pimienta. Asar en el horno hasta que esté tierno, unos 20-25 minutos.

Datos nutricionales

Aprox. 116 calorías por porción, 1g de proteína, 3g de grasa total, 1g de grasa saturada, 0 grasa trans, 23g de carbohidratos, 0 colesterol, 295mg de sodio, 4g de fibra

285.   GUISANTES NEVADOS PICANTES

HACE 2 PORCIONES

Ingredientes

- ½ libra de guisantes blancos frescos, recortados
- ¼ taza de agua
- 1 cucharadita de ajo fresco picado
- Escamas de pimiento rojo picante trituradas a gusto
- Sal y pimienta recién molida a gusto
- Aceite de oliva extra virgen para lloviznar

Instrucciones de preparación

- En una olla mediana, añadir los guisantes, el agua y el ajo, y llevar a ebullición. Reduzca el fuego a fuego lento, añada hojuelas de pimiento picante y cúbralo. Cocina hasta que el agua se evapore y los guisantes estén tiernos, unos 2-3 minutos.
- Sazonar con sal y pimienta a gusto y rociar con una pequeña cantidad de aceite de oliva justo antes de servir.

Datos nutricionales

Aprox. 47 calorías por porción, 3g de proteína, 0 grasa total, 0 grasa saturada, 0 grasa trans, 8g de carbohidratos, 0 colesterol, 4mg de sodio, 3g de fibra

286. CUSCÚS DE LIMÓN Y ALMENDRA

HACE 4 PORCIONES

Ingredientes

- ¾ taza de cuscús
- ¼ taza de almendras tostadas en rodajas
- 1 cucharada de miel
- 2 cucharaditas de cáscara de limón finamente rallada
- 2 cucharadas de cebollino fresco cortado
- Sal y pimienta recién molida a gusto

Instrucciones de preparación

- Cocine el cuscús según las instrucciones del paquete. Añade las rodajas de almendra, la miel, la cáscara de limón, el cebollino y la sal y la pimienta al gusto.

Datos nutricionales

Aprox. 171 calorías por porción, 6g de proteína, 3g de grasa total, 0 grasa saturada, 0 grasa trans, 30g de carbohidratos, 0 colesterol, 3mg de sodio, 2g de fibra

287. CALABAZA DE BELLOTA HORNEADA

HACE 4 PORCIONES

Ingredientes

- 2 calabazas de bellota, cortadas por la mitad y con semillas
- ¼ taza sin grasa mitad y mitad, dividida
- 8 ramitas de tomillo fresco
- Pimienta recién molida a gusto
- ½ taza de queso parmesano recién rallado

Instrucciones de preparación

- Precaliente el horno a 375 grados. Recorta el fondo de la calabaza cortada por la mitad para que quede plana, si es necesario, y coloca las mitades cortadas con el lado hacia arriba en una bandeja de hornear con borde. Dividir la mitad y la mitad en 4 porciones y verter en los centros de semillas de cada calabaza. Coloca dos ramitas de tomillo en la parte superior de cada mitad de calabaza y sazona la parte superior con pimienta.
- Hornea durante unos 40 minutos o hasta que la calabaza esté tierna cuando se perfore con los dientes del tenedor. Espolvorea la parte superior con queso parmesano y continúa horneando hasta que el queso se derrita y se dore, unos 10-15 minutos más.

Datos nutricionales

Aprox. 168 calorías por porción, 4g de proteína, 4g de grasa total, 2g de grasa saturada, 0 de grasas trans, 24g de carbohidratos, 0 de colesterol, 362mg de sodio, 4g de fibra

288. GUISANTES CON PESTO DE ALBAHACA

HACE 4 PORCIONES

Ingredientes

- 1 libra de guisantes frescos
- ¼ taza de salsa pesto fresca del mercado

- *Sal y pimienta recién molida a gusto*

Instrucciones de preparación

- En una olla grande, pongan el agua a hervir rápidamente. Añade los guisantes y hiérvelos durante 3-4 minutos hasta que estén crujientes, tiernos y de color verde brillante. Escurrir los guisantes y mezclarlos con pesto.
- Sazone con sal y pimienta al gusto.

Datos nutricionales

Aprox. 108 calorías por porción, 4g de proteína, 6g de grasa total, 1g de grasa saturada, 0 grasas trans, 9g de carbohidratos, 1mg de colesterol, 144mg de sodio, 3g de fibra

289. SAUTÉED KALE

HACE 4 PORCIONES

Ingredientes

- *1 cucharadita de aceite de oliva*
- *1 chalota mediana, finamente picada*
- *1 diente de ajo fresco, picado*
- *½ taza de caldo de pollo enlatado bajo en sodio y sin grasa*
- *1 cucharadita de cáscara de limón finamente rallada*
- *1 paquete (12 onzas) de col fresca*
- *Sal y pimienta recién molida a gusto*
- *Gajos de limón para adornar*

Instrucciones de preparación

- En una sartén pesada, calentar el aceite de oliva a fuego medio, añadir los chalotes y el ajo y saltear hasta que estén suaves. Añade caldo de pollo, cáscara de limón y puñados de col rizada a la vez, revolviendo constantemente hasta que las hojas se marchiten. Cuando la col rizada se marchite, añada sal y pimienta al gusto y sírvala con gajos de limón.

Datos nutricionales

Aprox. 53 calorías por porción, 3g de proteína, 1g de grasa total, 0 grasa saturada, 0 grasa trans, 8g de carbohidratos, 0 colesterol, 45mg de sodio, 2g de fibra

290. COLES DE BRUSELAS CARAMELIZADAS CON AJO Y PIMIENTOS ROJOS

HACE 4-6 PORCIONES

Ingredientes

- *2 cucharadas de aceite de canola/aceite de oliva sin grasas trans*
- *2 cucharadas de aceite de oliva*
- *4 dientes de ajo fresco, cortados en rodajas finas*
- *½ pimiento rojo o al gusto, sin semillas y cortado en rebanadas de ⅛ pulgadas de espesor*
- *2 libras de coles de Bruselas frescas, cortadas por la mitad desde la parte superior a través del tallo.*
- *Sal y pimienta recién molida a gusto*

Instrucciones de preparación

- En una sartén de fondo grueso de 12 pulgadas, derretir el aceite de colza/oliva untado con aceite de oliva a fuego medio-bajo. Añada rebanadas de ajo y pimiento rojo y saltéelas hasta que estén doradas y crujientes. Con una cuchara con ranuras, saque las rebanadas de ajo y pimiento, reservándolas. Bajen la temperatura y coloquen las coles de bruselas cortadas de lado en la sartén, manteniendo el lado cortado en contacto directo con la sartén.
- Cocine los brotes (no los gire) durante 10-15 minutos o hasta que estén bien caramelizados. Si la sartén se seca, rocíe con pequeñas cantidades de aceite de oliva según sea necesario. Retire los brotes y los jugos de la sartén y colóquelos en un recipiente caliente y mézclelos con las rebanadas de ajo y pimiento rojo reservadas.
- Espolvorear con sal y pimienta a gusto.

Datos nutricionales

Aprox. 138 calorías por porción, 5g de proteína, 9g de grasa total, 2g de grasa saturada, 0 grasa trans, 13g de carbohidratos, 0 colesterol, 41mg de sodio, 6g de fibra

291. CEBOLLAS CARAMELIZADAS Y COL ASADA

HACE 8 PORCIONES

Ingredientes

- *3 cebollas rojas grandes*
- *4 cucharadas de aceite de oliva, divididas*
- *Sal y pimienta recién molida a gusto*
- *½ taza de caldo de pollo enlatado bajo en sodio y sin grasa*
- *3 cucharadas de vinagre balsámico*
- *1 cucharada de aceite de canola/aceite de oliva sin grasas trans*
- *2 racimos de col rizada, sin tallos y con las hojas picadas gruesas*
- *4 dientes de ajo fresco, picado*
- *⅛ cucharadita de copos de pimiento rojo picante triturados*

Instrucciones de preparación

- Precaliente el horno a 375 grados. Cortar las cebollas en trozos. En una sartén grande, calentar una cucharada de aceite de oliva, luego agregar cebollas y sal y pimienta a gusto. Cocina a fuego medio-alto durante unos 5 minutos, revolviendo a menudo, hasta que las cebollas empiecen a dorarse. Reduzca el fuego a medio y añada caldo y vinagre. Cúbrelo y cocínalo hasta que las cebollas estén blandas. Añade aceite de canola/aceite de oliva, aumenta el calor a alto, y cocina 2-4 minutos más, revolviendo las cebollas con una cuchara de madera mientras se caramelizan. Raspa el fondo de la sartén con la cuchara para aflojar cualquier trozo de cebolla. Aparta.
- Usando papel de aluminio pesado, coloque las hojas de col rizada en el centro del papel de aluminio y enrosque los lados del papel para formar una cesta. Rocíe el aceite de oliva restante sobre las hojas, añada ajo y hojuelas de pimienta picante, y sazone con sal y pimienta a gusto. Mezclar la mezcla y asar sin tapar en el horno durante 15-20 minutos, arrojando la col rizada varias veces durante el asado.
- Sacar del horno y mezclar con la mezcla de cebollas. Servir mientras está caliente.

Datos nutricionales

Aproximadamente 70 calorías por porción, 0 proteína, 8g de grasa total, 1g de grasa saturada, 0 grasa trans, 6g de carbohidratos, 0 colesterol, 17mg de sodio, 1g de fibra

292. BRÓCOLI ASADO

HACE 4 PORCIONES

Ingredientes

- 1¼ libras de flores de brócoli fresco (unas 8 tazas)
- 3½ cucharadas de aceite de oliva, divididas
- 4 dientes de ajo fresco, picado
- ¼ cucharadita de copos de pimiento rojo picante triturados
- Sal y pimienta recién molida a gusto
- Queso parmesano rallado para espolvorear (opcional)

Instrucciones de preparación

- Precaliente el horno a 450 grados. Combina el brócoli y 3 cucharadas de aceite de oliva en una bolsa plástica resellable y tírala para cubrir el brócoli. Pasa el brócoli a una bandeja de hornear y ásalo durante 15 minutos. Sáquelo del horno y déjelo a un lado.
- Combine el aceite de oliva, ajo y hojuelas de pimiento picante restantes en un pequeño tazón y rocíe la mezcla sobre el brócoli, revolviéndolo para cubrirlo. Devuelva el brócoli al horno y áselo hasta que los ramilletes empiecen a dorarse, unos 6-8 minutos.
- Sazone con sal y pimienta y sirva inmediatamente con un poco de queso parmesano, si lo desea.

Datos nutricionales

Aprox. 154 calorías por porción, 1g de proteína, 12g de grasa total, 1g de grasa saturada, 0 grasa trans, 9g de carbohidratos, 0 colesterol, 46mg de sodio, 1g de fibra

293. ESPINACAS FRESCAS CON SETAS ASADAS

HACE 4 PORCIONES

Ingredientes

- 8 onzas de champiñones blancos, limpiados y cortados en cuartos.
- 2¼ cucharaditas de mezcla de pasta de ajo
- 2 cucharadas de aceite de oliva, divididas
- Una pizca de copos de pimienta al rojo vivo aplastados (opcional)
- 1 bolsa (10 onzas) de hojas de espinaca fresca
- 2 cucharaditas de cáscara de limón rallada
- Sal y pimienta recién molida a gusto
- ¼ taza de perejil fresco picado

Instrucciones de preparación

- Precaliente el horno a 425 grados. Coloca los hongos en una bandeja de hornear y unta la parte superior de los hongos con pasta de ajo. Llovizna con una cucharada de aceite de oliva y una pizca de hojuelas de pimiento picante, si lo desea. Asar durante unos 20 minutos hasta que se dore.
- Mezcla las espinacas, la cáscara de limón y el aceite de oliva restante. Añade la mezcla de espinacas a los champiñones y ásalos durante otros 2-3 minutos hasta que las espinacas se marchiten.
- Sazonar con sal y pimienta y mezclar con perejil para servir.

Datos nutricionales

Aprox. 88 calorías por porción, 4g de proteína, 7g de grasa total, 1g de grasa saturada, 0 grasa trans, 4g de carbohidratos, 0 colesterol, 59mg de sodio, 1g de fibra

294. PAPAS FRITAS DE CHIRIVÍA AL HORNO CON ROMERO

HACE 6 PORCIONES

Ingredientes

- 2½ libras de chirivías, limpiadas y recortadas
- 1 cucharada de ramitas de romero fresco finamente picadas
- 2 dientes grandes de ajo fresco, finamente picado
- 3 cucharadas de aceite de oliva
- 5-6 ramitas de romero, sólo hojas
- 1 cucharadita de comino molido o al gusto
- Sal al gusto
- ½ cucharadita de pimienta recién molida

Instrucciones de preparación

- Precaliente el horno a 400 grados. Pelar chirivías, cortándolas en tiras de aproximadamente 3x1½inch. Intenta mantener las tiras del mismo tamaño para que se asen uniformemente. Coloca las tiras en una bolsa de plástico que se pueda volver a cerrar y añade ramitas de romero, ajo y aceite de oliva. Lanza para cubrir las chirivías. Saque las tiras de la bolsa y colóquelas en una bandeja de hornear plana en una sola capa. Desmoronar las hojas de romero sobre las chirivías, luego espolvorearlas con comino, y sal y pimienta. Asar durante unos 30 minutos, girando las chirivías una vez después de unos 15 minutos o cuando empiecen a dorarse. Se sacan del horno cuando están ligeramente dorados pero todavía tienen una textura un poco crujiente.

Datos nutricionales

Aproximadamente 145 calorías por porción, 1g de proteína, 8g de grasa total, 1g de grasa saturada, 0 grasa trans, 20g de carbohidratos, 0 colesterol, 12mg de sodio, 5g de fibra.

295. PARMESANO CÉSAR ASADO ROMANO

HACE 4 PORCIONES

Ingredientes

- 2 grandes cabezas de romano
- 2 dientes de ajo fresco, picado
- 1 cucharadita de aceite de oliva
- ¼ taza de pan rallado panko
- ¼ taza de queso parmesano rallado
- 4-6 filetes de anchoas en aceite de oliva, picados
- 1 limón, cortado en cuartos

Instrucciones de preparación

- Precaliente el horno a 450 grados. Cortar las cabezas de romano por la mitad. Recorta cualquier hoja estropeada. Enjuague las mitades bajo agua corriente fría para eliminar cualquier suciedad, luego séquelas con toallas de papel. Coloca las mitades de romana en una bandeja de hornear plana, córtalas por el lado de arriba y esparce el ajo por encima. Rocíe cada mitad con aceite de oliva y espolvoree con pan rallado y queso parmesano. Hornee en la rejilla superior del horno hasta que las hojas comiencen a dorarse en los bordes y el pan rallado y el queso parmesano estén ligeramente dorados. Retire del fuego y adorne la parte superior con anchoas y una rodaja de limón.

Datos nutricionales

Aprox. 98 calorías por porción, 7g de proteína, 5g de grasa total, 2g de grasa saturada, 0 grasas trans, 10g de carbohidratos, 7mg de colesterol, 247mg de sodio, 4g de fibra

296. LIMÓN, AJO, ESPÁRRAGOS

HACE 4-6 PORCIONES

Ingredientes

- 3 cucharadas de aceite de oliva extra virgen
- 2 libras de espárragos frescos, limpios, con los extremos recortados.
- 1 diente de ajo fresco, machacado
- Sal y pimienta recién molida a gusto
- 2 cucharadas de jugo de naranja dulce
- ¾ cucharadita de cáscara de limón rallada
- 1 taza de queso parmesano fresco rallado

Instrucciones de preparación

- En una gran sartén antiadherente, calienta el aceite de oliva a fuego medio. Añade los espárragos, el ajo, y la sal y la pimienta; gira varias veces para cubrir los espárragos con aceite de oliva. Cubra la sartén y cocine durante 6-7 minutos o hasta que los espárragos estén tiernos y ligeramente dorados. Quítalo del calor.
- Espolvorear con jugo de naranja y cáscara de limón. Pásalo a la bandeja de servir y cúbrelo con queso parmesano.

Datos nutricionales

Aprox. 134 calorías por porción, 8g de proteína, 11g de grasa total, 4g de grasa saturada, 0 de grasas trans, 3g de carbohidratos, 11mg de colesterol, 228mg de sodio, 1g de fibra

297. HABAS CON SALSA PESTO

HACE 6 PORCIONES

Ingredientes

- Salsa de pesto con ajo picante
- 3 latas (15 onzas) de habas cocidas, enjuagadas y escurridas
- 6 hojas grandes de lechuga
- 1 cebolla roja pequeña, picada
- ½ pimiento rojo, cortado en cubos
- ½ pimienta amarilla, en cubitos
- Sal y pimienta recién molida a gusto
- Gajos de tomate para adornar

Instrucciones de preparación

- En un pequeño tazón, mezclar la salsa pesto con las habas. Disponga la lechuga en una bandeja o en platos individuales. Amontonar la mezcla de pesto y judías sobre la lechuga. Esparce cebolla y pimientos cortados en cubitos sobre la mezcla de frijoles. Añade sal y pimienta a gusto y adorna con gajos de tomate.
- Este plato también es un gran almuerzo rápido.

Datos nutricionales

Aprox. 240 calorías por porción, 12g de proteína, 3g de grasa total, 0.6g de grasa saturada, 0 grasa trans, 40g de carbohidratos, 0 colesterol, 500mg de sodio, 10g de fibra

298. PURÉ DE CHIRIVÍAS Y ZANAHORIAS

HACE 4-6 PORCIONES

Ingredientes

- 2 libras de chirivías, limpiadas, peladas y picadas.
- Zanahorias de una libra, limpias, peladas y picadas.
- 3 dientes de ajo fresco, picado
- 1 cebolla mediana, picada
- Sal y pimienta recién molida a gusto

Instrucciones de preparación

- En una olla, agregue todas las verduras y cúbralas con agua. Poner a hervir, reducir el fuego a medio-alto, y cocinar hasta que las zanahorias estén blandas. Escurra el líquido y transfiera la mezcla de vegetales a un procesador de alimentos y procese hasta que esté suave. Retirar del procesador con una espátula de goma y servir caliente o tibio, sazonado con sal y pimienta a gusto.

Datos nutricionales

Aprox. 191 calorías por porción, 4g de proteína, 0 grasa total, 0 grasa saturada, 0 grasa trans, 13g de carbohidratos, 0 colesterol, 105 mg de sodio, 10g de fibra

299. FETA Y FRIJOLES MIXTOS

HACE 6-8 PORCIONES

Ingredientes

- 1 lata de 16 onzas de frijoles rojos claros
- 1 lata (16 onzas) de frijoles cannellini, enjuagados y drenados
- 1 lata de garbanzos de 16 onzas, enjuagada y escurrida
- 3 onzas de queso feta fresco, desmoronado
- 1 taza de cebolla roja finamente picada
- 3 cucharadas de menta fresca picada
- 1½ cucharadas de edulcorante no calórico
- 2 dientes de ajo fresco, finamente picados
- ¼ cucharadita de sal o al gusto
- ¼ cucharadita de pimienta recién molida
- 2 cucharadas + 1 cucharadita de jugo de limón fresco exprimido
- 1 cucharada de vinagre balsámico
- 1 cucharadita de aceite de oliva extra virgen
- 4 tazas de verduras mixtas

Instrucciones de preparación

- Combina todos los frijoles, queso feta, cebolla, menta y edulcorante y mézclalos bien. Añade ajo, sal y pimienta, jugo de limón, vinagre y aceite de oliva a la mezcla de frijoles. Lanza de nuevo. Coloca una taza de verduras en cada plato; divide la mezcla de frijoles en 4 porciones, cubre cada plato de verduras con la mezcla de frijoles y sirve.
- Este plato también es un gran almuerzo rápido.

Datos nutricionales

Aprox. 151 calorías por porción, 11g de proteína, 3g de grasa total, 2g de grasa saturada, 0 grasas trans, 26g de carbohidratos, 9mg de colesterol, 449mg de sodio, 8g de fibra

300.   HINOJO COCIDO TOSCANO

HACE 4 PORCIONES

Ingredientes

- *2 bulbos de hinojo medianos*
- *4 cucharadas de aceite de oliva extra virgen*
- *2 dientes de ajo fresco, pelados y cortados en rodajas*
- *Sal y pimienta recién molida a gusto*
- *2 tazas de caldo de verduras bajo en sodio en lata*
- *Adornar con queso parmesano rallado*

Instrucciones de preparación

- Lave y recorte los bulbos, luego corte la parte superior y reserve para la decoración. Seca los bulbos y córtalos en cuartos. Coloca trozos de hinojo, con la parte plana hacia abajo, en una sartén pesada, junto con aceite de oliva, ajo, y sal y pimienta al gusto. Cocina a fuego medio, girando, hasta que los trozos de hinojo estén dorados. Añade caldo, ponlo a hervir, cúbrelo y reduce el calor a fuego lento. Cocina otros 30-40 minutos hasta que el hinojo esté tierno y el líquido se absorba. Espolvorear con queso parmesano y servir.

Datos nutricionales

Aprox. 174 calorías por porción, 2g de proteína, 14g de grasa total, 2g de grasa saturada, 0 grasa trans, 8g de carbohidratos, 0 colesterol, 103mg de sodio, 1g de fibra

301.   HONGOS JUMBO PORTOBELLO A LA PARRILLA

HACE 4 PORCIONES

Ingredientes

- *4 grandes (4-6 pulgadas) setas portobello*
- *1 cucharada de vinagre balsámico*
- *1 cucharada de salsa Worcestershire*
- *⅓ taza de aceite de oliva extra virgen*
- *Sal y pimienta recién molida a gusto*

Instrucciones de preparación

- Lavar y limpiar los hongos. Mezcle los ingredientes líquidos, coloque los hongos en una bolsa de plástico que se pueda volver a cerrar y vierta el adobo sobre los hongos. Sellar la bolsa y tirar suavemente los hongos y el adobo para cubrir los hongos. Refrigerar y marinar durante 1-2 horas. Caliente la parrilla, coloque los hongos en la parrilla y cepille las tapas con el adobo restante. Asar a la parrilla cada lado durante 5-6 minutos o hasta que los hongos estén suaves. Dale la vuelta a los hongos una vez, pasando la mezcla de adobo por el otro lado.

Datos nutricionales

Aprox. 98 calorías por porción, 0.6g de proteína, 9.8g de grasa total, 1g de grasa saturada, 0 grasa trans, 2g de carbohidratos, 0 colesterol, 39mg de sodio, 0.4g de fibra

302.   GARBANZOS CON CUSCÚS

HACE 4 PORCIONES

Ingredientes

- *1½ tazas de caldo de pollo enlatado bajo en sodio y sin grasa*
- *⅓ taza de cuscús*
- *1 lata de garbanzos de 15 onzas, enjuagada y escurrida*
- *1 tomate mediano, picado*
- *10 aceitunas negras medianas sin hueso, en rodajas*
- *Un tallo de apio, finamente picado*
- *2 cebolletas, partes verdes y blancas, cortadas en trozos de 1 pulgada*
- *¼ taza de pasas negras sin semillas*
- *½ cucharadita de comino*
- *¼ taza de yogur natural sin grasa para adornar*
- *Perejil fresco picado (opcional)*

Instrucciones de preparación

- Poner a hervir el caldo de pollo, retirar del fuego y añadir el cuscús. Cubrir y dejar reposar hasta que el cuscús esté tierno y el líquido sea absorbido. Se esponja con un tenedor y se transfiere a un tazón. Añade garbanzos, tomate, aceitunas, apio, cebolletas, pasas y comino. Revuelva para mezclar bien y adorne cada porción con una cucharada de yogur y perejil.
- Este plato también es un gran almuerzo rápido.

Datos nutricionales

Aproximadamente 207 calorías por porción, 10g de proteína, 3g de grasa total, 0.3g de grasa saturada, 0 grasa trans, 38g de carbohidratos, 0.25mg de colesterol, 362mg de sodio, 6g de fibra

303. CUSCÚS PICANTE

HACE 4-6 PORCIONES

Ingredientes

- *2¼ cucharaditas de aceite de oliva extra virgen*
- *4 dientes de ajo fresco, picado*
- *1 cebolla pequeña, picada en trozos grandes*
- *3 tazas de caldo de verduras en lata bajo en sodio o caldo de pollo bajo en sodio y sin grasa.*
- *6 onzas de cuscús*
- *2 cucharaditas de pimienta de cayena molida o al gusto*
- *1 cucharadita de Harissa - añadir más o menos según el grado de picante deseado*
- *Hojas de cilantro, finamente picadas, al gusto*
- *Sal y pimienta recién molida a gusto*

Instrucciones de preparación

- En una sartén, calentar una cucharadita de aceite de oliva, añadir el ajo y la cebolla y saltear hasta que se doren. En una cacerola, pongan a hervir el caldo y el aceite de oliva restante. Ponga el cuscús en una fuente para horno y vierta el caldo caliente y la mezcla de ajo sobre el cuscús; revuélvalo para mezclarlo. Deje reposar durante 10 minutos, hasta que el caldo se absorba. Añade cayena, Harissa, cilantro, y sal y pimienta al gusto mientras esponjas el cuscús entre los dedos para separar los granos. Cúbrete bien para mantenerte caliente.
- Espolvorea una pequeña cantidad de pimienta y cilantro encima justo antes de servir.

Datos nutricionales

Aprox. 124 calorías por porción, 4g de proteína, 1g de grasa total, 1g de grasa saturada, 0 grasa trans, 24g de carbohidratos, 0 colesterol, 47mg de sodio, 1g de fibra

304. VERDURAS SALTEADAS CON TOMILLO FRESCO

HACE 4 PORCIONES

Ingredientes

- 2 puerros medianos
- 1 pimiento rojo mediano
- 2 tallos de apio medianos
- 2 (6-7 onzas) de calabacín
- 1 berenjena mediana
- 4 cucharadas de aceite de oliva extra virgen
- Sal y pimienta recién molida a gusto
- 2 cucharadas de tomillo fresco picado
- 5 dientes medianos de ajo fresco, picados
- 2 cucharadas de perejil fresco picado

Instrucciones de preparación

- Limpia la arena de los puerros. Cortar trozos de 2 pulgadas de partes blancas y verdes de puerro, aplanar cada trozo y cortar en rodajas de ⅓ pulgadas. Rebanadas separadas. Corta el pimiento rojo por la mitad, sin semillas y cortado en tiras de 2 pulgadas. Pele las cuerdas de apio y córtelas en trozos de 2 pulgadas. Corta los calabacines por la mitad y luego en trozos de aproximadamente ¼ pulgada por ¼ pulgada. Pela la berenjena y córtala en trozos de aproximadamente 2 pulgadas por ½ pulgadas de espesor.
- En una sartén grande, calentar 2 cucharadas de aceite de oliva; saltear la berenjena a fuego medio. Espolvorear con sal, revolviendo constantemente hasta que esté crujiente y tierno. Retire la berenjena de la sartén y déjela a un lado en una bandeja de papel toalla para absorber el exceso de aceite de la berenjena; coloque la bandeja en el horno caliente para mantener la berenjena caliente. Calentar una cucharada adicional de aceite de oliva en la sartén de berenjenas, añadir puerros y cocinar unos 5 minutos, revolviendo a menudo. Añada el pimiento rojo, el apio, la sal y la pimienta, y el tomillo; continúe la cocción, revolviendo a menudo, hasta que las verduras estén crujientes y tiernas. Con una cuchara ranurada, transfiera la mezcla a un plato de berenjenas. Añade el calabacín y la cucharada de aceite de oliva restante, si es necesario, a la sartén, y cocina el calabacín hasta que esté tierno. Lleva el calabacín a la bandeja de berenjenas. Añade el ajo a la sartén y saltéalo durante unos 30 segundos; no lo dores. Añade perejil y calienta 2 ó 3 segundos más.
- Transfiera todas las verduras de la bandeja de berenjenas a una bandeja limpia. Vierta la mezcla de ajo y perejil sobre las verduras y mézclelas, mezclándolas bien. Sirva inmediatamente.

Datos nutricionales

Aprox. 177 calorías por porción, 2g de proteína, 14g de grasa total, 2g de grasa saturada, 0 grasa trans, 13g de carbohidratos, 0 colesterol, 22mg de sodio, 2g de fibra

305. CUSCÚS DE CANELA

HACE 6-8 PORCIONES

Ingredientes

- 3 tazas de agua caliente
- Una pizca de sal
- ½ cucharada de aceite de oliva extra virgen
- 6 onzas de cuscús
- 2 cucharadas de canela molida
- ¼ taza de pasas negras sin semillas
- ¼ taza de endulzante para hornear bajo en calorías
- 4 cucharadas de Mazahar (agua de azahar)
- Nueces picadas gruesas para adornar

Instrucciones de preparación

- Poner a hervir el agua, añadir sal y aceite de oliva. Ponga el cuscús en una fuente de horno aceitada y vierta el líquido sobre el cuscús. Añade 1 cucharada de canela, pasas, edulcorante y mazahar; déjalo reposar unos 10 minutos o hasta que el líquido se absorba. Fluff cuscús con los dedos para separar los granos. Cuando esté listo para servir, cubra el cuscús con el resto de la canela y las nueces.

Datos nutricionales

Aprox. 87 calorías por porción, 3g de proteína, 1g de grasa total, 1g de grasa saturada, 0 grasa trans, 19g de carbohidratos, 0 colesterol, 4mg de sodio, 1g de fibra

306. ACELGAS Y ARROZ ARBÓREO

HACE 6 PORCIONES

Ingredientes

- 5 tazas de caldo de pollo enlatado bajo en sodio y sin grasa.
- 2½ cucharadas de aceite de oliva extra virgen
- 1 cebolla mediana, picada
- 1¾ tazas Arborio u otro arroz de grano corto
- 1 manojo de acelgas (unas 10 hojas), espinas cortadas en trozos de ¼ pulgadas, hojas
- picado grueso...
- ½ cucharadita de romero seco, desmenuzado
- ½ taza de vino blanco seco
- Sal y pimienta recién molida a gusto
- ½ taza de queso parmesano recién rallado (reserve una pequeña cantidad para adornar, si lo desea)

Instrucciones de preparación

- Ponga el caldo a hervir, cúbralo, déjelo a un lado y manténgalo moderadamente caliente. En una sartén de fondo grueso, calentar el aceite de oliva y saltear la cebolla hasta que esté translúcida. Añade el arroz, la acelga y el romero; revuelve hasta que la acelga se marchite. Añade vino y hierve a fuego lento hasta que el líquido se absorba. Añada 4½ tazas de caldo y cocine a fuego lento hasta que el arroz esté tierno y cremoso, revolviendo a menudo, luego añada el resto ½ taza de caldo lentamente según sea necesario si la mezcla parece demasiado seca, cocinando unos 20 minutos. Añade sal y pimienta y queso parmesano al gusto. Servir inmediatamente, adornado con una pequeña cantidad de queso parmesano, si se desea.

Datos nutricionales

Aprox. 371 calorías por porción, 12g de proteína, 10g de grasa total, 2g de grasa saturada, 0 grasas trans, 56g de carbohidratos, 7mg de colesterol, 306mg de sodio, 1g de fibra

307. ARROZ PILAF BÁSICO

HACE 6 PORCIONES

Ingredientes

- 3 tazas de caldo de pollo enlatado bajo en sodio y sin grasa.
- 2½ cucharadas de aceite de oliva extra virgen
- ¼ taza de almendras blanqueadas picadas

- ¼ taza de piñones tostados
- 1 cebolla mediana, finamente picada
- 1½ tazas de arroz de grano largo
- 2 tazas de guisantes congelados
- Sal y pimienta recién molida a gusto
- Cilantro fresco picado para adornar

Instrucciones de preparación

- Calienta el caldo de pollo a fuego lento. Ponga 2 cucharadas de aceite de oliva en una sartén de fondo grueso y saltee suavemente las almendras y las tostadas de piñones, pero no las queme. Retire las nueces del fuego con una cuchara ranurada y déjelas a un lado. Añade la cebolla al aceite de oliva, saltéala y cocínala hasta que esté blanda, no la dores. Añade el arroz al aceite de oliva y saltéalo a fuego medio durante 10-15 minutos, revolviendo constantemente hasta que el arroz esté crujiente. Vierta el caldo de pollo caliente, y añada los guisantes, el aceite de oliva restante, y sal y pimienta al gusto. Reduzca el calor, cúbralo y hierva a fuego lento hasta que el líquido sea absorbido, unos 20 minutos. Retire del fuego, doble suavemente ambas nueces, cúbralas y déjelas a un lado durante 5 minutos antes de servirlas. Adorne con cilantro picado.

Datos nutricionales

Aproximadamente 327 calorías por porción, 9g de proteína, 16g de grasa total, 2g de grasa saturada, 0 de grasa trans,

40g de carbohidratos, 1mg de colesterol, 6mg de sodio, 1g de fibra

308.   BERENJENA HORNEADA CON AJO Y ALBAHACA

HACE 4-6 PORCIONES

Ingredientes

- 2 berenjenas medianas
- Aceite de oliva en aerosol de cocina
- 4 dientes de ajo fresco, finamente picados
- 4 cucharadas de aceite de oliva extra virgen
- 1½ cucharaditas de albahaca fresca picada
- 1 cucharada de pasta de tomate
- 2 cucharadas de queso parmesano recién rallado para adornar.
- Romero fresco finamente picado para adornar
- Sal y pimienta recién molida a gusto

Instrucciones de preparación

- Lavar y secar las berenjenas, luego cortar cada una por la mitad a lo largo. Con un cuchillo afilado, haz un patrón cruzado en la piel de cada berenjena. Ponga la piel de las berenjenas en una bandeja de hornear ligeramente aceitada y déjela a un lado. Mezcla el ajo, el aceite de oliva, la albahaca y la pasta de tomate. Esparce la mezcla sobre las berenjenas y hornea a 350 grados durante 45 minutos o hasta que estén tiernas. Retirar del horno, adornar con queso parmesano y romero, y sazonar con sal y pimienta al gusto.

Datos nutricionales

Aprox. 97,6 calorías por porción, 1g de proteína, 10g de grasa total, 2g de grasa saturada, 0 grasas trans, 3g de carbohidratos, 1mg de colesterol, 51mg de sodio, 1g de fibra

309. POLENTA

HACE 4-6 PORCIONES

Ingredientes

- 3 tazas de agua
- 1 taza de polenta
- Aceite de oliva extra virgen (opcional)
- Queso parmesano rallado para adornar (opcional)
- Sal y pimienta recién molida a gusto

Instrucciones de preparación

- Poner agua a hervir en una cacerola. Añadir lentamente la polenta y ponerla a hervir, revolviendo constantemente. Bajar el fuego a fuego lento; remover frecuentemente durante unos 20-25 minutos o hasta que la polenta se espese. Servir rociado con aceite de oliva y espolvoreado con queso parmesano. Añade sal y pimienta al gusto.

Datos nutricionales

Aprox. 35 calorías por porción, 1g de proteína, 4g de grasa total, 0 grasa saturada, 0 grasa trans, 6g de carbohidratos, 0 colesterol, 82mg de sodio, 0 fibra

310. PORTOBELLOS SALTEADOS CON AJO Y PEREJIL

HACE 4 PORCIONES

Ingredientes

- 2 cucharadas de aceite de oliva extra virgen
- 12 onzas de hongos portobello, cortados en trozos
- Sal y pimienta recién molida a gusto
- 4 dientes de ajo fresco, finamente picados
- 1 cucharada de perejil fresco finamente picado

Instrucciones de preparación

- En una sartén, calienta el aceite de oliva y saltea los champiñones a fuego alto durante unos 4 minutos. Añade sal y pimienta al gusto. Espolvorear con ajo y perejil y servir caliente.

Datos nutricionales

Aprox. 81 calorías por porción, 2g de proteína, 7g de grasa total, 1g de grasa saturada, 0 grasa trans, 4g de carbohidratos, 0 colesterol, 3mg de sodio, 1g de fibra

311. FRIJOLES CANNELLINI CON AJO

HACE 4-6 PORCIONES

Ingredientes

- 2 latas de 15 onzas de frijoles cannellini
- 4-5 dientes grandes de ajo fresco, picados
- 2 cucharadas de aceite de oliva extra virgen
- ½ taza de caldo de pollo enlatado bajo en sodio y sin grasa
- Sal y pimienta recién molida a gusto
- Cuñas de pita (opcional)

Instrucciones de preparación

- Enjuagar y escurrir los frijoles. Cocine el ajo y el aceite de oliva en una sartén a fuego medio hasta que el ajo se ablande, luego añada el caldo de pollo y los frijoles y cocine a fuego lento hasta que la mayor parte del líquido se evapore. Sazone con sal y pimienta y sirva con pita tostada.

Datos nutricionales

Aprox. 123 calorías por porción, 6g de proteína, 5g de grasa total, 0.6g de grasa saturada, 0 grasa trans, 18g de carbohidratos, 0.2mg de colesterol, 372mg de sodio, 7g de fibra

312. POLENTA CON SETAS Y AJO

HACE 4-6 PORCIONES

Ingredientes

- *1 cucharada de aceite de oliva extra virgen*
- *3 dientes grandes de ajo fresco, picado*
- *3 onzas de champiñones blancos de botón, limpiados y cortados en rodajas*
- *2 ramitas de tomillo fresco, sin tallos.*
- *3 tazas de agua*
- *1 taza de polenta*
- *Sal y pimienta recién molida a gusto*

Instrucciones de preparación

- En una sartén, calentar el aceite de oliva y saltear suavemente el ajo y los champiñones hasta que estén suaves. Añade el tomillo, revuelve para mezclar y reserva. Ponga el agua a hervir, añada la polenta y continúe hirviendo durante 2-3 minutos antes de reducirla a fuego lento. Cocine, revolviendo con frecuencia, durante unos 20-25 minutos, hasta que la polenta se espese y se absorba el líquido. Retire del fuego, transfiera a un tazón, agregue la mezcla de hongos, y agregue sal y pimienta a gusto.

Datos nutricionales

Aproximadamente 59 calorías por porción, 1g de proteína, 3g de grasa total, 0.3g de grasa saturada, 0 grasa trans, 7g de carbohidratos, 0 colesterol, 83mg de sodio, 0.2g de fibra.

313. BERENJENA A LA PARRILLA

HACE 4 PORCIONES

Ingredientes

- *1 cucharada de aceite de oliva extra virgen*
- *2 cucharadas de hojas frescas de orégano*
- *2 tomates ciruela, cortados en cubos*
- *1½ libras de berenjena, cortada a lo largo en rodajas de ½ pulgadas de grosor*
- *Aceite de oliva en aerosol de cocina*
- *2 dientes grandes de ajo fresco, finamente picado*
- *1 cucharadita de romero seco picado*
- *Sal y pimienta recién molida a gusto*
- *¼ taza de queso feta desmenuzado*
- *Cuñas de limón*
- *Ramitas frescas de orégano para adornar*

Instrucciones de preparación

- Calentar el aceite de oliva en una cacerola, añadir las hojas de orégano, y luego retirar la cacerola del fuego. Añade los tomates al orégano y deja que se bañe en aceite de oliva caliente hasta que esté listo para servir. Mientras tanto, rocíe ambos lados de las rodajas de berenjena con aceite de cocina, espolvoree con ajo, romero y sal y pimienta, y colóquelas en la parrilla a temperatura media. Cubra la

parrilla y cocine la berenjena hasta que esté tierna y dorada por ambos lados, dándole la vuelta una vez. Poner la berenjena en un plato, rociar con aceite de orégano y tomate, y cubrir con queso feta.
- Adorne con gajos de limón y ramitas de orégano.

Datos nutricionales

Aprox. 74 calorías por porción, 4g de proteína, 6g de grasa total, 1g de grasa saturada, 0 grasas trans, 10g de carbohidratos, 5mg de colesterol, 86mg de sodio, 0.2g de fibra

314. JUDÍAS VERDES CON JENGIBRE Y VAINAS DE GUISANTES

HACE 4 PORCIONES

Ingredientes

- *8 onzas de judías verdes frescas, lavadas y cortadas*
- *2 tazas de caldo de pollo enlatado bajo en sodio y sin grasa.*
- *2 cucharaditas de aceite de oliva extra virgen*
- *2 dientes de ajo fresco, finamente picados*
- *½ cucharadita de jengibre recién molido*
- *4 onzas de arvejas nevadas, lavadas, sin cuerdas (no quite las arvejas de las vainas)*
- *4 onzas de guisantes azucarados, lavados, sin cuerdas (no quite los guisantes de las vainas)*
- *1 cucharada de salsa de soja baja en sodio*
- *Pimienta recién molida a gusto*

Instrucciones de preparación

- En una cacerola grande, cocine al vapor las judías verdes en caldo de pollo durante unos 3-4 minutos. Escurre los frijoles. En una sartén limpia, añadir una cucharadita de aceite de oliva y judías verdes; saltearlas durante unos 2-3 minutos hasta que las judías verdes empiecen a dorarse. Añade el aceite de oliva restante, ajo, jengibre, guisantes de nieve y guisantes de azúcar. Continúa salteando otros 2-3 minutos, hasta que las vainas de los guisantes estén crujientes y tiernas. Añade la salsa de soja y la pimienta y sírvelo caliente.

Datos nutricionales

Aprox. 63 calorías por porción, 4g de proteína, 2g de grasa total, 0 grasa saturada, 0 grasa trans, 5g de carbohidratos, 0 colesterol, 187mg de sodio, 3g de fibra

315. ALCACHOFAS AL VAPOR

HACE 4 PORCIONES

Ingredientes

- *4 alcachofas globo medianas (unas 10-11 onzas cada una)*
- *4 tazas de caldo de pollo enlatado bajo en sodio y sin grasa.*
- *10 dientes de ajo fresco*
- *Sal y pimienta recién molida a gusto*
- *El aceite de oliva extra virgen o el aceite de colza/aceite de oliva sin grasas trans derretido se extiende a*
- *Llovizna (opcional)*

Instrucciones de preparación

- Lavar las alcachofas bajo el agua corriente. Quita las puntas afiladas de cada hoja con tijeras para aves de corral, manteniendo el globo intacto. Coloca las alcachofas, el caldo y el ajo en una olla grande. Cubre la olla y ponla a hervir. Reduzca el calor a medio, mantenga la olla tapada y continúe cocinando

al vapor las alcachofas, dándolas vuelta una vez mientras se cocinan al vapor. Si es necesario, añada agua a la olla para mantener las alcachofas bañadas en líquido mientras se cocinan al vapor. Vaporizar hasta que puedas perforar la zona del tallo del globo de la alcachofa con un tenedor sin mucha resistencia.
- Quitar los estranguladores con una cuchara ranurada a los platos de servir, espolvorear con sal y pimienta, y rociar con aceite de oliva o aceite de canola/aceite de oliva derretido, si se desea. Sirva mientras esté caliente.
- Para comer esta deliciosa verdura, simplemente se sacan las hojas una por una y se pasa la suave carne de la hoja sobre los dientes frontales inferiores, extrayendo la carne de la parte interior de la hoja. En el centro de todas las hojas está la mejor parte; el corazón del estrangulador conectado al tallo también es muy bueno. La única parte no considerada comestible por la mayoría de la gente es la corona de pequeñas hojas borrosas que se encuentra directamente sobre el corazón. Simplemente quita estas pequeñas hojas borrosas con tus dedos antes de comer el corazón y el tallo.

Datos nutricionales

Aprox. 76 calorías por porción, 5g de proteína, 0.2g de grasa total, 0.1g de grasa saturada, 0 grasa trans, 17g de carbohidratos, 0 colesterol, 153mg de sodio, 5g de fibra

316. ARROZ INTEGRAL DE MAMÁ

HACE 8 PORCIONES

Ingredientes

- *4 tazas de caldo de pollo enlatado bajo en sodio y en grasa.*
- *2 tazas de arroz integral*
- *6 dientes de ajo fresco*
- *½ taza de piñones*
- *6 cebolletas, partes blancas y verdes, recortadas y rebanadas*
- *8 aceitunas negras grandes deshuesadas, escurridas y picadas gruesas*
- *½ cucharada de aceite de oliva extra virgen*
- *Sal y pimienta recién molida a gusto*
- *Cebollino picado para adornar*

Instrucciones de preparación

- En una cacerola, ponga a hervir el caldo y el arroz; reduzca el fuego a medio, cúbralo y continúe hirviendo hasta que todo el líquido se absorba, revolviendo de vez en cuando si es necesario. Mientras el arroz está hirviendo, saltee el ajo, los piñones, las cebolletas y las aceitunas en aceite de oliva hasta que el ajo esté blando y los piñones estén ligeramente tostados. Cuando el arroz esté listo, esponje con un tenedor y añada la mezcla de ajo y piñones; añada sal y pimienta a gusto.
- Pase a la fuente de servir y adorne con cebollinos.

Datos nutricionales

Aproximadamente 249 calorías por porción, 7g de proteína, 9g de grasa total, 1g de grasa saturada, 0 grasas trans, 38g de carbohidratos, 1mg de colesterol, 58mg de sodio, 1g de fibra

317. PATATAS FRITAS AL HORNO CON PESTO DE ALBAHACA

HACE 2 PORCIONES

Ingredientes

- *2 (6 onzas) de patatas dulces*

- *1 cucharada de salsa de pesto de albahaca fresca o pesto de albahaca fresco del mercado*
- *Sal y pimienta recién molida a gusto*
- *Crema agria baja en grasa o sin grasa, para adornar (opcional)*

Instrucciones de preparación

- Limpiar las cáscaras de las batatas bajo agua corriente fría y secarlas con toallas de papel. Corta las patatas por la mitad y luego cada mitad en tiras para freír. Coloca las papas fritas en una sola capa en una bandeja de hornear antiadherente y unta con salsa pesto.
- Añade sal y pimienta al gusto. Ponga la bandeja de hornear en el horno y hornee las papas fritas a 400 grados hasta que estén tiernas y ligeramente doradas en los bordes. Divide las patatas fritas en dos porciones y adórnalas con un poco de crema agria, si lo deseas.

Datos nutricionales

Aprox. 211 calorías por porción, 4g de proteína, 7g de grasa total, 1g de grasa saturada, 0 grasas trans, 34g de carbohidratos, 5mg de colesterol, 152mg de sodio, 4g de fibra

318. JUDÍAS VERDES Y PORTOBELLOS

HACE 4 PORCIONES

Ingredientes

- *12 onzas de judías verdes frescas, con las puntas cortadas*
- *1¼ tazas de champiñones portobello en rodajas*
- *1½ cucharadas de ajo fresco finamente picado*
- *½ cucharadita de polvo de cebolla*
- *2 cucharadas de aceite de canola/aceite de oliva sin grasas trans*
- *Sal y pimienta recién molida a gusto*

Instrucciones de preparación

- En una cacerola mediana agregue frijoles y hongos más suficiente agua para llenar ⅓ de la cacerola. Poner a hervir, luego reducir el fuego y cocinar hasta que las judías estén tiernas. Escurra bien y transfiera los frijoles y los hongos a una gran sartén de fondo pesado. Añade el ajo picado, la cebolla en polvo y el aceite de colza/aceite de oliva para untar y calienta a fuego lento para derretir la pasta, revolviendo a menudo para cubrir las judías y los champiñones. Continúe cocinando a fuego lento durante al menos 15 minutos para casar los sabores. Añade sal y pimienta al gusto.

Datos nutricionales

Aprox. 74 calorías por porción, 2g de proteína, 5g de grasa total, 1g de grasa saturada, 0 grasa trans, 7g de carbohidratos, 0 colesterol, 52mg de sodio, 2g de fibra

319. COLIFLOR ASADA AL AJO

HACE 4 PORCIONES

Ingredientes

- *1 diente de ajo fresco jumbo, finamente picado*
- *1 cabeza mediana de coliflor (alrededor de 3 libras), cortada en floretes de 1½ pulgadas*

- 2 cucharadas de aceite de oliva extra virgen
- Sal de ajo o condimento de su elección a gusto (opcional)

Instrucciones de preparación

- Ponga el ajo, los ramilletes y el aceite de oliva en una gran bolsa de plástico que se pueda volver a cerrar y mézclelo para cubrir los ramilletes. Disponga los ramilletes en una sola capa en una bandeja de horno poco profunda y espolvoréelos con condimentos, si lo desea. Coloca la sartén en la rejilla central del horno a 425 grados y asa la coliflor hasta que esté tierna y dorada (unos 20-30 minutos). Revuelva y voltee los ramilletes de vez en cuando mientras los asa.

Datos nutricionales

Aprox. 91 calorías por porción, 3g de proteína, 7g de grasa total, 0.8g de grasa saturada, 0 grasa trans, 7g de carbohidratos, 0 colesterol, 20mg de sodio, 3g de fibra

320. ESPINACAS SALTEADAS AL AJO

HACE 4 PORCIONES

Ingredientes

- 1½ tazas de caldo de pollo enlatado bajo en sodio y sin grasa
- 4-6 dientes de ajo fresco, picado
- 3 bolsas (10 onzas) de hojas de espinaca fresca
- Pimienta recién molida a gusto
- Sal al gusto

Instrucciones de preparación

- En una sartén de fondo grueso a fuego medio, agregue caldo de pollo y ajo. Añade puñados de espinacas mientras revuelves, moviendo las hojas marchitas hacia un lado, hasta que todas las espinacas se hayan añadido y marchitado. Reduzca el fuego a bajo, añada pimienta y revuelva de vez en cuando para mezclar el ajo y las espinacas, hasta que el caldo se haya evaporado.
- Añade sal al gusto. Servir mientras está caliente.

Datos nutricionales

Aprox. 54 calorías por porción, 5g de proteína, 0.2g de grasa total, 0 grasa saturada, 0 grasa trans, 7g de carbohidratos, 2mg de colesterol, 174mg de sodio, 4.5g de fibra

321. RISOTTO DE ALCACHOFA

HACE 4-6 PORCIONES

Ingredientes

- Una lata de 15 onzas de alcachofas cuarteadas
- 2 cucharadas de aceite de oliva extra virgen
- 1 cebolla blanca pequeña, finamente picada
- 2 dientes de ajo fresco, finamente picados
- 1½ tazas de arroz de grano corto
- 3 tazas de caldo de pollo enlatado bajo en sodio y sin grasa, calentado
- Sal y pimienta recién molida a gusto
- 2 cucharadas de perejil fresco finamente picado
- ¼ taza de queso parmesano recién rallado (opcional)
- Una ramita de perejil fresco para adornar

Instrucciones de preparación

- Escurra el líquido de las alcachofas y déjelo a un lado. Caliente el aceite de oliva a fuego medio; añada la cebolla y el ajo y saltéelos hasta que estén blandos. Añade las alcachofas escurridas y cocina otros 5 minutos. Sube el fuego a medio-alto, añade el arroz y saltéalo otros 2 minutos, revolviendo a menudo para evitar que el arroz se queme. Añade el caldo de pollo ya calentado, una taza cada vez, revolviendo a menudo y permitiendo que el arroz absorba la mayor parte del caldo antes de añadir la segunda y tercera taza. Cocina hasta que el arroz esté tierno y el caldo se absorba (unos 15-20 minutos). Añade sal y pimienta a gusto y añade perejil y queso parmesano. Mezclar bien y servir adornado con una ramita de perejil.

Datos nutricionales: Aprox. 229 calorías por porción, 5g de proteína, 4g de grasa total, 0.3g de grasa saturada, 0 grasa trans, 41 carbohidratos, 0 colesterol, 124mg de sodio, 3g de fibra

ENVOLTORIOS Y SÁNDWICHES

322. SÁNDWICH DE PIMIENTO ROJO ASADO

HACE 2 PORCIONES

Ingredientes

- 1 pan de pita integral
- 2 trozos grandes de pimientos asados o 2 trozos grandes de pimiento rojo.
- 1 onza de queso parmesano-reggiano duro, cortado en trozos finos.
- ½ taza de brotes de alfalfa
- 4-6 hojas de lechuga romana, rotas
- Sal y pimienta recién molida a gusto
- Adornar con unas cuantas aceitunas negras

Instrucciones de preparación

- Partir el pan de pita por la mitad, abrir el bolsillo de cada lado del pan y tostar ligeramente. Insertar un gran trozo de pimiento asado en cada bolsillo de pita ½; dividir el queso parmesano-reggiano, los brotes, la lechuga y añadirlo a cada bolsillo. Espolvorea cada bolsillo con sal y pimienta a gusto. Servir con guarnición de aceitunas.

Datos nutricionales

Aprox. 145 calorías por porción, 8g de proteína, 3.6g de grasa total, 2.3g de grasa saturada, 0 grasas trans, 2g de carbohidratos, 11mg de colesterol, 215mg de sodio, 3g de fibra

323. CORDERO WRAP

HACE 4 PORCIONES

Ingredientes

- ⅓ taza de bulgur de grano medio
- ½ taza de tomates cortados en cubitos
- ½ taza de perejil fresco finamente picado
- ¼ taza de hojas de menta fresca finamente picadas, sin tallos
- 2 cebolletas, en rodajas finas
- 2½ cucharadas de aceite de oliva extra virgen, divididas
- Jugo de ½ limón
- 2 dientes de ajo fresco, picado
- ½ libra de cordero de tierra magra
- Sal y pimienta recién molida a gusto
- 4 onzas de yogur natural sin grasa
- ¾ taza de pepino cortado en cubitos
- 1 cucharada de menta fresca picada
- 4 (6 pulgadas) panes de pita de trigo integral (no se abren)
- 1 taza de hojas de espinaca fresca picada
- 4 onzas de queso feta desmenuzado sin grasa

Instrucciones de preparación

- Cubrir el bulgur en un recipiente con agua fresca y fría a una profundidad de aproximadamente ½ pulgadas. Deje reposar hasta que se absorba el agua (unos 30 minutos). Pelusa con un tenedor para separar los granos. Los granos deben ser gordos y ligeramente húmedos; si están demasiado húmedos, extienda los granos en una toalla, doble la toalla y apriete para eliminar el exceso de agua. Combina tomates, perejil, menta, cebolletas y 2 cucharadas de aceite de oliva. Añade el bulgur y tíralo suavemente. Exprimir el jugo de limón sobre la mezcla de tabbouleh y refrigerar. Caliente el aceite de oliva restante y saltee el ajo, el cordero y la sal y la pimienta a fuego medio-alto hasta que se doren, revolviendo constantemente para desmenuzarlos. Escurra bien y déjelo a un lado. Combina el yogurt, el pepino y la menta en un tazón pequeño, revuelve bien y déjalo a un lado. Amontonen las pitas y envuélvanlas en papel encerado; caliéntenlas en el microondas en alto durante 45 segundos. En un tazón, combine la mezcla de cordero, espinacas y queso feta. Cuchara ½ taza de mezcla tabbouleh y ¼ mezcla de cordero en el centro de cada ronda de pita. Cubrir con la mezcla de yogur y enrollar el pan de pita. Para asegurarla, envuelva la parte inferior del rollo de pita con papel encerado.

Datos nutricionales

Aprox. 462 calorías por porción, 21g de proteína, 22g de grasa total, 6g de grasa saturada, 0 de grasas trans, 43g de carbohidratos, 43mg de colesterol, 635mg de sodio, 5g de fibra

324. VEGGIE WRAP

HACE 6 PORCIONES

Ingredientes

- Aceite de oliva en aerosol de cocina
- 2 tomates medianos, cortados en rebanadas de ½ pulgadas de grosor
- 2 pepinos pequeños, cortados a lo largo en rodajas de ½ pulgadas de grosor
- 2 cebollas pequeñas, cortadas en rebanadas de ½ pulgadas de grosor
- 1 pimiento verde, cortado en tiras
- 2 calabacines medianos, cortados a lo largo en rebanadas de ½ pulgadas de grosor
- Aceite de oliva extra virgen para lloviznar
- ¾ cucharada de orégano seco desmoronado
- ¼ cucharada de romero seco desmoronado
- ¾ cucharadita de tomillo seco
- ½ (15 onzas) lata de garbanzos, enjuagados y escurridos
- ¼ cucharadita de comino (opcional)
- Sal y pimienta recién molida a gusto
- 6 panes planos de trigo entero (8-10 pulgadas), calentados
- Brotes de alfalfa (opcional)

Instrucciones de preparación

- Rocíe la sartén antiadherente con spray de cocina. Coloca los tomates, los pepinos, las cebollas, el pimiento verde y el calabacín en la sartén y rocía con aceite de oliva. Espolvorear con orégano, romero y tomillo, y asar durante 15-20 minutos a 425 grados. Añade los garbanzos y el comino, además de sal y pimienta al gusto, y cocina 15-20 minutos más hasta que estén tiernos. Rellenar el pan plano calentado con mezcla de frijoles y vegetales, cubrir con brotes de alfalfa, si se desea, enrollar y servir.

Datos nutricionales

Aprox. 170 calorías por porción, 8g de proteína, 1g de grasa total, <0.3g de grasa saturada, 0 grasa trans, 36g de carbohidratos, 0 colesterol, 325mg de sodio, 6g de fibra

325. BOLSILLOS DE PITA RELLENOS DE CANGREJO Y AGUACATE

HACE 8 PORCIONES

Ingredientes

- ⅔ taza de mayonesa light
- 4 cucharadas de jugo de limón fresco

- 2 cucharadas de pimientos asados picados
- Una pizca de pimienta de cayena
- 1 libra (unas 2 tazas) de carne de cangrejo, bien escurrida.
- 1 taza de camarones precocidos picados
- 2 aguacates pequeños, picados
- 3 cucharadas de cebolla blanca finamente picada
- Sal y pimienta recién molida a gusto
- 4 panes de pita de grano entero, cortados por la mitad
- 1 taza de brotes de alfalfa

Instrucciones de preparación

- Mezcla la mayonesa, el jugo de limón, la pimienta asada y la pimienta de cayena, y luego refrigera para enfriar (alrededor de 1 hora). Mezclar cangrejo, camarones, aguacates, cebolla, y sal y pimienta al gusto. Llena cada mitad de pan de pita con la mezcla de cangrejo y ponle ⅛ de mezcla de mayonesa. Añade ⅛ taza de brotes de alfalfa a cada pita rellena y sirve.

Datos nutricionales

Aprox. 171 calorías por porción, 11.6g de proteína, 12.4g de grasa total, 1.7g de grasa saturada, 0 grasas trans, 4.6g de carbohidratos, 61.5mg de colesterol, 216mg de sodio, 1g de fibra

326. SÁNDWICH DE HONGOS JUMBO PORTOBELLO A LA PARRILLA

HACE 4 PORCIONES

Ingredientes

- 4 grandes (4-6 pulgadas) setas portobello
- 1 cucharada de vinagre balsámico
- 1 cucharada de salsa Worcestershire
- ⅓ taza de aceite de oliva extra virgen
- Sal y pimienta recién molida a gusto
- 4 panes de hamburguesa integrales
- Condimentos a su elección (opcional)

Instrucciones de preparación

- Lavar y limpiar los hongos. Mezcla el vinagre, la salsa Worcestershire, el aceite de oliva, y la sal y la pimienta, luego coloca los champiñones en una bolsa de plástico que se pueda volver a cerrar y vierte la mezcla sobre los champiñones. Sellar la bolsa y tirar suavemente los hongos y el adobo para cubrir los hongos. Refrigerar y marinar durante 1-2 horas. Caliente la parrilla, coloque los hongos en la parrilla y cepille las tapas con el adobo restante. Asar a la parrilla cada lado durante 5-6 minutos o hasta que los hongos estén suaves. Dale la vuelta a los champiñones una vez, cepillando la mezcla de adobo por el otro lado antes de asarlos. Colóquelo en un panecillo de grano entero y añada condimentos de su elección, si lo desea.

Datos nutricionales

Aproximadamente 248 calorías por porción, 5g de proteína, 11.8g de grasa total, 1.5g de grasa saturada, 0 grasa trans, 29g de carbohidratos, 0 colesterol, 39mg de sodio, 2.4g de fibra

327. KHUBZ DE TRIGO INTEGRAL RELLENO

HACE 8 PORCIONES

Ingredientes

- 4 panes de pita (6 pulgadas)
- 2 cucharadas de mostaza molida a la piedra
- 1 cucharadita de cilantro fresco finamente picado

- *2 dientes de ajo fresco, finamente triturados*
- *⅛ cucharadita de pimienta recién molida*
- *Sal de ajo a gusto*
- *1½ cucharaditas de aceite de oliva extra virgen*
- *¼ cucharadita de balsámico esmaltado*
- *½ cebolla roja mediana, en rodajas finas*
- *10 aceitunas negras medianas sin hueso*
- *1½ tazas de lechuga picada*
- *½ taza de zanahoria picada*
- *½ taza de apio picado*
- *1 tomate grande, cortado en cubos*
- *4 onzas de queso feta desmenuzado*

Instrucciones de preparación

- Partir los panes de pita por la mitad, abrir los bolsillos (para evitar que se cierren) y tostar ligeramente. Esparce una fina capa de mostaza dentro de los bolsillos tostados. Aparta. Mezclar el cilantro, el ajo, la pimienta y la sal de ajo con aceite de oliva y glasear; revolver para que se mezclen bien y luego reservar. Combina cebolla, aceitunas, lechuga, zanahoria, apio y tomate, tira para mezclar y llena los bolsillos con la mezcla de verduras. Rocíe cada pan relleno con la mezcla de glaseado y añada queso feta desmenuzado.
- Sirve.

Datos nutricionales

Aprox. 152 calorías por porción, 6g de proteína, 4g de grasa total, 2g de grasa saturada, 0 grasas trans, 18g de carbohidratos, 12mg de colesterol, 353mg de sodio, 3g de fibra

328. HUMUS PICANTE EN PANES TOSTADOS DE PITA

HACE 6 PORCIONES

Ingredientes

- *1 lata de garbanzos de 15 onzas, bien enjuagada y drenada*
- *Jugo de 1 limón*
- *¼ taza de agua*
- *1 diente grande de ajo fresco*
- *2 cucharadas de pasta de tahina*
- *Una pizca de sal*
- *Una pizca de copos de pimienta al rojo vivo aplastados*
- *3 panes de pita de trigo integral (6 pulgadas)*
- *8 rodajas de tomate, ¼-pulgadas de grosor*
- *½ pepino, pelado y cortado en rodajas finas*
- *Los brotes de alfalfa*

Instrucciones de preparación

- En un procesador de alimentos agregue garbanzos, jugo de limón y agua, y mezcle hasta obtener la consistencia deseada. Añada ajo, pasta de tahini, sal y hojuelas de pimienta picante; vuelva a mezclar. Corta los panes de pita por la mitad y tuéstalos ligeramente. Divide la mezcla en 4 porciones y rellena los panes con la mezcla. Cubre cada mitad del pan con tomate, pepino y brotes de alfalfa.

Datos nutricionales

Aprox. 152 calorías por porción, 3g de proteína, 3g de grasa total, 0.3g de grasa saturada, 0 grasa trans, 27g de carbohidratos, 0 colesterol, 235mg de sodio, 4g de fibra

329. BOLSILLOS DE GARBANZOS PITA

HACE 8 PORCIONES

Ingredientes

- 1 lata de garbanzos de 15 onzas, enjuagada y escurrida
- 1 taza de espinacas frescas ralladas
- ⅔ taza de uvas rojas sin semillas, cortadas por la mitad
- ½ taza de pimiento rojo finamente picado
- ⅓ taza de apio en rodajas finas
- ½ pepino mediano, cortado en cubos
- ¼ taza de cebolla finamente picada
- ¼ taza de mayonesa light
- 1 cucharada de jarabe balsámico
- ½ cucharada de semillas de amapola
- 4 panes de pita de trigo integral, cortados por la mitad

Instrucciones de preparación

- En un gran tazón combine garbanzos, espinacas, uvas, pimiento rojo, apio, pepino y cebolla. Bate la mayonesa, el jarabe balsámico y las semillas de amapola. Añada la mezcla de semillas de amapola a la mezcla de garbanzos y revuélvala hasta que esté bien mezclada. Tostar ligeramente las mitades de pita y rellenarlas con relleno de garbanzos. Sirve.

Datos nutricionales

Aprox. 152 calorías por porción, 7g de proteína, 3g de grasa total, 0.3g de grasa saturada, 0 grasa trans, 29g de carbohidratos, 3mg de colesterol, 294mg de sodio, 5g de fibra

330. ENVOLTURA DE HONGOS PICANTES

HACE 2 PORCIONES

Ingredientes

- 1 cucharada de aceite de oliva extra virgen
- 2 setas portobello grandes, en rodajas
- 2 cucharaditas de ajo fresco picado
- ½ cebolla blanca pequeña, en rodajas finas
- 2 cucharaditas de mostaza marrón picante
- ½ libra de rúcula, recortada y cocida al vapor
- 10 tomates cherry, cortados por la mitad
- ¼ taza de queso mozzarella rallado parcialmente descremado
- 2 envoltorios ligeros de grano entero sin grasas trans
- ¼ pimienta de cereza picante, en cubitos (opcional)

Instrucciones de preparación

- Rociar la bandeja de hornear con aceite de cocina. En una sartén grande, calentar el aceite de oliva y saltear los champiñones, el ajo y la cebolla durante unos 5 minutos, revolviendo constantemente. Ponga mostaza, rúcula, tomates, mozzarella y mezcla de hongos cocidos en cada envoltura. Espolvoree los pimientos picantes en el centro, si lo desea; enrolle y coloque la costura hacia abajo en una bandeja de hornear engrasada. Hornee sin tapar durante 10 minutos o hasta que el queso mozzarella se derrita. Sirve.

Datos nutricionales

Aprox. 199 calorías por porción, 15g de proteína, 13g de grasa total, 2.5g de grasa saturada, 0 grasas trans, 20g de carbohidratos, 8mg de colesterol, 513mg de sodio, 10mg de fibra

331. SÁNDWICH DE GARBANZOS Y ESPINACAS FRESCAS

HACE 4 PORCIONES

Ingredientes

- *1 lata de 15 onzas de garbanzos*
- *2 cucharaditas de aceite de oliva extra virgen*
- *2 dientes de ajo fresco, picado*
- *½ cebolla blanca mediana, en cubitos*
- *Sal y pimienta recién molida a gusto*
- *Escamas de pimiento rojo picante trituradas, si se desea.*
- *8 rebanadas de pan integral*
- *1 diente de ajo fresco, cortado por la mitad*
- *5-6 onzas de hojas de espinaca fresca*

Instrucciones de preparación

- Enjuague y escurra bien los garbanzos. Mézclalo con una pasta y déjalo a un lado. En una cucharadita de aceite de oliva, saltee el ajo y la cebolla hasta que se doren. Añada pasta de garbanzos, sal y pimienta al gusto, y hojuelas de pimienta picante, si lo desea. Rocíe la pasta con la cucharadita de aceite de oliva restante y déjela a un lado. Tostar rebanadas de pan integral y frotar un lado de cada pieza con mitades de ajo fresco. Divide la mezcla de pasta y las hojas de espinaca en 4 porciones y haz 4 sándwiches. Sirve.

Datos nutricionales

Aproximadamente 227 calorías por porción, 15g de proteína, 5g de grasa total, 0.3g de grasa saturada, 0 grasa trans, 40g de carbohidratos, 0 colesterol, 600mg de sodio, 11g de fibra

332. SÁNDWICH DE PESCADO AHUMADO Y PIMIENTA ASADA

HACE 4 PORCIONES

Ingredientes

- *2 cucharadas de aceite de oliva extra virgen*
- *1 diente de ajo fresco, machacado en una pasta*
- *8 rebanadas de pan integral*
- *3 onzas de pescado blanco ahumado*
- *3 onzas de esturión ahumado*
- *4 cucharadas de lechuga romana rallada*
- *4 cucharaditas de pimienta asada cortada en cubitos*
- *2 cucharaditas de mayonesa ligera*

Instrucciones de preparación

- Combinar el aceite de oliva y el ajo, reservando una cucharadita de aceite de oliva. Cepille ligeramente ambos lados del pan con la mezcla y tuéstelo en el horno a 350 grados durante 4 minutos o hasta que se dore. Aparta. Mezcla el pescado, la lechuga y los pimientos asados juntos; déjalo a un lado. Mezcle la mayonesa y el aceite de oliva reservado y añádalo a la mezcla de pescado. Dividir la mezcla en 4 porciones y extenderla sobre el pan, haciendo 4 sándwiches.

Datos nutricionales

Aproximadamente 228 calorías por porción, 19g de proteína, 11g de grasa total, 1g de grasa saturada, 0 grasas trans, 20g de carbohidratos, 8mg de colesterol, 463mg de sodio, 4g de fibra

333. HAMBURGUESA DE HONGOS PORTOBELLO CON CEBOLLAS CARAMELIZADAS

HACE 4 PORCIONES

Ingredientes

- 3 cucharadas de aceite de oliva, divididas
- 1 cucharada de vinagre balsámico
- 3 dientes de ajo fresco, picado
- 4 setas portobello grandes, sin tallos
- 3 tazas de cebolla roja en rodajas finas
- 2 cucharadas de agua
- ¼ taza de vino de oporto rojo
- Sal y pimienta recién molida a gusto
- ½ taza de queso de cabra fresco (unas 3 onzas)
- 4 panecillos para sándwiches integrales, delgados, tostados
- 1 taza de verduras de campo mezcladas
- 4 rodajas gruesas de tomate
- Mostaza de Dijon

Instrucciones de preparación

- Bate 2 cucharadas de aceite de oliva, vinagre y ajo en un tazón. Cepille generosamente la mezcla sobre los hongos y déjala reposar por lo menos 30 minutos. Mientras tanto, calienta el aceite de oliva restante en una gran sartén a fuego fuerte. Añada la cebolla y cocine, revolviendo con frecuencia, hasta que empiece a dorarse. Reduzca el fuego a fuego lento, añada agua y continúe cocinando hasta que las cebollas se ablanden, unos 15 minutos. Añade el oporto y cocina, revolviendo de vez en cuando, hasta que el líquido se evapore, unos 3 minutos. Añade sal y pimienta al gusto. Quítalo del calor y cúbrelo. Precalentar la parrilla a medio. Añade sal y pimienta a los champiñones y asar a la parrilla con la parte de abajo, unos 5 minutos. Dale la vuelta, ponle queso de cabra por dentro y sigue asando hasta que los hongos estén tiernos. Tostar panes y dividir las cebollas entre los hongos y el queso de cabra. Colóquelo en los panecillos con el lado del queso hacia arriba, añada las verduras, el tomate y la mostaza, y sirva.

Datos nutricionales

Aproximadamente 247 calorías por porción, 11g de proteína, 14g de grasa total, 4g de grasa saturada, 0 de grasas trans, 22g de carbohidratos, 10mg de colesterol, 288mg de sodio, 7g de fibra

334. UNA GRAN ENSALADA DE ATÚN EN UNA TOSTADA DE GRANO ENTERO

HACE 4 PORCIONES

Ingredientes

- 3 latas (5 onzas) de atún blanco sólido, empacado en agua
- ¼ taza de cebolla picada
- 8 aceitunas verdes rellenas de manzanillo, en rodajas
- 1 costilla de apio, finamente picada
- Sal y pimienta recién molida a gusto
- Exprimir el jugo de limón fresco
- ¼ taza de mayonesa light
- 8 rebanadas de pan integral ligero, tostado
- 4 hojas de lechuga romana crujientes
- 4 rodajas gruesas de tomate

Instrucciones de preparación

- Escurrir el atún a través de un colador y secarlo con toallas de papel. Pásalo a un tazón mediano y mézclalo con un tenedor hasta que esté finamente desmenuzado. Añade cebolla, rodajas de aceituna, apio, sal y pimienta, zumo de limón y mayonesa. Revuelva para mezclar bien los ingredientes. Dividir la mezcla de atún en 4 porciones iguales. Cubra cada una de las 4 rebanadas de pan integral tostado con la mezcla de atún, lechuga, tomate y sal y pimienta, si lo desea. Añade el trozo superior de tostada y sirve.

Datos nutricionales

Aprox. 153 calorías por porción (50 calorías por rebanada de pan), 13g de proteína, 0 grasa total, 0 grasa saturada, 0 grasa trans, 20g de carbohidratos, 4mg de colesterol, 378mg de sodio, 4g de fibra

335.   "EL DESCUIDADO JOE SIN CARNE"

HACE 4 PORCIONES

Ingredientes

- *2 cucharadas de aceite de oliva*
- *1 cebolla amarilla grande, picada*
- *2 cucharadas de ajo fresco picado*
- *1 chile jalapeño, cortado en cubos*
- *Sal al gusto*
- *¼ cucharadita de pimienta recién molida*
- *1 pimiento verde, sin semillas y cortado en cubos*
- *½ taza de zanahoria rallada*
- *1½ tazas de frijoles negros, enjuagados, escurridos y triturados*
- *1 cucharada de chile en polvo o al gusto*
- *1 cucharadita de azúcar moreno claro*
- *1 cucharada de salsa Worcestershire*
- *2 tazas de tomates en cubos bajos en sodio, bien escurridos.*
- *4 panecillos de trigo entero o multigrano para sándwiches, tostados*
- *Queso cheddar bajo en grasa rallado (opcional)*

Instrucciones de preparación

- En una sartén grande a fuego medio-bajo, añadir aceite de oliva, cebolla, ajo, pimiento jalapeño, sal y pimienta, y pimiento verde, y saltear hasta que esté suave. Añade zanahoria, frijoles, chile en polvo, azúcar, salsa Worcestershire y tomates. Poner a hervir, reducir el fuego y cocinar durante unos 10 minutos o hasta que la salsa se espese.
- Sirva sobre los panecillos con queso cheddar, si lo desea.

Datos nutricionales

Aproximadamente 247 calorías por porción, 11g de proteína, 8g de grasa total, 2g de grasa saturada, 0 grasa trans, 39g de carbohidratos, 0 colesterol, 595mg de sodio*,12g de fibra

336.   SÁNDWICH DE PERA, QUESO CREMA Y CEBOLLA ROJA

HACE 1 PORCIÓN

Ingredientes

- *2 rebanadas de pan integral ligero*
- *Aceite de oliva en aerosol de cocina*
- *2 cucharadas de queso crema ligero*
- *Una fina rebanada de cebolla roja*
- *4 rebanadas de pera Bosc o Anjou*
- *1 cucharada de queso azul desmenuzado*
- *2 hojas de albahaca fresca, cortadas en tiras finas*

Instrucciones de preparación

- Rocíe ligeramente las rebanadas de pan con aceite de cocina y tuéstelas en el horno o tostadora hasta que estén ligeramente crujientes. Esparce una cucharada de queso crema en cada rebanada de pan.

Ponga una rodaja de cebolla, rodajas de pera, queso azul y albahaca. Cubre con la rebanada de pan restante.

Datos nutricionales

Aproximadamente 207 calorías por porción (50 calorías por rebanada de pan), 12g de proteína, 9g de grasa total, 4g de grasa saturada, 0 grasas trans, 22g de carbohidratos, 26mg de colesterol, 461mg de sodio, 4g de fibra

337. SÁNDWICH DE QUESO DE CABRA Y PESTO

HACE 1 PORCIÓN

Ingredientes

- *2 rebanadas de pan integral ligero*
- *Aceite de oliva en aerosol de cocina*
- *1 cucharada de queso de cabra suave*
- *1 cucharada de salsa pesto fresca del mercado*
- *2 rebanadas finas de tomate*
- *4 rebanadas finas de pimiento rojo*
- *Sal y pimienta recién molida a gusto*

Instrucciones de preparación

- Rocíe ligeramente las rebanadas de pan con aceite de cocina. Rebanadas de tostadas hasta que estén ligeramente crujientes. Deje de lado para enfriar. Cuando se enfríe, divida el queso de cabra y el pesto en dos porciones. Unte ligeramente la parte superior de cada rebanada con una capa de queso de cabra suave, seguido de salsa pesto. Añade el tomate y las rodajas de pimiento rojo. Añade sal y pimienta al gusto.
- Sirve como un sándwich abierto.

Datos nutricionales

Aproximadamente 294 calorías por porción (50 calorías por rebanada de pan), 19g de proteína, 16g de grasa total, 8g de grasa saturada, 0 grasas trans, 25g de carbohidratos, 25mg de colesterol, 491mg de sodio, 4g de fibra

338. SÁNDWICH DE ATÚN Y CHILE A LA PARRILLA

HACE 4 PORCIONES

Ingredientes

- *8 rebanadas de pan integral ligero*
- *3 cucharadas de aceite de oliva*
- *2 (6-8 onzas) filetes de atún, de aproximadamente 1 pulgada de espesor*
- *2 cucharaditas de chile en polvo, divididas*
- *Sal al gusto*
- *½ taza de crema agria baja en grasas*
- *1 cucharada de jugo de limón recién exprimido*
- *2 tazas de berros*

Instrucciones de preparación

- Calienta la parrilla a medio-alto. Cepilla ligeramente las rebanadas de pan con aceite de oliva. Cepillar un lado de cada filete de atún con aceite de oliva y espolvorear con ½ una cucharadita de chile en polvo y sal. Coloca el lado sazonado hacia abajo en la parrilla. Voltear el atún una vez durante la cocción, asando cada lado durante aproximadamente 4-6 minutos. Antes de dar la vuelta a los filetes de atún, unte ligeramente las tapas con aceite de oliva y sazone las tapas con ½ cucharadita de chile

en polvo. Asar el pan, dándole la vuelta una vez, hasta que se dore, aproximadamente 1 minuto por cada lado.
- Bate suavemente la crema agria y el jugo de limón en un tazón pequeño. Cortar el atún en rebanadas finas, cortando con el grano. Unte la parte superior de cada rebanada de pan a la parrilla con la mezcla de crema agria y añada ½ taza de berros a 4 rebanadas de pan. Coloca cantidades iguales de atún en rodajas sobre el berro y cubre cada una de ellas con las 4 rebanadas de pan restantes.

Datos nutricionales

Aprox. 301 calorías por porción (50 calorías por rebanada de pan), 28g de proteína, 12g de grasa total, 2g de grasa saturada, 0 grasas trans, 21g de carbohidratos, 42mg de colesterol, 273mg de sodio, 4g de fibra

339. ENVOLTURA DE MANZANA, NUEZ Y PASAS

HACE 4 PORCIONES

Ingredientes

- 4 cucharadas de aceite de canola/aceite de oliva sin grasas, divididas
- 2 manzanas grandes (Granny Smith o Gala) para rendir alrededor de 3½ tazas cortadas en cubos
- 1 (1½-ounce) caja de pasas negras
- ¼ taza de jarabe de arce
- 1 cucharadita de canela molida
- Una pizca de sal
- ½ taza de trozos de nuez
- 4 tortillas de harina (8 pulgadas)
- Yogur de vainilla bajo en grasa o helado de vainilla sin grasa (opcional)

Instrucciones de preparación

- En una sartén grande, calentar 2 cucharadas de aceite de canola/aceite de oliva extendido a fuego medio hasta que se derrita. Añade manzanas, pasas, jarabe de arce, canela y sal. Reduzca el calor a fuego lento y cocine, revolviendo de vez en cuando, hasta que las manzanas estén tiernas, unos 8-10 minutos. Revuelva los trozos de nuez y cocínelos durante 2 o 3 minutos más, hasta que se calienten.
- En una sartén separada, derretir las 2 cucharadas restantes de aceite de colza/oliva esparcidas a fuego lento. Añade las tortillas, una a una, y caliéntalas, dándolas vuelta una vez, hasta que estén ligeramente doradas. Ponga las tortillas en una superficie de trabajo y ponga la mezcla de manzanas en el centro de las tortillas. Doblar los extremos sobre el relleno y enrollarlos. Servir caliente con una porción opcional de yogur o helado a un lado, si se desea.

Datos nutricionales

Aprox. 383 calorías por porción, 5g de proteína, 24g de grasa total, 5g de grasa saturada, 0 de grasas trans, 41g de carbohidratos, 0 de colesterol, 431mg de sodio, 4g de fibra

340. ENVOLTURA DE POLLO AL PESTO

HACE 2 PORCIONES

Ingredientes

- Aceite de oliva en aerosol de cocina
- 4 (4 onzas) de solomillos de pollo sin piel y sin hueso
- Sal y pimienta recién molida a gusto
- 4 cucharadas de salsa pesto fresca del mercado
- 2 (8 pulgadas) envolturas de granos enteros

- *8 rodajas de tomate seco, envasadas en aceite de oliva.*
- *Rúcula fresca*

Instrucciones de preparación

- Rocíe ligeramente una sartén de fondo pesado con aceite de cocina. Calentar la sartén a fuego medio, añadir el pollo, sazonar con sal y pimienta al gusto, y cocinar las verduras hasta que estén bien cocidas. Esparce 2 cucharadas de pesto en cada envoltura y añade 2-3 rodajas de tomates secos y un puñado de rúcula en cada envoltura. Cubre cada envoltura con 2 piezas de pollo tierno y enrolla la envoltura, doblando los extremos de la misma. Corta cada envoltura por la mitad en diagonal y sirve.

Datos nutricionales

Aproximadamente 249 calorías por porción, 27g de proteína, 9g de grasa total, 2g de grasa saturada, 0 grasas trans, 17g de carbohidratos, 51mg de colesterol, 440mg de sodio, 1g de fibra

341. ENVOLTURA DE CAMARÓN Y AGUACATE

HACE 4 PORCIONES

Ingredientes

- *2 (10 pulgadas) envolturas de granos enteros*
- *2 cucharadas de pesto de albahaca preparado*
- *½ aguacate maduro, deshuesado, pelado y cortado en 8 cuñas*
- *½ Diente de ajo fresco, finamente picado*
- *2 cucharadas de cebolla roja finamente picada*
- *½ cucharadita de jugo de limón recién exprimido*
- *Sal y pimienta recién molida a gusto*
- *1 taza de hojas de espinaca bebé, divididas*
- *10 grandes camarones cocidos, desvenados y pelados, divididos*

Instrucciones de preparación

- Coloca los envoltorios en una superficie limpia y plana y extiende una cucharada de pesto sobre cada envoltorio. Disponga 4 cuñas de aguacate en el centro de cada envoltura. Espolvorea ajo y cebolla sobre el aguacate. Llovizna sobre una escasa cantidad de jugo de lima. Sazonar con sal y pimienta. Divide las espinacas y los camarones en 2 porciones, añadiendo una cama de espinacas a cada envoltura, seguido de los camarones en la parte superior. Dobla la parte superior e inferior de cada envoltura y, empezando por un extremo, enrolla firmemente la envoltura. Asegúralo con un palillo grande si es necesario. Cortar el envoltorio por la mitad en diagonal y servir.

Datos nutricionales

Aprox. 191 calorías por porción, 8g de proteína, 11g de grasa total, 2g de grasa saturada, 0 grasas trans, 7g de carbohidratos, 33mg de colesterol, 283mg de sodio, 4g de fibra

PANES

La harina de trigo es la variedad más común de harina usada para hacer pan. Sin embargo, otros tipos como la harina de cebada, el salvado, la harina de alforfón, la harina de maíz, la avena enrollada, la harina de avena y la harina de soja, por mencionar sólo algunos, también son adecuados para la fabricación de pan. Todas las harinas deben almacenarse en recipientes herméticos. La harina de pan blanco y de uso múltiple puede almacenarse a 70 grados hasta seis meses. Cualquier harina, de trigo o de otro tipo, que contenga el germen del grano puede fácilmente volverse rancia.

Estas harinas deben almacenarse en el refrigerador o el congelador y pueden conservarse hasta tres meses.

Panes caseros

342.   FOCACCIA

HACE 12 CUADRADOS

Un pan italiano muy popular que se encuentra en toda Italia. Normalmente de forma redonda o rectangular y de aproximadamente-1½ pulgada de espesor. Se utilizan una variedad de aderezos diferentes, como hierbas, sal gruesa, un espolvoreado de romero con hojuelas de pimienta picante, aceitunas o incluso una serie de verduras.

Ingredientes

- 1¼ tazas de agua caliente
- 1 paquete de levadura seca activa de crecimiento rápido
- 3 cucharadas de germen de trigo tostado
- 1 cucharada de aceite de oliva extra virgen
- Una pizca de sal
- 2 tazas de harina de trigo duro + extra para amasar
- Aceite de oliva para cepillar las superficies

Instrucciones de preparación

- Vierte el agua en un tazón de tamaño medio y espolvorea con la levadura. Revuelva con un batidor de alambre. Añade el germen de trigo, el aceite de oliva y la sal, y bátelo de nuevo. Añade la harina, luego revuelve con una cuchara de madera hasta que la masa forme una bola y deje los lados del recipiente. Amase brevemente, añadiendo más harina si es necesario, hasta que la masa ya no esté pegajosa pero aún suave (unos 3 minutos). Voltee la masa sobre una superficie ligeramente enharinada; extiéndala en un rectángulo de 11 por 17 pulgadas. Espolvorea ligeramente la parte superior con harina mientras te enrollas para evitar que se pegue. Ponga la masa en una bandeja de hornear ligeramente aceitada de 11x17 pulgadas, estire para que quepa y cubra con una hoja de papel encerado ligeramente aceitado, con la cara aceitada hacia abajo. Deje que se levante en un lugar cálido durante 25 minutos. Después de que la masa haya subido, presiona la masa con el dedo índice para crear pequeños hoyuelos en la superficie.
- Añade la cobertura favorita y hornea en un horno a 450 grados hasta que se dore ligeramente en la parte inferior (unos 20-25 minutos). Quitar y enfriar en el estante. Cortar en 12 cuadrados grandes y servir.

Datos nutricionales

Aprox. 111 calorías por cuadrado, 4g de proteína, 1g de grasa total, <0.5g de grasa saturada, 0 grasa trans, 23g de carbohidratos, 0 colesterol, 239mg de sodio, 1g de fibra

343. KHUBZ EGIPCIO (PAN DE PITA)

HACE 12 PANES

Los árabes comen pan con cada comida. Lo usan para recoger salsas, yogur y líquidos. La pita cortada por la mitad puede ser rellenada con brochetas, falafel o ensaladas. Consideran que el pan es un regalo divino de Dios.

Ingredientes

- 1 paquete de levadura seca
- ¼ cucharadita de miel
- 1½ tazas de agua caliente
- 4 tazas de harina de trigo duro
- Una pizca de sal
- ½ cucharada de aceite de oliva extra virgen
- La harina de maíz a la hoja de hornear en polvo

Instrucciones de preparación

- Disuelva la levadura y la miel en una taza de agua tibia y déjela a un lado por 5 minutos. Mezcla la harina, la sal y el aceite de oliva en un bol grande, añade la mezcla de levadura y el agua restante y mézclalo bien. Amasar durante 10 minutos hasta que la masa esté elástica; luego colocar la masa en un recipiente tibio y aceitado, cubrirla con un paño seco y ponerla en un lugar cálido para duplicar su volumen (unas 2-3 horas). Golpee la masa y amásela de nuevo durante unos 2 minutos más. Formar la masa en 12 bolas lisas del tamaño de naranjas.
- Ponga las bolas en un paño seco en un lugar cálido y cúbralas para que se eleven durante otros 30 minutos. Precalentar el horno a 500 grados y enharinar ligeramente una tabla con harina de maíz y rodar las bolas en círculos de ¼ pulgadas de espesor. Hornea panes de 5 a 8 minutos en una bandeja de hornear precalentada en la parrilla central del horno. Los panes se hincharán al hornearse pero se derrumbarán al enfriarse.

Datos nutricionales

Aprox. 218 calorías por pan, 7g de proteína, 5g de grasa total, 0.5g de grasa saturada, 0 grasa trans, 41g de carbohidratos, 0 colesterol, 497mg de sodio, 10g de fibra

344. LAVOSH

La misma receta que para el pan de pita, excepto que el pan se deja en el horno hasta que esté dorado y crujiente. Una vez enfriado, parta el pan en trozos.

Datos nutricionales

Aprox. 218 calorías por pan, 7g de proteína, 5g de grasa total, 0.5g de grasa saturada, 0 grasa trans, 41g de carbohidratos, 0 colesterol, 497mg de sodio, 10g de fibra

345. PAN DE PLÁTANO Y NUEZ

HACE 1 PAN (RINDE ALREDEDOR DE 12 REBANADAS)

Ingredientes

- Aceite de canola en aerosol
- 1¾ tazas de harina para todo uso
- 1½ cucharaditas de bicarbonato de sodio
- 1½ cucharaditas de sal
- 3 huevos grandes o ¾ taza de huevos líquidos

- *¾ taza de endulzante de hornear bajo en calorías*
- *1 taza de puré de plátanos muy maduros (aproximadamente 2 plátanos grandes)*
- *½ taza de nueces picadas*
- *½ taza de aceite de canola*

Instrucciones de preparación

- Precaliente el horno a 350 grados. Rociar el interior de un molde de pan de 9x5x3 pulgadas con aceite de cocina. Combina la harina, el bicarbonato de sodio y la sal en un tazón. Bata los huevos, el edulcorante, los plátanos, las nueces y el aceite de canola, y mézclelos hasta que estén bien mezclados. Raspa la masa en un molde de pan engrasado y hornea durante unos 60 minutos o hasta que un palillo insertado en el centro del pan salga limpio. Retire del horno y coloque el molde en una rejilla de alambre, dejando enfriar por lo menos 15 minutos antes de tratar de sacar el pan del molde.

Datos nutricionales

Aprox. 166 calorías por rebanada, 3g de proteína, 7g de grasa total, 1g de grasa saturada, 0 de grasas trans, 19g de carbohidratos, 53mg de colesterol, 307mg de sodio, 0 de fibra

346.   PAN DE SÉSAMO (KERSA)

HACE 2 PANES REDONDOS DE 16 PULGADAS (12 REBANADAS/PAN)

El Kersa es un pan marroquí redondo y plano, ligeramente crujiente por fuera y masticable por dentro, ideal para mojar en sopas o con guisos.

Ingredientes

- *1 paquete de levadura seca activa*
- *¼ taza + 2 tazas de agua caliente*
- *1 cucharadita de endulzante de hornear bajo en calorías*
- *4 tazas de harina de sémola de trigo duro.*
- *2 cucharaditas de sal*
- *⅓ taza de harina de maíz + extra para espolvorear*
- *½ cucharada de aceite de oliva extra virgen*
- *2 cucharaditas de semillas de sésamo*

Instrucciones de preparación

- Usando un pequeño tazón, combinar la levadura con ¼ taza de agua, añadir edulcorante, y dejar reposar hasta que la mezcla empiece a burbujear. En un tazón mezclador de gran capacidad con gancho de masa se mezclan la harina, la sal y la harina de maíz. En el centro de la masa, vierta la mezcla de levadura y el aceite de oliva. Amasar la masa, añadiendo el agua restante según sea necesario hasta que la masa adquiera una calidad elástica. Engrasar 2 hojas de hornear y espolvorearlas con harina de maíz. Separa la masa para formar 2 bolas redondas y coloca cada bola en una bandeja de hornear separada. Presione en círculos de 8 pulgadas. Espolvorea una cucharadita de semillas de sésamo sobre cada pan, presionándolas suavemente en la superficie de la masa. Cubrir la masa con un paño limpio y apartarla en un lugar cálido durante una hora hasta que dupliquen su tamaño.
- Precaliente el horno a 425 grados. Pincha la parte superior de los panes con un tenedor y hornea durante 10 minutos. Baja el fuego a 375 grados y hornea los panes hasta que la parte superior esté crujiente y dorada, unos 15-20 minutos.

Datos nutricionales

Aprox. 84 calorías por rebanada, 3g de proteína, 2g de grasa total, <0.5g de grasa saturada, 0 grasa trans, 16g de carbohidratos, 0 colesterol, 90mg de sodio, 1g de fibra

347. PAN INTEGRAL DE MIEL

HACE 20-22 REBANADAS

Ingredientes

- ⅔ taza + 3 cucharadas de agua
- 2 cucharadas de aceite de canola
- 1½ cucharaditas de sustituto de la sal sin sodio
- 1 cucharada de mezcla de azúcar moreno bajo en calorías
- 2 cucharadas de leche en polvo natural sin grasa
- 2 cucharadas de miel pura
- 2¾ tazas de harina de trigo integral
- 2¼ cucharaditas de levadura seca activa (a temperatura ambiente)

Instrucciones de preparación

- Retire el recipiente de la máquina de hornear. Primero, agregue agua, luego aceite de canola, sustituto de la sal, edulcorante, leche y miel. Cubre estos ingredientes con harina y finalmente con levadura. No permita que la levadura toque los líquidos. Devuelva el envase a la máquina según las instrucciones de la misma, cierre la tapa y siga las instrucciones de ajuste para hacer pan integral. Cuando la máquina esté terminada, quita el pan y déjalo enfriar completamente antes de cortarlo. Guarda el pan sin usar en el congelador.

Datos nutricionales

Aprox. 73 calorías por rebanada, 2g de proteína, 1g de grasa total, 0 grasa saturada, 0 grasa trans, 13g de carbohidratos, 0 colesterol, 2g de sodio, 2g de fibra

348. PAN INTEGRAL DE ARÁNDANOS Y NUECES

HACE 20-22 REBANADAS

Ingredientes

- ¾ taza + 7 cucharadas de agua
- 2 cucharadas de aceite de canola
- 1½ cucharaditas de sustituto de la sal sin sodio
- 2 cucharadas de mezcla de azúcar moreno bajo en calorías
- 2 cucharadas de leche en polvo natural sin grasa
- 2¾ tazas de harina de trigo integral
- ½ taza de arándanos secos picados
- ¼ taza de almendras crudas en rodajas
- 2¼ cucharaditas de levadura seca activa (a temperatura ambiente)

Instrucciones de preparación

- Retire el recipiente de la máquina de hornear. Primero, agregue agua, luego aceite de canola, sustituto de la sal, edulcorante y leche. Cubrir los ingredientes líquidos con harina, arándanos, nueces y finalmente levadura. No permita que la levadura toque los líquidos. Devuelva el envase a la máquina según las instrucciones de la misma, cierre la tapa y siga las instrucciones de ajuste para hacer pan integral. Cuando la máquina esté terminada, quita el pan y déjalo enfriar completamente antes de cortarlo. Guarda el pan sin usar en el congelador.

Datos nutricionales

Aprox. 93 calorías por rebanada, 4g de proteína, 2g de grasa total, 0 grasa saturada, 0 grasa trans, 14g de carbohidratos, 0 colesterol, 1mg de sodio, 3g de fibra

349. PAN INTEGRAL DE FRUTAS Y NUECES

HACE 20-22 REBANADAS

Ingredientes

- 1¼ tazas de agua
- 2 cucharadas de aceite de canola
- 1½ cucharaditas de sustituto de la sal sin sodio
- 2 cucharadas de mezcla de azúcar moreno bajo en calorías
- 2 cucharadas de leche en polvo natural sin grasa
- 2¾ tazas de harina de trigo integral
- ⅓ taza de semillas de calabaza ligeramente saladas
- 5 albaricoques secos, finamente picados
- ¼ taza de pasas blancas
- ¼ taza de almendras crudas en rodajas
- 2¼ cucharaditas de levadura seca activa (a temperatura ambiente)

Instrucciones de preparación

- Retire el recipiente de la máquina de hornear. Primero, agregue agua, luego aceite de canola, sustituto de la sal, edulcorante y leche. Cubre estos ingredientes con harina, semillas, albaricoques, pasas, almendras y finalmente levadura. No permita que la levadura toque los líquidos. Devuelva el envase a la máquina según las instrucciones de la misma, cierre la tapa y siga las instrucciones de ajuste para hacer pan integral. Cuando la máquina esté terminada, quita el pan y déjalo enfriar completamente antes de cortarlo. Guarda el pan sin usar en el congelador.

Datos nutricionales

Aprox. 88 calorías por rebanada, 3g de proteína, 2g de grasa total, 1g de grasa saturada, 0 grasa trans, 14g de carbohidratos, 0 colesterol, 3mg de sodio, 2g de fibra

350. PAN INTEGRAL DE GRANADA CON NUECES

HACE 20-22 REBANADAS

Ingredientes

- 1¼ tazas de agua
- 2 cucharadas de aceite de canola
- 1½ cucharaditas de sustituto de la sal sin sodio
- 2 cucharadas de mezcla de azúcar moreno bajo en calorías
- 2 cucharadas de leche en polvo natural
- 2¾ tazas de harina de trigo integral
- Semillas de un fruto de granada
- ⅓ taza de semillas de calabaza ligeramente saladas
- ¼ taza de almendras crudas en rodajas
- 1½ cucharaditas de cáscara de naranja seca
- 2¼ cucharaditas de levadura seca activa (a temperatura ambiente)

Instrucciones de preparación

- Retire el recipiente de la máquina de hornear. Primero, agregue agua, luego aceite de canola, sustituto de la sal, edulcorante y leche. Cubrir estos ingredientes con harina, granada y semillas de calabaza, almendras, cáscara de naranja y finalmente levadura. No permita que la levadura toque los líquidos. Devuelva el envase a la máquina según las instrucciones de la misma, cierre la tapa y siga las instrucciones de ajuste para hacer pan integral. Cuando la máquina esté terminada, quita el pan y déjalo enfriar completamente antes de cortarlo. Guarda el pan sin usar en el congelador.

Datos nutricionales

Aprox. 73 calorías por rebanada, 3g de proteína, 2g de grasa total, 0.1g de grasa saturada, 0 grasa trans, 13g de carbohidratos, 0 colesterol, 2mg de sodio, 2g de fibra

351. PAN INTEGRAL CON NUECES

HACE 20-22 REBANADAS

Ingredientes

- 1¼ tazas de agua
- 2 cucharadas de aceite de canola
- 1½ cucharaditas de sustituto de la sal sin sodio
- 2 cucharadas de mezcla de azúcar moreno bajo en calorías
- 2 cucharadas de leche en polvo natural sin grasa
- 2¾ tazas de harina de trigo integral
- ¼ taza de nueces crudas finamente picadas
- 1½ cucharaditas de cáscara de naranja seca
- ⅓ taza de semillas de calabaza ligeramente saladas
- 2¼ cucharaditas de levadura seca activa (a temperatura ambiente)

Instrucciones de preparación

- Retire el recipiente de la máquina de hornear. Primero, agregue agua, luego aceite de canola, sustituto de la sal, edulcorante y leche. Cubrir estos ingredientes con harina, nueces, cáscara de naranja, semillas y finalmente levadura. No permita que la levadura toque los líquidos. Devuelva el envase a la máquina según las instrucciones de la misma, cierre la tapa y siga las instrucciones de ajuste para hacer pan integral. Cuando la máquina esté terminada, quita el pan y déjalo enfriar completamente antes de cortarlo. Guarda el pan sin usar en el congelador.

Datos nutricionales

Aprox. 79 calorías por rebanada, 3g de proteína, 2g de grasa total, 0.2g de grasa saturada, 0 grasa trans, 12g de carbohidratos, 0 colesterol, 2mg de sodio, 2g de fibra

352. PAN BLANCO DE TRIGO CON ALBAHACA Y TOMATE SECO

HACE 20-22 REBANADAS

Ingredientes

- 1½ tazas de agua (temperatura ambiente)
- 2 cucharadas de aceite de oliva
- 2 cucharaditas de sustituto de sal sin sodio
- 3 cucharadas de mezcla de azúcar moreno bajo en calorías
- 3 cucharadas de leche en polvo natural sin grasa
- 3 cucharadas de pesto de tomates frescos y secos.
- 8 grandes aceitunas negras sin hueso, picadas
- 10 tomates secos, picados
- 2 tazas de harina de trigo blanco
- 2 tazas de harina de pan
- 2 cucharaditas de levadura seca activa

Instrucciones de preparación

- Retire el recipiente de la máquina de hornear. Primero, añade agua, luego aceite de canola, sustituto de la sal, edulcorante, leche, pesto, aceitunas y tomates secos. Cubrir estos ingredientes con ambas harinas y finalmente la levadura. No permita que la levadura toque los líquidos. Devuelva el bote a la máquina según las instrucciones de la misma, cierre la tapa y siga las instrucciones de ajuste para hacer pan blanco de trigo. Cuando la máquina esté terminada, quita el pan y déjalo enfriar completamente antes de cortarlo. Guarda el pan sin usar en el congelador.

Datos nutricionales

Aprox. 104 calorías por rebanada, 4g de proteína, 11g de grasa total, 0.1g de grasa saturada, 0 grasa trans, 14g de carbohidratos, 0 colesterol, 21mg de sodio, 2g de fibra

POSTRES

BANDEJA DE FRUTAS FRESCAS Y NUECES

A menudo se sirve una bandeja de frutas frescas de temporada y varios tipos de frutos secos solos o en compañía mixta al final de una comida mediterránea.

Grandes frutas para probar incluyendo plátanos, kiwi, higos, dátiles, fresas, uvas, melocotones, ciruelas, peras, melones, manzanas, granadas, grosellas y mandarinas.

353. FRESAS Y PERAS ESCALFADAS

HACE 4 PORCIONES

Ingredientes

- 4 peras grandes y maduras de Anjou o Bartlett, peladas y sin corazón.
- 2 cucharadas de jugo de limón fresco
- ½ taza de vino tinto (no de cocina)
- 1½ tazas de agua
- 2 cucharadas de edulcorante de hornear bajo en calorías
- 1 rama de canela
- 1 cucharadita de corteza de naranja recién rallada
- ½ cucharadita de corteza de limón recién rallada
- ¼ cucharadita de clavo, molido
- Hojas de menta fresca para adornar

Para la salsa de fresa:

- 1 pinta de fresas frescas, limpias y cortadas en rodajas
- 3 cucharadas de edulcorante no calórico
- 1 cucharadita de licor Grand Marnier

Instrucciones de preparación

- Corta el fondo de las peras para que se queden planas en una sartén. Cepilla el cuerpo de las peras con jugo de limón. En una cacerola se combina vino, agua, edulcorante, canela, cáscara de naranja, cáscara de limón y clavos. Poner a hervir a fuego medio, reducir el fuego y cocer a fuego lento durante 5 minutos. Añade las peras, cúbrelas y escúrrelas durante 20 minutos hasta que estén tiernas. Deje las peras en líquido hasta que se enfríen. Refrigerar hasta que esté listo para servir. Cuando sirva, coloque las peras en los platos de postre y rocíe con una pequeña cantidad de salsa de fresa. Adorne con una hoja de menta.

Salsa:

- Ponga las fresas en un bol y espolvoree con edulcorante y Grand Marnier. Dejar a temperatura ambiente durante una hora. Mezclar o procesar hasta que se haga puré, luego refrigerar la salsa para que se enfríe.

Datos nutricionales

Aprox. 120 calorías por porción, 1g de proteína, 1g de grasa total, 0 grasa saturada, 0 grasa trans, 3g de carbohidratos, 0 colesterol, 2mg de sodio, 4g de fibra

354. HIGOS CON YOGURT NATURAL

HACE 4 PORCIONES

Ingredientes

- 16 pequeños higos
- 1½ tazas de vino tinto
- 2 cucharadas de miel
- ¼ cucharadita de canela molida
- 2 tazas de yogur natural bajo en grasa.
- Edulcorante no calórico, como se desea
- Menta fresca finamente picada para adornar

Instrucciones de preparación

- Corta las pieles de los higos por un lado. Combina el vino, la miel y la canela en una cacerola grande y pon la mezcla a hervir. Reducir a fuego lento, añadir higos y cocer a fuego lento durante 10-15 minutos. Retire del fuego y deje que los higos se bañen en el líquido durante 5-10 minutos. Quitar las pieles de los higos y hacer puré en el interior. Combine el puré de higos con el yogur y mézclelo bien; añada edulcorante, si lo desea. Refrigerar hasta que se enfríe bien. Dividir la mezcla de yogur en 4 tazones de postre. Espolvorear con menta fresca.

Datos nutricionales

Aprox. 280 calorías por porción, 0.5g de proteína, 2g de grasa total, 1g de grasa saturada, 0 grasas trans, 48g de carbohidratos, 8mg de colesterol, 75mg de sodio, 4g de fibra

355. DELEITE DE MOUSSE DE MIEL

HACE 6 PORCIONES

Ingredientes

- ⅓ taza de miel
- 2 cucharaditas de corteza de naranja recién rallada
- 12 onzas de queso ricotta parcialmente descremado
- 2½ tazas de fresas frescas cortadas por la mitad
- 2½ tazas de moras frescas
- ¼ taza de jugo de naranja fresco
- 3 cucharadas de edulcorante no calórico
- 2 cucharadas de nueces finamente picadas

Instrucciones de preparación

- Mezcla la miel, la corteza de naranja y el queso ricotta en un tazón mediano; cúbrelo y refrigéralo para que se enfríe. Combine las bayas, el jugo y el edulcorante, revuelva suavemente y deje reposar durante 5 minutos antes de cubrir y volver a enfriar. Cuando esté bien refrigerada, con la cuchara ⅓ mezcla de bayas (dividida en partes iguales) en 6 tazones de servir y cubrir cada uno con aproximadamente ¼ taza de mezcla de ricotta. Divide el resto de la mezcla de fruta en 6 porciones y añádelo sobre el queso. Espolvorear con nueces y servir.

Datos nutricionales

Aprox. 196 calorías por porción, 7g de proteína, 6g de grasa total, 3g de grasa saturada, 0 de grasas trans, 29g de carbohidratos, 18mg de colesterol, 71mg de sodio, 1g de fibra

356. TORTAS DE ESPECIAS

HACE 9 PORCIONES (1 PULGADA DE ANCHO)

Ingredientes

- ½ cucharadita de semilla de anís
- ¾ taza de agua
- ½ taza de miel
- ½ taza de edulcorante de hornear bajo en calorías
- ½ cucharadita de bicarbonato de sodio
- 3 tazas de harina blanca sin blanquear
- ⅛ cucharadita de canela
- ¼ cucharadita de nuez moscada fresca rallada
- Una pizca de sal
- ⅛ taza de cáscaras de naranja y limón picadas mezcladas
- Aceite de oliva en aerosol de cocina

Instrucciones de preparación

- En una cacerola mediana ponga a hervir semillas de anís cubiertas de agua; añada miel y edulcorante y revuelva hasta que ambos se disuelvan. Retire la mezcla del fuego y añada bicarbonato de sodio. Cernir la harina, las especias y la sal en un gran tazón. Añade las cáscaras de naranja y limón. Cuele el líquido de las semillas de anís y mezcle las semillas con los ingredientes secos, revolviendo constantemente. Bata hasta que la mezcla esté suave, luego viértala en una bandeja de hornear de 9x5x3 pulgadas rociada y enharinada. Hornear durante 1 hora en un horno a 350 grados o hasta que el pastel empiece a encoger por los lados de la sartén. Sacarlo del horno y dejarlo enfriar ligeramente. Sirva caliente o frío.

Datos nutricionales

Aprox. 360 calorías por porción, 8g de proteína, 0.7g de grasa total, 0.1g de grasa saturada, 0 grasa trans, 83g de carbohidratos, 0 colesterol, 83mg de sodio, 2g de fibra

357. COMPOTA DE MELOCOTÓN MARSALA

HACE 6 PORCIONES

Ingredientes

- Aceite de canola en aerosol
- 12 melocotones frescos
- 6 tazas de agua
- ¾ taza de endulzante de hornear bajo en calorías
- ½ copa de vino Marsala
- ½ cucharadita de canela molida
- ½ cucharadita de extracto de vainilla
- ½ cucharadita de nuez moscada recién rallada

Instrucciones de preparación

- Rocíe ligeramente una fuente de horno de 2 cuartos de galón con aceite de cocina. Escaldar los melocotones en agua hirviendo durante 20 segundos, luego quitar la piel mientras se mantienen bajo agua corriente fría. Deshuesar y rebanar melocotones. Añade melocotones, edulcorante, vino, canela, extracto de vainilla y nuez moscada a una bandeja de hornear y hornea de 45 minutos a 1 hora en un horno a 350 grados F. Servir caliente o a temperatura ambiente.

Datos nutricionales

Aproximadamente 80 calorías por porción, 1g de proteína, 0.2g de grasa total, 0 grasa saturada, 0 grasa trans, 21g de carbohidratos, 0 colesterol, 126mg de sodio, 3g de fibra.

358. MELOCOTONES O NECTARINAS SALTEADAS CON JARABE DE ARCE

HACE 2 PORCIONES

Ingredientes

- *2 cucharaditas de aceite de canola*
- *2 melocotones o nectarinas maduros, sin hueso, sin piel y en rodajas*
- *2 cucharadas de jarabe de arce puro*
- *Una pizca de canela molida*
- *Una cucharada de yogur natural por porción*

Instrucciones de preparación

- Caliente el aceite de canola en una sartén a fuego medio-alto y saltee los melocotones o las nectarinas hasta que se doren, aproximadamente 1-2 minutos. Cuando esté dorado, añada el jarabe de arce y deje que el jarabe se espese ligeramente. Servir caliente con una pizca de canela molida y una cucharada de yogur.

Datos nutricionales

Aprox. 130 calorías por porción, 1g de proteína, 0 grasa total, 0 grasa saturada, 0 grasa trans, 31g de carbohidratos, 0 colesterol, 2mg de sodio, 3g de fibra

359. MOUSSE DE MANGO DULCE

HACE 6 PORCIONES

Ingredientes

- *1¼ tazas de agua*
- *1 taza de cuscús*
- *4 cucharadas de edulcorante no calórico*
- *¾ taza de jugo de naranja fresco*
- *2 cucharadas de licor con sabor a naranja*
- *1 gran mango maduro*
- *1 taza de crema batida ligera, bien fría*
- *1¼ cucharaditas de extracto de vainilla*
- *1 envase (8 onzas) de yogur de vainilla bajo en grasa*
- *Ralladura de naranja, finamente picada, para adornar*

Instrucciones de preparación

- Poner a hervir el agua a fuego medio-alto. Añade el cuscús lentamente, removiendo una vez, y retira del fuego. Cúbralo y déjelo a un lado durante 12-15 minutos, hasta que el cuscús esté tierno. Añade 2 cucharadas de edulcorante y mézclalo bien con el cuscús. Cúbrete y ponte a un lado. En una pequeña cacerola a fuego medio, calentar el jugo, revolviendo constantemente hasta que se reduzca a la consistencia de la miel (unos 4-5 minutos). Revuelva en el licor. Aparta.
- Pele el mango, corte la mitad de la carne en trozos finos, corte la otra mitad en dados gruesos y déjela a un lado. Vierte la crema en un tazón frío y bátela hasta que llegue a su punto máximo. Añade el extracto de vainilla y el edulcorante restante. Dividir por la mitad y dejar la mitad a un lado. En un tazón limpio combine la mitad restante de la crema batida, el yogur y el mango cortado en cubitos y refrigérelo hasta que esté bien frío. Antes de servir, combina la mezcla de mango con el cuscús. Dividir en 6 porciones iguales y cubrir cada porción con una buena porción del resto de crema batida y trozos de mango.
- Llovizna con la salsa de licor, espolvorea con la cáscara de naranja y sirve.

Datos nutricionales

Aprox. 316 calorías por porción, 7g de proteína, 19g de grasa total, 7.8g de grasa saturada, 0 grasas trans, 40g de carbohidratos, 46mg de colesterol, 44mg de sodio, <1g de fibra

360. FRUTA FRESCA AL YOGURT CON RON

HACE 2 PORCIONES

Ingredientes

- ¼ taza cada uno de los siguientes: arándanos, fresas en rodajas, uvas,
- kiwi, o frambuesas
- 2 tazas de yogur natural bajo en grasa
- Ron oscuro (u otro licor favorito) para probar
- Edulcorante no calórico al gusto (opcional)

Instrucciones de preparación

- Cortar suficiente fruta fresca deseada para 2 porciones; añadir 2 tazas de yogur natural y mezclar bien. Dividir la mezcla en dos vasos individuales de postre y salpicar generosamente cada porción con ron oscuro. Añada edulcorante, si lo desea; enfríe antes de servir.

Datos nutricionales

Aproximadamente 140 calorías por porción, 1g de proteína, 3.5g de grasa total, 2g de grasa saturada, 0 grasa trans, 16g de carbohidratos, 15mg de colesterol, 150mg de sodio, 0 fibra

NOTA: Los valores mostrados son sólo para la salsa de yogurt (los valores para la fruta no pueden ser calculados ya que dependen de las frutas específicas elegidas).

361. BROCHETAS DE FRUTA FRESCA Y SALSA DE MIEL DE CANELA

HACE 2 PORCIONES

Pedazos de sus frutas frescas favoritas del tamaño de un bocado (suficiente para 2 brochetas de madera de 8 pulgadas)

Ingredientes

- 1 taza de yogur natural bajo en grasa
- 2 cucharadas de miel o edulcorante no calórico
- Una pizca de pimienta blanca molida
- 6 cucharaditas de canela molida o al gusto

Instrucciones de preparación

- Prepara las frutas en brochetas y déjalas a un lado. Combina el yogurt, la miel y la pimienta blanca, y mézclalo bien. Dividir la mezcla en dos tazones de porción individual; espolvorear canela en la parte superior de cada porción y suavemente arremolinarse. Cúbrelo y refrigéralo para que se enfríe antes de servirlo.

Datos nutricionales

Aproximadamente 70 calorías por porción, 0.5g de proteína, 2g de grasa total, 1g de grasa saturada, 0 grasa trans, 8g de carbohidratos, 7mg de colesterol, 75mg de sodio, 0 fibra

NOTA: Los valores mostrados son sólo para la salsa de yogur (los valores para la fruta no pueden ser calculados ya que dependen de las frutas específicas elegidas).

362. STUFFED DATES

HACE 16 PORCIONES

Ingredientes

- *16 stuffed picadas*
- *16 almendras enteras*
- *6 cucharadas de pasta de almendras*

Instrucciones de preparación

- Las stuffed de corte se abren por un lado. Quita la piel de la carne del dátil y rellena cada dátil con 1 almendra y 1 cucharadita de pasta de almendras. Sirve.

Datos nutricionales

Aprox. 152 calorías por fecha, 9g de proteína, 14g de grasa total, 1.2g de grasa saturada, 0 grasa trans, 9g de carbohidratos, 0 colesterol, 0.8mg de sodio, 3g de fibra

363. ARROZ CON LECHE DULCE ITALIANO

HACE 6 PORCIONES

Ingredientes

- *24 onzas de leche descremada evaporada*
- *¼ taza de arroz de grano largo*
- *3 cucharadas de edulcorante de hornear bajo en calorías*
- *1 cucharadita de extracto de vainilla*
- *Canela en polvo*

Instrucciones de preparación

- Combina 12 onzas de leche y arroz en una olla doble sobre el agua. Hervir a fuego lento, revolviendo con frecuencia, durante unos 20 minutos. Añade el resto de la leche y el edulcorante y mézclalo bien. Vuelva a hervir a fuego lento, revolviendo a menudo, hasta que la mezcla adquiera una consistencia de pudín (unos 45 minutos). Añade el extracto de vainilla y mézclalo en el pudín mientras hierve a fuego lento durante unos minutos más. Retire del fuego y espolvoree generosamente con canela. Enfriar a temperatura ambiente, cubrir y refrigerar antes de servir.

Datos nutricionales

Aprox. 117 calorías por porción, 9g de proteína, 0.5g de grasa total, 0.4g de grasa saturada, 0 grasa trans, 19g de carbohidratos, 4mg de colesterol, 133mg de sodio, <0.5g de fibra

364. CREMA DE PLÁTANO Y MANZANAS ASADAS

HACE 4-6 PORCIONES

Ingredientes

- *4 manzanas dulces medianas, peladas, sin corazón y cortadas por la mitad.*
- *6 onzas de jugo de manzana sin endulzar*
- *2 cucharaditas de canela molida*
- *3 cucharadas de miel pura*
- *1 cucharadita de extracto de vainilla*
- *4 cucharadas de licor de crema de plátano*
- *1 taza de yogur natural sin grasa*
- *Edulcorante no calórico al gusto*

Instrucciones de preparación

- Coloca las manzanas con el centro hacia arriba en una bandeja de hornear poco profunda. Añade jugo de manzana para cubrir apenas las mitades inferiores de las manzanas. Espolvorear con una cucharadita de canela, cubrir y hornear durante 30-40 minutos en un horno a 350 grados o hasta que las manzanas estén casi tiernas. Sacar del horno y verter cualquier líquido adicional, dejando sólo lo suficiente para cubrir el fondo del plato. Mezcla la miel, el extracto de vainilla, el licor y llovizna sobre las manzanas. Espolvorea la cucharadita de canela restante por encima. Hornea durante 10 minutos más. Sacar del horno y dividirlo en partes iguales en 4 platos de postre. Mezcla el yogur y el edulcorante y sírvelo a un lado.

Datos nutricionales

Aproximadamente 130 calorías por porción, <.05g de proteína, <0.5g de grasa total, <. 05g de grasas saturadas, 0 grasas trans, 27g de carbohidratos, <1mg de colesterol, 28mg de sodio, 2g de fibra

365.   SORBETE DE MELÓN

HACE 4-6 PORCIONES

Ingredientes

- *1½ tazas de agua*
- *½ taza de edulcorante de hornear bajo en calorías*
- *2 melones maduros, pelados, partidos por la mitad, sin semillas y en trozos.*
- *¼ taza de jugo de limón fresco*
- *¼ taza de claras de huevo*
- *Ramitas de menta fresca para adornar*

Instrucciones de preparación

- Mezclar el agua y el edulcorante y llevar a ebullición a fuego medio. Reduzca el calor y cocine a fuego lento durante 5 minutos, luego deje que se enfríe. En un procesador de alimentos o una licuadora, añada melón y sus jugos, jugo de limón y jarabe refrigerado. Hacer puré hasta que esté suave. Vierte la mezcla en un tazón y congela hasta que esté casi congelada. Sacar del congelador y batir con un batidor eléctrico hasta que la mezcla esté de nuevo suave. Bata las claras de huevo hasta que estén duras y dóblelas en la mezcla de fruta congelada. Cubrir el contenedor y congelarlo de nuevo hasta que esté firme (unas 2-3 horas). Cuando esté listo para servir, colóquelo en las tazas de postre y adornelo con ramitas de menta.

Datos nutricionales

Aprox. 67 calorías por porción, 2g de proteína, <0.5 grasa total, 0 grasa saturada, 0 grasa trans, 15g de carbohidratos, 0 colesterol, 28mg de sodio, 1g de fibra

366.   SORBETE DE MELAZA

HACE 4-6 PORCIONES

Ingredientes

- *1½ tazas de agua*
- *½ taza de edulcorante de hornear bajo en calorías*
- *2 melazos maduros (unos 5 pulgadas de diámetro cada uno), pelados, sin semillas y*
- *troceado*
- *¼ taza de jugo de limón fresco*
- *¼ taza de claras de huevo*
- *Ramitas de menta fresca para adornar*

Instrucciones de preparación

- Mezclar el agua y el edulcorante y llevar a ebullición a fuego medio. Reduzca el calor y cocine a fuego lento durante 5 minutos, luego deje que se enfríe. En un procesador de alimentos o licuadora agregue el melón y sus jugos, el jugo de limón y el jarabe enfriado. Hacer puré hasta que esté suave. Vierte la mezcla en un tazón y congela hasta que esté casi congelada. Sacar del congelador y batir con un batidor eléctrico hasta que la mezcla esté de nuevo suave. Bata las claras de huevo hasta que estén duras y dóblelas en la mezcla de fruta congelada. Cubrir el contenedor y congelarlo de nuevo hasta que esté firme (unas 2-3 horas). Cuando esté listo para servir, colóquelo en las tazas de postre y adornelo con ramitas de menta.

Datos nutricionales

Aprox. 117 calorías por porción, 2g de proteína, <0.5g de grasa total, 0 grasa saturada, 0 grasa trans, 31g de carbohidratos, 0 colesterol, 33mg de sodio, 2g de fibra

367. FRESAS Y JARABE BALSÁMICO

HACE 4 PORCIONES

Ingredientes

- *2½ tazas de fresas frescas, descascaradas y cortadas por la mitad*
- *4 cucharadas de licor de crema de plátano*
- *Edulcorante no calórico al gusto*
- *El jarabe balsámico*

Instrucciones de preparación

- Combine las fresas y el licor en un gran tazón, mézclelo bien, cúbralo y refrigérelo durante 20-30 minutos. Cuando esté listo para servir, retire las fresas con una cuchara ranurada y colóquelas en una sola capa en un plato de postre. Espolvorear generosamente con edulcorante, rociar con jarabe balsámico y servir.

Datos nutricionales

Aproximadamente 49 calorías por porción, <1g de proteína, 0.4g de grasa total, <0.1g de grasa saturada, 0 grasa trans, 7g de carbohidratos, 0 colesterol, 1mg de sodio, 2g de fibra.

368. MELOCOTONES CON LICOR

HACE 4 PORCIONES

Ingredientes

- *4 melocotones*
- *1½ tazas de vino tinto*
- *1⅓ tazas de agua*
- *3 tiras de cáscara de limón (sólo la parte amarilla)*
- *3 cucharadas de miel*
- *1 rama de canela*
- *Edulcorante no calórico al gusto (opcional)*
- *Crema batida sin grasa (opcional)*

Instrucciones de preparación

- Pelar la piel de los melocotones. En una cacerola agregar vino, agua, cáscara de limón, miel y canela en rama, y llevar a ebullición. Añade los melocotones a la salsa, sumergiéndolos en el líquido tanto como sea posible, y escalfalos suavemente durante 5-10 minutos, hasta que estén tiernos. Saque los melocotones de la cacerola y póngalos en un tazón; déjelos a un lado. Hervir el líquido en la cacerola, revolviendo constantemente, hasta que se vuelva espeso y almibarado. Quita la canela en rama y la cáscara de limón antes de que el líquido se oscurezca. Vierta el jarabe, cuando esté frío, sobre los melocotones, y sirva. Adorne con edulcorante y crema batida, si lo desea.

Datos nutricionales

Aproximadamente 115 calorías por porción, 1g de proteína, <.08g de grasa total, 0 grasa saturada, 0 grasa trans, 22g de carbohidratos, 0 colesterol, 0.5mg de sodio, 1g de fibra.

369. ALBARICOQUES CON LICOR

HACE 4 PORCIONES

Ingredientes

- *8 albaricoques medianos*
- *1½ tazas de vino tinto*
- *1⅓ tazas de agua*
- *3 tiras de cáscara de limón (sólo la parte amarilla)*
- *3 cucharadas de miel*
- *1 rama de canela*
- *Edulcorante no calórico al gusto (opcional)*
- *Crema batida sin grasa (opcional)*

Instrucciones de preparación

- Pelar la piel de los albaricoques. En una cacerola agregar vino, agua, cáscara de limón, miel y canela en rama y llevar a ebullición. Añade los albaricoques a la salsa, sumergiéndolos en el líquido tanto como sea posible, y escalfalos suavemente durante 5-10 minutos, hasta que estén tiernos. Saque los albaricoques de la cacerola y póngalos en un recipiente; déjelos a un lado. Hervir el líquido en la cacerola, revolviendo constantemente, hasta que se vuelva espeso y almibarado. Quita la canela en rama y la cáscara de limón antes de que el líquido se oscurezca. Vierta el jarabe, cuando esté frío, sobre los albaricoques, y sirva. Adorne con edulcorante y crema batida, si lo desea.

Datos nutricionales

Aproximadamente 112 calorías por porción, 1g de proteína, 0.3g de grasa total, 0 grasa saturada, 0 grasa trans, 20g de carbohidratos, 0 colesterol, 1mg de sodio, 1g de fibra.

370. TARTALETAS CON CEREZAS ENDULZADAS Y MIEL

HACE 8 TARTALETAS

Ingredientes

- *3 cucharadas de tapioca instantánea*
- *5 tazas de cerezas dulces congeladas sin hueso, descongeladas y escurridas*
- *¾ taza de miel, calentada*
- *1 cucharada de jugo de limón recién exprimido*
- *¾ cucharada de clavos molidos*
- *Una pizca de sal*
- *Spray de cocina con sabor a mantequilla*
- *20 hojas (9x14 pulgadas) de masa de hojaldre, descongelada y cortada por la mitad*

Instrucciones de preparación

- Procesa la tapioca en un molino de especias o en un mini procesador de alimentos hasta que esté finamente molida. Pásalo a un tazón grande y añade cerezas, miel, jugo de limón, clavos y sal. Aparta.
- Precaliente el horno a 325 grados. Rociar ligeramente el interior de 8 (3 pulgadas de ancho) sartenes de tartas con aceite de cocina. Desenrollar las hojas de filo sobre una superficie limpia y seca, manteniéndolas apiladas. Corta la pila en forma transversal (así que ahora tienes 40 hojas). Cubre las

sábanas con papel encerado y un paño de cocina húmedo para evitar que se sequen mientras trabajas. Coloca media hoja de hojaldre en cada sartén, presionándola en los bordes, y luego rocía ligeramente con aceite de cocina. Continúe añadiendo hojas y rociando ligeramente con aceite de cocina hasta que tenga 5 capas en cada sartén. Recorta el filo, dejando un saliente de ½ de una pulgada. Coloca las tartaletas en una bandeja para hornear. Divide la mezcla de cerezas entre las ollas. Dobla la masa sobre el relleno (no se cubrirá completamente). Rocíe ligeramente los bordes de la masa con aceite de cocina. Hornea las tartaletas hasta que el relleno empiece a burbujear y la masa esté dorada. Sirva caliente.

Datos nutricionales

Aproximadamente 247 calorías por tartaleta, 0 proteína, 0 grasa total, 0 grasa saturada, 0 grasa trans, 58g de carbohidratos, 0 colesterol, 60mg de sodio, 2g de fibra.

371. NARANJAS DULCES MARROQUÍES

HACE 4 PORCIONES

Ingredientes

- 4 naranjas dulces grandes
- Canela, para espolvorear

Instrucciones de preparación

- Pela las naranjas y córtalas transversalmente en rodajas. Coloca las rodajas de naranja en un plato de postre, rocía las tapas con miel y un poco de canela, y sirve.

Datos nutricionales

Aprox. 71 calorías por porción, 1g de proteína, 0 grasa total, 0 grasa saturada, 0 grasa trans, 18g de carbohidratos, 0 colesterol, 0 sodio, 1g de fibra

372. PUDÍN DE CALABAZA

HACE 4 PORCIONES

Ingredientes

- 1¾ tazas de leche desnatada
- 1 paquete (1 onza) de mezcla instantánea de pudín de vainilla sin azúcar
- ½ taza de calabaza enlatada
- ½ cucharadita de especias de calabaza

Instrucciones de preparación

- Combina la leche fría y la mezcla para el pudín en un tazón frío y revuelve hasta que esté suave. Mezclar la calabaza y las especias y refrigerarlas para enfriarlas antes de servirlas.

Datos nutricionales

Aprox. 55 calorías por porción, 5g de proteína, 0 grasa total, 0 grasa saturada, 0 grasa trans, 9g de carbohidratos, 2mg de colesterol, 137mg de sodio, 1g de fibra.

373. NIDOS DE MIEL

HACE 4 PORCIONES

Ingredientes

- ½ libra de pasta de cabello de ángel
- 8 cucharadas de aceite de canola/aceite de oliva sin grasas, derretido
- 1½ tazas de pistachos sin cáscara, picados, divididos
- ¼ taza de endulzante para hornear bajo en calorías
- ⅓ taza de miel
- ⅜ taza de agua
- 2 cucharaditas de jugo de limón recién exprimido
- Yogurt griego natural bajo en grasas para adornar

Instrucciones de preparación

- Precaliente el horno a 350 grados. Cocine la pasta según las instrucciones del paquete y escúrrala bien. Pasa la pasta a un bol y añade aceite de canola/aceite de oliva derretido para untar. Lanza para cubrir la pasta y deja que se enfríe. Dividir la pasta en 8 porciones iguales. Usando 4 pequeños tazones para el horno, presiona una porción de pasta ligeramente hacia abajo en cada uno de los 4 tazones y cubre con la mitad de las nueces. Cubre cada uno con una porción restante de pasta y coloca los tazones en una bandeja para hornear. Hornea durante 45 minutos o hasta que la pasta esté dorada y crujiente en la parte superior.
- Mientras se hornea la pasta, combine el edulcorante, la miel y el agua en una pequeña cacerola y haga hervir a fuego lento, revolviendo constantemente hasta que el edulcorante se disuelva. Deje hervir a fuego lento otros 10 minutos, añada jugo de limón y deje hervir a fuego lento durante 5 minutos más. Cuando la pasta esté bien dorada (no quemada), sáquela del horno y transfiera cuidadosamente los nidos de cabello de ángel a los platos de servicio. Llovizna la mezcla de miel y limón sobre la parte superior de los nidos y espolvorea con las nueces restantes. Deje que se enfríe antes de servirlo con una cucharada de yogur.

Datos nutricionales

Aprox. 453 calorías por porción, 11g de proteína, 16g de grasa total, 2g de grasa saturada, 0 de grasas trans, 73g de carbohidratos, 0 de colesterol, 233mg de sodio, 5g de fibra

374. PUDÍN DE QUINOA DE FRESA Y RUIBARBO

HACE 6 PORCIONES

Ingredientes

- 3 tazas de agua, divididas
- 1½ tazas de ruibarbo picado, fresco o congelado
- 1 taza de fresas picadas, frescas o congeladas, y más para adornar.
- ½ taza de quinoa
- ½ cucharadita de canela molida
- Una pizca de sal
- ¼ taza + 1½ cucharaditas de edulcorante de hornear bajo en calorías
- ½ cucharadita de cáscara de limón recién rallada
- 1 cucharada de maicena
- 1 taza de yogur sin grasa
- 1 cucharadita de extracto puro de vainilla

Instrucciones de preparación

- En una cacerola, combine 2¾ tazas de agua, ruibarbo, fresas, quinoa,
- canela y sal. Poner a hervir y reducir el calor a fuego lento. Cubrir y cocinar
- durante unos 25 minutos o hasta que la quinoa esté tierna. Revuelva en ¼ taza de edulcorante y limón

- ...de la cáscara. En un pequeño tazón, combinar el resto de ¼ taza de agua con la maicena y batir
- hasta que esté suave, luego agregar a la mezcla de quinua y continuar dejando hervir a fuego lento, revolviendo
- constantemente durante 1 minuto. Quitar del fuego, dividir entre 6 tazones de servir, y
- refrigerar para enfriar durante 1 hora. Mientras tanto, combina el yogur, el extracto de vainilla, y
- el resto de 1½ cucharaditas de edulcorante en un pequeño tazón. Supera cada porción con un
- una generosa porción de mezcla de yogur y fresas frescas en rodajas.

Datos nutricionales

Aprox. 106 calorías por porción, 4g de proteína, 1g de grasa total, 0 grasa saturada, 0 grasa trans, 17g de carbohidratos, 1mg de colesterol, 125mg de sodio, 2g de fibra

375. FRESAS BORRACHAS

HACE 4 PORCIONES

Ingredientes

- Fresas frescas de una libra, cortadas en rodajas.
- 1½ paquetes de un edulcorante no calórico
- 1 cucharada de licor Grand Marnier
- 1 cucharadita de jugo de limón recién exprimido
- 1 taza de yogurt griego natural bajo en grasa

Instrucciones de preparación

- Combina fresas, edulcorante, licor y jugo de limón en un tazón. Dejar reposar y marinar hasta que las fresas liberen sus jugos, aproximadamente 10-15 minutos. Dividir la mezcla en cuatro tazones de postre, añadir ¼ taza de yogurt a cada tazón, y servir.

Datos nutricionales

Aprox. 22 calorías por porción, 3g de proteína, 1g de grasa total, 0 grasa saturada, 0 grasa trans, 7g de carbohidratos, 3mg de colesterol, 43mg de sodio, 1g de fibra

376. YOGURT DELICIOSAMENTE AZUCARADO

HACE 2 PORCIONES

Ingredientes

- 2 albaricoques maduros, cortados por la mitad, sin hueso, y cortados en cuñas de ½ pulgadas
- 1 taza de cerezas dulces, cortadas por la mitad y sin hueso
- 3 cucharaditas de menta fresca, finamente picada
- 6 paquetes de edulcorante no calórico, divididos
- 2 tazas de yogurt griego natural bajo en grasa
- 2 cucharaditas de extracto puro de vainilla
- 2 cucharadas de pistachos sin cáscara, picados y tostados.

Instrucciones de preparación

- Mezcla albaricoques, cerezas dulces, menta y 1½ paquetes de edulcorante. Deje reposar durante 10-15 minutos hasta que las frutas liberen algunos de sus jugos. Mientras tanto, combina el yogurt, el extracto de vainilla y el edulcorante restante. Revuelva hasta que esté bien mezclado y suave. Dividir la mezcla de yogur en dos tazones y cubrir con la mezcla de frutas y un poco de nueces. Sirva inmediatamente.

Datos nutricionales

Aproximadamente 228 calorías por porción, 14g de proteína, 6g de grasa total, 2g de grasa saturada, 0 grasas trans, 33g de carbohidratos, 16mg de colesterol, 202mg de sodio, 1g de fibra

377. PASTEL DE MELOCOTÓN

HACE 15 PORCIONES

Ingredientes

- ½ taza + 1½ cucharaditas de edulcorante de hornear bajo en calorías
- 2 cucharadas de maicena
- 1 lata (29 onzas) de melocotones en rodajas, escurridos, líquido reservado
- ½ cucharada de canela molida
- 2 cucharadas de aceite de canola/aceite de oliva sin grasas trans
- 1 taza de harina autoelevable
- 1 cucharada de manteca libre de grasas trans
- ½ taza de leche de almendra

Instrucciones de preparación

- Precaliente el horno a 400 grados. En una cacerola, combine ½ taza de edulcorante y almidón de maíz, revolviendo gradualmente en el jugo de durazno reservado y llevándolo a ebullición por 1 minuto, revolviendo constantemente. Añade los melocotones, vierte la mezcla en una bandeja de hornear de 9x13 pulgadas, espolvorea con canela, salpica con aceite de canola/aceite de oliva y reserva. Mezclar la harina y el edulcorante restante, cortar con manteca, luego agregar la leche y revolver hasta que los ingredientes estén bien mezclados. Ponga la masa sobre la fruta y hornee durante 25-30 minutos. Sirva caliente.

Datos nutricionales

Aprox. 76 calorías por porción, 1g de proteína, 1g de grasa total, 0 grasa saturada, 0 grasa trans, 12g de carbohidratos, 0 colesterol, 20mg de sodio, 0 fibra

378. PASTELES DE LIMÓN

HACE 8 PORCIONES

Ingredientes

- 2 cucharadas de aceite de canola/aceite de oliva sin grasas + más, suavizado, para cubrir
- ramekins
- ⅓ taza de harina para todo uso, con cuchara y nivelada
- ½ cucharadita de polvo de hornear
- ¼ cucharadita de sal
- 3 huevos grandes, separados
- ¼ taza + ⅛ taza de endulzante de hornear bajo en calorías
- 1 cucharadita de cáscara de limón finamente rallada
- ⅓ taza de jugo de limón recién exprimido
- 1¼ tazas de leche de almendras
- Azúcar de pastelería para espolvorear, poca cantidad

Instrucciones de preparación

- Precaliente el horno a 325 grados. Cepille los lados y el fondo de 8 (6 onzas) ramequines con aceite de colza/aceite de oliva suavizado. Coloca las carretas en una cazuela de hornear poco profunda. En un tazón, combine la harina, el polvo de hornear y la sal. En un tazón más grande separado, bate las yemas de huevo con ¼ taza de endulzante hasta que la mezcla esté pálida y suave. Bata 2 cucharadas de aceite de canola/aceite de oliva, cáscara de limón, jugo de limón, leche y mezcla de harina.
- Cubra y refrigere la mezcla durante 3 horas. En otro tazón grande, usando una batidora eléctrica, bata las claras de huevo con ⅛ taza de endulzante hasta que la mezcla alcance su punto máximo, unos 5 minutos, y dóblela en una masa fría. Con un cucharón, dividan la masa entre los recipientes, limpiando cualquier exceso de goteo de los bordes. Añade suficiente agua a la cacerola para que llegue a la mitad de los lados de las cacerolas. Ponga la cazuela con las carretas en el horno y hornee hasta que los pasteles se hinchen y estén ligeramente dorados por encima, unos 30 minutos.
- Espolvorear con azúcar de pastelería y servir caliente.

Datos nutricionales

Aprox. 78 calorías por porción, 2g de proteína, 2g de grasa total, 1g de grasa saturada, 0 de grasas trans, 4g de carbohidratos, 79mg de colesterol, 219mg de sodio, 0 de fibra

379. COMPOTA DE VAINILLA Y RUIBARBO

HACE 4 PORCIONES

Ingredientes

- 4 tazas de ruibarbo cortado en dados
- ¼ taza de endulzante para hornear bajo en calorías
- ¼ cucharadita de canela molida
- ½ cucharadita de extracto puro de vainilla
- 4 crepes (comprados en la tienda)
- Yogurt de vainilla o helado *sin grasa para servir*

Instrucciones de preparación

- En una cacerola, combine ruibarbo, edulcorante y canela. Poner a hervir a fuego medio-alto, luego reducir el fuego a fuego lento y cocinar hasta que el ruibarbo empiece a descomponerse, unos 5 minutos. Retire del fuego y añada el extracto de vainilla. Revuelva y deje reposar durante 2-3 minutos para incorporar los sabores. Sobre una superficie de trabajo, coloque crepes y llene los centros con mezcla de ruibarbo. Doblar las puntas y enrollar los crêpes. Servir caliente con yogurt de vainilla o helado sin grasa.

Datos nutricionales

Aprox. 137 calorías por porción, 5g de proteína, 5g de grasa total, 1g de grasa saturada, 0 grasas trans, 17g de carbohidratos, 78mg de colesterol, 142mg de sodio, 2g de fibra

380. REFRESCANTES ESTALLIDOS DE NARANJA

HACE 10 PORCIONES

Ingredientes

- 1 taza de jugo de naranja concentrado, descongelado
- ¼ taza de endulzante para hornear bajo en calorías
- 2 tazas de yogurt de vainilla bajo en grasa
- 2 cucharaditas de extracto puro de vainilla

Instrucciones de preparación

- En una cacerola, combine el jugo de naranja y el edulcorante a fuego medio-bajo. Cocine, revolviendo constantemente, hasta que el edulcorante se disuelva, aproximadamente 3 minutos. Añade el yogurt y el extracto de vainilla, removiendo para mezclar. Trasládese a un gran contenedor con pico y llene 10 moldes de hielo (3 onzas). Inserte los palitos de helado y congélelos hasta que los palitos estén sólidos, unas 6 horas, o hasta una semana. Para sacarlo de los moldes, haga funcionar brevemente los moldes bajo agua caliente para liberar las burbujas.

Datos nutricionales

Aproximadamente 45 calorías por porción, 3g de proteína, 0 grasa total, 0 grasa saturada, 0 grasa trans, 8g de carbohidratos, 1mg de colesterol, 0 sodio, 0 fibra.

381. PASTEL DE FRESA Y NUEZ

HACE 15 PORCIONES

Ingredientes

- *Un pequeño pastel de comida de ángel sin azúcar añadido.*
- *3 onzas de gelatina de fresa sin azúcar*
- *10 onzas de fresas congeladas sin endulzar, descongeladas y cortadas por la mitad (reserva 1*
- *taza para la guarnición)*
- *2 plátanos, en rodajas*
- *1 paquete (1½-ounce) de mezcla instantánea de pudín de vainilla sin azúcar*
- *3 tazas de leche de almendra*
- *Crema batida sin grasa*
- *Pedazos de nuez picada, para espolvorear*

Instrucciones de preparación

- Rompe el pastel en trozos del tamaño de un bocado y colócalo en el fondo de un tazón de cristal. Disuelva la gelatina en una taza de agua caliente hirviendo y añádala a las fresas. Ponga la mezcla de fresas uniformemente sobre los trozos de pastel. Añade rodajas de plátano a las fresas y refrigéralas mientras preparas el pudín.
- Combina la mezcla del pudín con la leche de almendras y bátelo durante unos 2 minutos hasta que empiece a fraguar. Refrigerar el pudín durante 5 minutos más para que se asiente con más firmeza antes de añadirlo al tazón de la nimiedad, pasando la cuchara uniformemente sobre los plátanos y las fresas. Refrigerar la mezcla del tazón de la nimiedad durante al menos 2 horas antes de servirla.
- Cubrir cada porción con fresas reservadas, un poco de crema batida y un poco de nueces picadas.

Datos nutricionales

Aprox. 72 calorías por porción, 1g de proteína, 0 grasa total, 0 grasa saturada, 0 grasa trans, 17g de carbohidratos, 0 colesterol, 150mg de sodio, 0 fibra

382. SALSA DE MANZANA

HACE 6 PORCIONES

Ingredientes

- *4 libras de manzanas (use diferentes variedades para una textura más gruesa, como McIntosh, Gala, Fuji, Granny Smith, etc.)*
- *¼ taza de jugo de limón recién exprimido*

- *1½ tazas de agua*
- *3 cucharadas de azúcar moreno claro*
- *2 (1½-ounce) cajas de pasas negras*

Instrucciones de preparación

- Pele, deshuese y corte las manzanas. En una olla grande, combine manzanas, jugo de limón, agua, azúcar y pasas. Poner a hervir a fuego alto. Reduzca el calor a fuego lento y cocine la mezcla de manzanas hasta que las manzanas estén blandas y se deshagan. Con un tenedor grande, triturar alrededor de la mitad de las manzanas, dejando el resto en trozos pequeños o medianos. Deje enfriar antes de refrigerar en un recipiente hermético.

Datos nutricionales

Aproximadamente 104 calorías por porción, 0 proteína, 0 grasa total, 0 grasa saturada, 0 grasa trans, 27g de carbohidratos, 0 colesterol, 2mg de sodio, 3g de fibra.

383. SORBETE DE ALBARICOQUE

HACE 6 PORCIONES

Ingredientes

- *1 taza de endulzante de hornear bajo en calorías*
- *1 libra de albaricoques muy maduros, deshuesados y cortados en rodajas + 3 albaricoques extra, maduros pero firmes, deshuesado y cortado en rodajas finas*
- *¾ copa de champán espumoso*
- *2 tazas de agua + extra según sea necesario*

Instrucciones de preparación

- Ponga a hervir en una cacerola mediana el edulcorante, 1 libra de albaricoques, champán y 2 tazas de agua. Reduzca el calor a fuego lento y cocine, revolviendo a menudo, hasta que los albaricoques estén muy tiernos. Deje que se enfríe. Transfiera la mezcla a una licuadora y hágala puré hasta que esté suave. Añade más agua a la mezcla según sea necesario para hacer 4 tazas. Transfiera la mezcla a una bandeja de hornear grande y poco profunda, mezcle suavemente en rodajas finas de albaricoques y congele la mezcla hasta que esté sólida (al menos 4-5 horas). Poner en tazones individuales cuando esté listo y servir.

Datos nutricionales

Aprox. 62 calorías por porción, 0 proteína, 0 grasa total, 0 grasa saturada, 0 grasa trans, 13g de carbohidratos, 0 colesterol, 3mg de sodio, 3g de fibra

384. PIÑA CARAMELIZADA Y PISTACHOS

HACE 4 PORCIONES

Ingredientes

- *¼ taza de edulcorante de hornear de color marrón oscuro y bajo en calorías (firmemente empacado)*
- *½ taza de jugo de naranja sin pulpa*
- *3 cucharadas de miel*
- *1 piña madura mediana, pelada, sin corazón y cortada longitudinalmente en 8 cuñas.*
- *⅓ taza de pistachos sin sal, picados gruesos*
- *¼ taza de yogur natural bajo en grasa*

Instrucciones de preparación

- Precaliente el horno a 450 grados. Forrar una hoja de hornear con borde con papel de pergamino. En un gran tazón, combine el edulcorante, el jugo de naranja y la miel. Revuelva hasta que el edulcorante se disuelva. Añade cuñas de piña y lánzalas a la capa. Dejar marinar durante 20-25 minutos, revolviendo de vez en cuando. Coloca las cuñas de piña con el lado plano hacia abajo en la bandeja de hornear y reserva el adobo. Asar la piña durante unos 15 minutos, dar la vuelta y cepillar el adobo, y continuar asando hasta que esté tierna y caramelizada.
- Sacar del horno, rociar el resto del adobo sobre la piña y dejar enfriar a temperatura ambiente. Dividir entre 4 platos, espolvorear cada uno con pistachos, y añadir una cucharada de yogur al lado de cada plato.

Datos nutricionales

Aprox. 184 calorías por porción, 4g de proteína, 4g de grasa total, 0 grasa saturada, 0 grasa trans, 19g de carbohidratos, 0 colesterol, 12mg de sodio, 3g de fibra

385. MANZANAS ESPECIALES

HACE 4-6 PORCIONES

Ingredientes

- ⅛ taza de edulcorante de hornear bajo en calorías
- ⅛ cucharadita de canela molida
- 6 pequeñas manzanas rojas (alrededor de 2½ pulgadas de diámetro)
- 1½ cucharaditas de jarabe de arce de color ámbar claro
- 1½ tazas de vino blanco seco
- ¾ taza (6 onzas) de sidra de manzana
- Dash nutmeg
- ½ cucharadita de cáscara de naranja fresca finamente picada

Instrucciones de preparación

- En un pequeño tazón, combine el edulcorante y la canela. Enrollar las manzanas en almíbar y luego en una mezcla de canela y edulcorante. Ponga las manzanas en una bandeja de hornear y hornee a 400 grados durante 15 minutos. En una cacerola combine vino, sidra, nuez moscada y cáscara de naranja; caliéntelo a fuego lento. Vierta sobre las manzanas asadas y sirva.

Datos nutricionales

Aproximadamente 114 calorías por porción, <0.5g de proteína, <0.5g de grasa total, 0 grasa saturada, 0 grasa trans, 20g de carbohidratos, 0 colesterol, 5mg de sodio, 3g de fibra.

386. FRESAS AMARETTO

HACE 8 PORCIONES

Ingredientes

- 3 pintas de fresas frescas
- 2 tazas de yogurt natural bajo en grasa.
- 1 cucharadita de extracto de vainilla
- ¼ taza de licor de Amaretto
- Crema batida sin grasa (opcional)

Instrucciones de preparación

- Aparta 8 fresas para adornar. Descascarar las fresas restantes y cortarlas por la mitad. Coloca las mitades de fresa en las tazas de postre. En un tazón combine el yogurt, el extracto de vainilla y el licor; mezcle bien. Viértelo sobre las fresas y adorna cada taza con una baya reservada. Añada crema batida, si lo desea.

Datos nutricionales

Aproximadamente 96 calorías por porción, 4g de proteína, 0.6g de grasa total, < 0.5 grasa saturada, 0 grasa trans, 9g de carbohidratos, <0.5mg de colesterol, 42mg de sodio, 3g de fibra

387. SHERBET DE LIMÓN

HACE 4-6 PORCIONES

Ingredientes

- 3 limones grandes
- ½ taza de miel
- 2½ tazas de agua
- ¼ taza de claras de huevo líquido

Instrucciones de preparación

- Quita la cáscara de los limones y déjala a un lado. Exprimir los 3 limones para obtener ⅔ taza de jugo de limón fresco y dejar el jugo a un lado. En una cacerola agregue la cáscara, la miel y el agua. Poner a hervir rápidamente durante 5 minutos, y luego dejar enfriar a temperatura ambiente. Colar el jugo de limón a través de un colador. Cuando la mezcla de miel se haya enfriado, añada el jugo de limón colado, viértalo en un recipiente para congelar y congélelo hasta que esté blando. Cuando esté blando, revuelva los cristales de hielo de los bordes del contenedor. Hágalo cada hora durante 4 horas, luego retírelo del congelador y bátalo hasta que esté suave. Bata las claras de huevo para que se pongan tiesas y se doblen en la mezcla de limón batida. Cubrir y volver al congelador por otras 2-3 horas, hasta que la mezcla tenga la consistencia de nieve compactada. Sirva inmediatamente. Esta receta también se puede usar para hacer sorbete de naranja, sustituyendo los limones por naranjas.

Datos nutricionales

Aprox. 91 calorías por porción, 1g de proteína, 0 grasa total, 0 grasa saturada, 0 grasa trans, 22g de carbohidratos, 0 colesterol, 16mg de sodio, 0 fibra

388. CREMA AGRIA Y GALLETAS DE NUEZ

HACE 20-25 GALLETAS

Ingredientes

- Aceite de canola en aerosol
- ½ taza de aceite de canola/aceite de oliva sin grasas trans
- ⅔ taza de edulcorante de hornear bajo en calorías
- ⅔ taza de crema agria baja en grasas
- 1½ tazas de harina sin blanquear para todo uso
- 1 cucharadita de bicarbonato de sodio
- ½ taza de nueces picadas

Instrucciones de preparación

- Cubra ligeramente 2 hojas de galletas con spray de cocina. En un tazón combine el aceite de canola y de oliva y el edulcorante. Usar un batidor eléctrico a muy baja altura para batir la mezcla hasta que tenga una consistencia suave. Añade la crema agria y bátela de nuevo durante unos segundos para

que se mezcle. Cernir la harina y el bicarbonato de sodio en la mezcla de crema agria. Con una espátula de madera, dobla la harina y el bicarbonato de sodio en la mezcla hasta que esté bien mezclada. Añade las nueces a la mezcla de la masa. Ponga una cucharada de masa en la hoja de galletas por cada galleta. Deje espacio entre las galletas. Presiona las galletas con una espátula de madera y hornéalas a 350 grados, hasta que se doren (unos 10-15 minutos).
- Retire del horno y deje que las galletas se enfríen antes de servirlas.

Datos nutricionales

Aprox. 82 calorías por galleta, 3g de proteína, 3g de grasa total, 1g de grasa saturada, 0 grasas trans, 5g de carbohidratos, 2mg de colesterol, 38mg de sodio, <1g de fibra

389. TAZAS DE POSTRE DE MERENGUE DE LIMA

HACE 6-8 PORCIONES

Ingredientes

- *1½ tazas de edulcorante de hornear bajo en calorías*
- *¼ taza de maicena*
- *¼ cucharadita de sustituto de sal sin sodio*
- *¼ taza + 2 cucharadas de jugo de limón fresco*
- *½ taza de agua fría*
- *¾ taza de sustituto de huevo entero*
- *2 cucharadas de aceite de canola/aceite de oliva sin grasas trans*
- *½ taza de agua hirviendo*

- *2 cucharaditas de cáscara de limón fresca rallada*

Para el merengue:

- *¾ taza de claras de huevo*
- *¼ cucharadita de crema tártara*
- *½ taza de edulcorante de hornear bajo en calorías*
- *8 rebanadas finas de lima fresca para adornar*

Instrucciones de preparación

- Combine el edulcorante, la maicena y el sustituto de la sal en una cacerola grande. Añada el jugo de lima, el agua y el sustituto del huevo; mezcle bien. Añade el aceite de canola/aceite de oliva y mézclalo lentamente en agua hirviendo. Caliente la mezcla a fuego medio y cocínela durante 2-3 minutos, revolviendo constantemente. Añada la cáscara de cal, retire la mezcla del fuego y déjala enfriar.

Merengue:

- Coloca las claras de huevo en un tazón y bátelas a baja velocidad hasta que empiecen a burbujear. Gire la velocidad a media-alta; añada la crema tártara y bata hasta que la mezcla tenga un pico. Continúe batiendo en alto mientras añade gradualmente el edulcorante. El merengue se endurecerá y llegará a su punto máximo. Llena las tazas de postre para el horno con la mezcla de lima y ponle una cucharada de merengue. Colóquelo en un horno a 350 grados hasta que el merengue se dore ligeramente. Servir caliente o frío, adornado con rodajas de lima fresca.

Datos nutricionales

Aprox. 58 calorías por porción, 5g de proteína, 2g de grasa total, 0.4g de grasa saturada, 0 grasa trans, 16g de carbohidratos, 0 colesterol, 109mg de sodio, 0 fibra

390. PASTEL DE MANZANA CASERO

HACE 8 PORCIONES

Ingredientes

Para la corteza:

- 1 taza de harina de pastelería
- 6 cucharadas de aceite de canola
- 3 cucharadas de agua
- Harina para todo uso

Para rellenar:

- 6 manzanas dulces, sin corazón, peladas y cortadas en rodajas (Red o Yellow Delicious, Gala, o Macintosh)
- ⅔ taza de edulcorante de hornear bajo en calorías
- ⅛ cucharadita de sal
- ¾ cucharadita de canela
- ¾ cucharadita de nuez moscada
- 1½ cucharadas de aceite de canola libre de grasas trans/ aceite de oliva para untar
- Crema batida sin grasa (opcional)

Instrucciones de preparación

La corteza:

- Prepara la masa combinando la harina de pastelería con aceite de canola y agua. Mezclar bien y formar una bola. Utilice una pequeña cantidad de harina multiusos para cubrir la superficie de trabajo, coloque la masa en la superficie y espolvoree una pequeña cantidad de harina multiusos sobre la masa para evitar que se pegue al rodillo. Extienda la masa en un círculo plano lo suficientemente grande como para cubrir el interior y los lados de un molde para pasteles de 9 pulgadas.

Relleno:

- Coloca las manzanas rebanadas en un tazón, añade el edulcorante, la sal, la canela y la nuez moscada y revuelve para cubrir las rebanadas de manzana con los ingredientes secos. Transfiera la mezcla de manzanas a un molde de pastel alineado. Extiende las manzanas de manera uniforme. Poner puntos de aceite de canola/aceite de oliva esparcido en la parte superior de las manzanas y poner el pastel en el horno. Hornea a 450 grados durante 15 minutos. Reduzca la temperatura del horno a 350 grados y hornee durante otros 45 minutos.
- Retira del horno y enfría ligeramente antes de cortar. Sirva caliente con crema batida sin grasa, si lo desea.

Datos nutricionales

Aprox. 111 calorías por porción, 1g de proteína, 2g de grasa total, 0 grasa saturada, 0 grasa trans, 23g de carbohidratos, 0 colesterol, 88mg de sodio, 3g de fibra

391. TAZAS DE CREPES TOSTADAS CON BAYAS FRESCAS EN UNA SALSA DE YOGURT DE LIMÓN

HACE 4 PORCIONES

Ingredientes

- 4 crepas planas (preparadas) (use sólo marcas libres de grasas trans)
- Aceite de canola en aerosol
- ½ taza + 4 cucharadas de yogurt natural bajo en grasa
- ½ taza de queso crema sin grasa

- *4 cucharaditas de jugo de limón fresco*
- *2 cucharaditas de edulcorante no calórico*
- *10 mitades de nuez, picadas*
- *1 taza de arándanos, frescos o congelados (descongelados)*
- *8 fresas frescas, descascaradas y cortadas en rodajas*
- *4 fresas frescas enteras para adornar (opcional)*
- *4 hojas de menta fresca para adornar (opcional)*

Instrucciones de preparación

- Invierte cuatro tazas de postre en una bandeja de hornear y casualmente rocía el exterior de cada taza con aceite de cocina. Formar una crepa plana alrededor de cada taza de postre, doblando las crepas por el medio para que se ajusten mejor al tamaño de la taza si es necesario. Rocíe la parte superior de los crêpes muy ligeramente con aceite de cocina y coloque la bandeja de hornear en el horno. Hornea crepes hasta que estén dorados y crujientes. Sáquelo del horno y déjelo enfriar antes de sacar los crêpes de las tazas. Mientras tanto, combina el yogur y el queso crema en un tazón. Revuelva hasta que esté bien mezclado. Añade el zumo de limón y el edulcorante. Revuelva hasta que todos los ingredientes estén bien combinados. Añade nueces a la mezcla y añade suavemente arándanos y fresas. Dividir la mezcla en 4 porciones y mezclarlas en copas de crepes formadas. Adorne con una fresa fresca entera y una hoja de menta fresca, si lo desea.

Datos nutricionales

Aprox. 133 calorías por porción, 5g de proteína, 3g de grasa total, 0 grasa saturada, 0 grasa trans, 16g de carbohidratos, 23mg de colesterol, 180mg de sodio, 2g de fibra

392.   CREPES DE PLÁTANO Y FRESA SALTEADOS Y TOSTADOS

HACE 4 PORCIONES

Ingredientes

- *Aceite de canola en aerosol*
- *2 plátanos pequeños, cortados a lo largo*
- *Canela y edulcorante no calórico para espolvorear*
- *4 cucharaditas de queso crema sin grasa*
- *4 crepas planas (preparadas) (use sólo marcas libres de grasas trans)*
- *½ taza de fresas frescas, en rodajas*
- *⅛ taza de almendras crudas en rodajas*
- *Crema agria sin grasa para adornar (opcional)*

Instrucciones de preparación

- Rocíe ligeramente una sartén de fondo grueso con aceite de cocina y saltee los plátanos (espolvoreados con canela y edulcorante) hasta que se doren ligeramente. Quítalo del fuego y déjalo a un lado. Esparce una cucharadita de queso crema en el centro de cada crêpe. Coloca una mitad de plátano salteado sobre el queso y añade fresas. Dobla los crepes para formar un bolsillo mientras se doblan los extremos. Coloca las crepes dobladas en una bandeja de hornear ligeramente rociada con aceite de canola en aerosol de cocina; también rocía la parte superior de las crepes. Espolvorea la parte superior de los crêpes con rodajas de almendra y edulcorante. Poner en el horno y hornear hasta que los crêpes estén dorados y crujientes (unos 7-9 minutos).
- Servir caliente con un poco de crema agria, si se desea.

Datos nutricionales

Aprox. 119 calorías por porción, 4g de proteína, 1g de grasa total, 0 grasa saturada, 0 grasa trans, 21g de carbohidratos, 5mg de colesterol, 67mg de sodio, 4g de fibra

393. ROLLOS DE PASTA DE NUECES FRITAS

HACE 20 PIEZAS

Ingredientes

- Aceite de canola en aerosol
- 4 cucharadas de aceite de colza/aceite de oliva sin grasas trans
- ¼ taza de endulzante para hornear bajo en calorías
- 1 huevo
- 1 cucharadita de extracto de almendra
- ⅔ taza de harina sin blanquear para todo uso, cernida
- 4 cucharadas de mantequilla de cacahuete natural en trozos
- 4 cucharadas de mermelada de fruta baja en azúcar
- ⅛ taza de nueces finamente picadas

Instrucciones de preparación

- Cubra ligeramente una bandeja de hornear con spray de cocina. En un tazón, bate el aceite de canola y de oliva y el edulcorante hasta que estén suaves y esponjosos. Romper el huevo y separar la yema de la clara; reservar la clara. Bate la yema de huevo y el extracto de almendra en la mezcla de untar y endulzar. Añade la harina. Revuelva para mezclar todos los ingredientes y forme una bola de masa firme. Añade una pequeña cantidad de harina extra si la masa es demasiado blanda. Divide la masa por la mitad y enrolla cada mitad en un tronco de unas 10 pulgadas de largo. Ponga ambos troncos en la hoja de hornear. Rocíe ligeramente el mango de un cuchillo de cocina con spray de cocina. Comenzando aproximadamente ⅛ pulgadas desde el principio de cada tronco, usa el mango del cuchillo para hacer un canal por el centro, parando aproximadamente ⅛ pulgadas antes del final del tronco. Bate la clara de huevo suavemente y cepíllala sobre cada tronco.
- Llena el canal con mantequilla de cacahuete y cúbrelo con mermelada. Espolvorear con trozos de nuez. Enfriar los registros durante unos 30-45 minutos. Calienta el horno a 350 grados y hornea leños fríos hasta que estén de un color marrón dorado claro (unos 10-12 minutos). Saque del horno y deje que los troncos se enfríen hasta que la mermelada se asiente. Corta cada rollo en diagonal en 10 rebanadas antes de servir.

Datos nutricionales

Aprox. 78 calorías por pieza, 4g de proteína, 6g de grasa total, 1g de grasa saturada, 0 grasas trans, 5g de carbohidratos, 11mg de colesterol, 50mg de sodio, <0.5g de fibra

394. GALLETAS DE MERENGUE

HACE 20-24 GALLETAS

Ingredientes

- 1 taza de claras de huevo líquidas
- Una pizca de crema tártara
- ¼ taza de endulzante para hornear bajo en calorías
- 1 cucharadita de vinagre de vino blanco
- 1 cucharadita de extracto de vainilla

Instrucciones de preparación

- Precaliente el horno a 275 grados. Bandejas de galletas de la línea 2 con papel de pergamino. Ponga las claras de huevo en un tazón para mezclar y bata lentamente a baja velocidad con una batidora eléctrica hasta que empiecen a burbujear. Añade la crema tártara y aumenta ligeramente la velocidad; bate hasta que la mezcla empiece a alcanzar el máximo. Aumente la velocidad a media y añada lentamente edulcorante, vinagre y extracto de vainilla. Continúe batiendo hasta que la mezcla esté satinada y mantenga firmemente el pico. Ponga una porción del tamaño de una cuchara sopera de mezcla en bandejas forradas de pergamino para hacer 20-24 galletas. Ponga las bandejas de merengues en el horno y hornee durante una hora. Apague el horno y deje que las galletas se mantengan en el horno cerrado durante una hora más para que se sequen. Cuando los merengues se perforan con un palillo que vuelve seco, están listos. Transfiera las galletas a los estantes de enfriamiento para continuar enfriándose.

Datos nutricionales

Aproximadamente 5 calorías por galleta, 1g de proteína, 0 grasa total, 0 grasa saturada, 0 grasa trans, <0.1g de carbohidratos, 0 colesterol, 15mg de sodio, 0 fibra.

395. MERENGUES CON FRAMBUESA

HACE 30-40 GALLETAS

Ingredientes

- ¾ taza de claras de huevo líquido
- ½ taza de almendras crudas en rodajas
- 2 cucharadas de edulcorante de hornear bajo en calorías
- ¼ cucharadita de extracto de almendra
- ⅛ cucharadita de sustituto de sal sin sodio
- ⅓ taza de edulcorante no calórico
- ⅓ taza de mermelada de frambuesa baja en calorías

Instrucciones de preparación

- Las claras de huevo deben estar a temperatura ambiente durante 30 minutos antes de su uso. Precaliente el horno a 275 grados. Hojas de galletas de línea con papel de pergamino. Combine las almendras rebanadas y 2 cucharadas de edulcorante en un procesador de alimentos o una licuadora, y procese hasta que se muela finamente. En un gran tazón agregar las claras de huevo, el extracto de almendra y el sustituto de la sal, y batir a velocidad media hasta que la mezcla comience a burbujear.
- Añada gradualmente ⅓ taza de edulcorante poco a poco, aumentando la velocidad a alta, y bata hasta que la mezcla forme picos rígidos. Dobla suavemente la mezcla de almendras. Ponga porciones del tamaño de una cuchara de sopa en papel pergamino, para hacer unas 30-40 galletas. Hornea durante 20-25 minutos. Apague el horno y deje que las galletas se mantengan en el horno cerrado durante una hora más para que se sequen. Transfiera las galletas a los estantes de enfriamiento para continuar enfriándose. Cuando se enfríe completamente, pon una pequeña cantidad de mermelada de frambuesa en el centro de cada galleta.

Datos nutricionales

Aproximadamente 11 calorías por galleta, 6g de proteína, 0.7g de grasa total, 0 grasa saturada, 0 grasa trans, 8g de carbohidratos, 0 colesterol, 6mg de sodio, 0.03g de fibra.

396. BROWNIES

HACE 24 BROWNIES

Ingredientes

- *1¼ tazas de harina de pastel (o sustituir una combinación de harina para todo uso y*
- *almidón de maíz de la siguiente manera: 2½ cucharadas de almidón de maíz y suficiente harina para llenar 1¼ tazas)*
- *½ cucharadita de sustituto de sal sin sodio*
- *¾ cucharadita de polvo de hornear*
- *3 cucharadas de cacao para hornear sin azúcar.*
- *2¼ tazas de endulzante de hornear bajo en calorías*
- *1 taza de sustituto líquido del huevo*
- *4 cucharadas de aceite de canola*
- *1 cucharada de extracto de vainilla*

Instrucciones de preparación

- Combinar todos los ingredientes secos en un gran tazón y batirlos para incorporarlos. En un tazón separado combine el huevo, el aceite de canola y el extracto de vainilla. Vierte la mezcla de huevos en los ingredientes secos y mézclalos hasta que la masa esté suave y mezclada. Vierta la masa en un molde antiadherente de 9x13 pulgadas y extienda la masa uniformemente sobre el fondo. Ponga la sartén en el estante del medio en un horno a 350 grados. Hornee los brownies durante unos 30 minutos; el centro debe saltar cuando lo toque con un dedo, o puede insertar un palillo en el centro. Los brownies se hacen cuando el palillo sale con sólo unas migajas húmedas. No cocine demasiado los brownies o se secarán.
- Inmediatamente saque la sartén del horno y deje que los brownies se enfríen en la rejilla de enfriamiento antes de cortarlos.

Datos nutricionales

Aproximadamente 54 calorías por brownie, 2g de proteína, 3g de grasa total, <0.4g de grasa saturada, 0 grasa trans, 5g de carbohidratos, 0 colesterol, 33mg de sodio, <0.5g de fibra

397. COMPOTA DE CIRUELAS DULCES

HACE 6 PORCIONES

Ingredientes

- *Aceite de canola en aerosol*
- *3 libras de ciruelas maduras, cortadas por la mitad y sin hueso*
- *¼ taza de endulzante para hornear bajo en calorías*
- *1 taza de agua*
- *1 cucharada de licor Crème de Cassis*

Instrucciones de preparación

- Rociar ligeramente una fuente de horno con aceite de cocina. Añade ciruelas a la bandeja de hornear. Combinar el edulcorante y el agua en una cacerola y llevar a ebullición; cocinar durante unos 5 minutos, revolviendo constantemente, o hasta que el líquido se convierta en jarabe. Vierta el jarabe sobre las ciruelas y rocíe con la crema de chasis. Hornee la mezcla durante 45 minutos a 1 hora en un horno a 350 grados. Sirva caliente o frío.

Datos nutricionales

Aprox. 130 calorías por porción, 2g de proteína, 1g de grasa total, 0.1g de grasa saturada, 0 grasa trans, 28g de carbohidratos, 0 colesterol, 1mg de sodio, 1g de fibra

398. MACARRONES DE NARANJA

HACE 15 GALLETAS

Ingredientes

- Aceite de canola en aerosol
- ½ taza de claras de huevo líquidas
- 2 cucharadas de edulcorante de hornear bajo en calorías
- 1 cucharadita de cáscara de naranja fresca finamente rallada
- ¼ cucharadita de extracto de vainilla o naranja
- Sal (opcional)
- 1½ tazas de coco en escamas seco y azucarado

Instrucciones de preparación

- Forre una hoja de galletas con papel de pergamino y rocíe ligeramente con spray de cocina. En un tazón agregue claras de huevo, edulcorante, cáscara, extracto, sal y coco. Revuelva para incorporar los ingredientes. Ponga cucharadas de la mezcla en el papel de pergamino para hacer unas 15 galletas. Deje unos 1½ centímetros entre cada galleta. Hornee en un horno precalentado a 325 grados en la rejilla central del horno durante unos 15-20 minutos o hasta que la parte superior esté de un color marrón dorado pálido. Sáquelo del horno y déjelo enfriar.

Datos nutricionales

Aprox. 37 calorías por galleta, 1g de proteína, 3g de grasa total, 2g de grasa saturada, 0 grasa trans, 2g de carbohidratos, 0 colesterol, 11mg de sodio, <0.2g de fibra

399. PIÑA FRESCA EN JARABE DE RON PICANTE

HACE 6 PORCIONES

Ingredientes

- 1 piña fresca (aproximadamente 3 libras)
- 2½ tazas de agua
- ½ taza de edulcorante de hornear bajo en calorías
- 8 rebanadas de jengibre fresco
- 3 cucharadas de ron oscuro
- 12 hojas de menta fresca
- Crema batida sin grasa

Instrucciones de preparación

- Recorta la piña y pela. Cortar por la mitad, el núcleo, y cortar cada mitad en rodajas de ¼ pulgadas. Ponga las rebanadas a un lado. En una gran sartén de fondo grueso, pongan a hervir agua, edulcorante y jengibre. Revuelva la mezcla constantemente hasta que el edulcorante se disuelva y continúe hirviendo sin tapar durante 3 o 4 minutos más. Retire del fuego y déjelo reposar destapado por otros 10-12 minutos para permitir que el líquido se infunda con el sabor del jengibre. Con una cuchara con ranuras, quita el jengibre y deséchalo. Añade las rodajas de piña, cúbrelas y déjalas cocer a fuego lento, revolviendo a menudo, hasta que la piña se vea translúcida (unos 6-8 minutos). Con una cuchara con ranuras, retire la piña a un tazón a prueba de calor. Hervir el líquido hasta una reducción de 1 taza de jarabe, revolviendo constantemente (unos 8-10 minutos). Añade ron al jarabe y vuelve a hervir suavemente durante un minuto más.
- Vierta el jarabe sobre la piña, deje que todo esté a temperatura ambiente, y luego enfríe durante 1 hora. Servir adornado con hojas de menta fresca y un poco de crema batida sin grasa.

Datos nutricionales

Aproximadamente 75 calorías por porción, 0.5g de proteína, 0.5g de grasa total, .05g de grasa saturada, 0 grasa trans, 15g de carbohidratos, 0 colesterol, 1mg de sodio, 1g de fibra

400. MAGDALENAS DE CHOCOLATE SALUDABLES

HACE 12 MAGDALENAS

Ingredientes

- 1¼ tazas de harina de pastelería
- 3 cucharadas de linaza molida
- 1 taza de endulzante de hornear bajo en calorías
- ½ taza de cacao oscuro sin azúcar
- ½ cucharadita de bicarbonato de sodio
- ½ cucharadita de polvo de hornear
- ½ cucharadita de sustituto de sal sin sodio
- ½ taza de jugo concentrado de granada u otro jugo concentrado claro
- ¾ taza de leche de soja con vainilla
- 3 cucharadas de aceite de canola
- ⅓ taza de nueces picadas

Instrucciones de preparación

- Mezcla la harina, la linaza, el edulcorante, el cacao, el bicarbonato de sodio, el polvo de hornear y el sustituto de la sal. Mezcla bien todos los ingredientes con un batidor. Haz un pozo en el centro de la mezcla. En un tazón aparte, agregue el jugo, la leche de soja, el aceite de canola y ⅔ de las nueces (reserve ⅓ para la guarnición). Revuelva bien los ingredientes y vierta la mezcla en el pozo de la mezcla de harina. Con una espátula, mezcla todos los ingredientes hasta que estén bien mezclados. Forre un molde para magdalenas de 12 tazas con forros de papel para magdalenas y llene cada forro hasta que esté casi lleno. Espolvorea una pequeña cantidad de las nueces picadas reservadas sobre cada magdalena. Coloca el molde en un horno a 350 grados en el centro de la parrilla y hornea de 18 a 20 minutos o hasta que un palillo insertado en el centro de un pastelillo salga limpio.
- No te pases de la raya. Deje enfriar durante 10-15 minutos antes de servir.

Datos nutricionales: Aprox. 135 calorías por magdalena, 7g de proteína, 7g de grasa total, 1g de grasa saturada, 0 grasa trans, 17g de carbohidratos, 0 colesterol, 79mg de sodio, 1g de fibra

401. PANECILLOS SALUDABLES DE PLÁTANO Y NUECES

HACE 12 PANECILLOS

Ingredientes

- 1 taza (8 onzas) de harina de soja
- 2 cucharaditas de polvo de hornear
- 2 cucharadas de edulcorante de hornear bajo en calorías
- ¼ taza de nueces finamente picadas
- 2 plátanos maduros de tamaño medio, en puré
- 1 cucharadita de extracto de vainilla
- 1¼ tazas de leche de soja con vainilla
- ¼ sustituto de la taza de huevo
- 2 cucharadas de aceite de canola
- 2 cucharadas de avena seca

Instrucciones de preparación

- Forrar un molde de 12 tazas de panecillos con vasos de papel para panecillos. Cernir la harina de soja y el polvo de hornear juntos en un tazón para mezclar. Añade endulzante y nueces y revuelve para mezclar los ingredientes. Haz un pozo en el centro de la mezcla y añade plátanos, extracto de vainilla, leche de soja, sustituto del huevo y aceite de canola. Vierta la masa en las tazas de los muffins, espolvoree la parte superior con avena y hornee en un horno a 350 grados durante 20-25 minutos o hasta que los muffins estén firmes y un palillo insertado en el centro de un muffin vuelva a estar seco. Sáquelo del horno y déjelo enfriar.

Datos nutricionales

Aproximadamente 100 calorías por panecillo, 5g de proteína, 6g de grasa total, 0.6g de grasa saturada, 0 grasa trans, 9g de carbohidratos, 0 colesterol, 22mg de sodio, 2g de fibra

402. PERAS CARAMELIZADAS

HACE 6 PORCIONES

Ingredientes

- 3 peras Bartlett maduras, peladas, cortadas por la mitad y sin corazón.
- 3 cucharadas de jugo de limón fresco
- 1 cucharada de extracto de vainilla
- 3 cucharadas de aceite de colza/aceite de oliva sin grasas trans
- ½ taza de edulcorante de hornear bajo en calorías
- 6 cucharadas de yogur natural bajo en grasa
- 6 rodajas de limón para adornar (opcional)

Instrucciones de preparación

- Precaliente el horno a 400 grados. Coloca las peras en un bol grande; añade el zumo de limón y el extracto de vainilla. Mezcle suavemente los ingredientes para cubrir las peras. Derretir la masa en una sartén de horno a fuego medio-alto. Añada edulcorante y revuelva para distribuirlo uniformemente en la sartén. Coloque las peras cortadas de lado en la sartén y rocíe el resto de la mezcla de jugo de limón del tazón sobre las peras. Cocine hasta que el edulcorante comience a disolverse y la mezcla burbujee, agitando la sartén a menudo para mover la mezcla alrededor y debajo de las peras mientras se cocina. Cocina durante unos 5 minutos. Pasa la sartén al horno y hornea hasta que las peras estén suaves y los jugos sean de color dorado (unos 15-20 minutos). Sirva las peras calientes, rociadas con la mezcla de la sartén; añada una cucharada de yogur a un lado y adorne con una rodaja de limón.

Datos nutricionales

Aprox. 102 calorías por porción, 2g de proteína, 5g de grasa total, 1.5g de grasa saturada, 0 grasas trans, 14g de carbohidratos, 1mg de colesterol, 61mg de sodio, 2g de fibra

403. SORBETO DE PLOMO

HACE 10-12 PORCIONES

Ingredientes

- 1 libra (alrededor de 14) de ciruelas rojas, cortadas por la mitad y sin hueso
- 6 onzas de jerez rojo dulce
- ¾ taza de agua
- 1½ tazas de edulcorante no calórico
- 1 rama de canela
- 1 cucharadita de extracto de vainilla
- La cáscara de medio limón

Instrucciones de preparación

- Coloca el bote de una máquina de hacer helados en el congelador. Combine las ciruelas, el jerez, el agua, el edulcorante, la canela en rama, el extracto de vainilla y la cáscara en una cacerola pesada y cocine, tapada, a fuego medio, revolviendo de vez en cuando, hasta que las ciruelas se deshagan (unos 20-30 minutos). Quita el palo de canela. Coloca la mezcla de ciruela en una licuadora o procesador de alimentos y procésala hasta que esté suave. Cuele la mezcla de puré a través de un colador de malla para separar los trozos grandes que queden. Deje enfriar, luego transfiera la mezcla a una lata de helado frío y vuelva al congelador sin tapar durante unas 2 horas. Cuando el sorbete esté frío, transfiéralo a un contenedor de congelación hermético durante al menos una hora más antes de servirlo.

Datos nutricionales

Aproximadamente 56 calorías por porción, 0.6g de proteína, 0.23 grasa total, 0 grasa saturada, 0 grasa trans, 11g de carbohidratos, 0 colesterol, 1mg de sodio, 1g de fibra.

404. PUDÍN DE DOBLE CHOCOLATE OSCURO

HACE 6-8 PORCIONES

Ingredientes

- ¼ sustituto de la taza de huevo
- 3 tazas de leche desnatada
- ⅔ taza de edulcorante de hornear bajo en calorías
- ¼ taza de maicena
- 3 cucharadas de polvo de cacao oscuro sin azúcar
- ⅛ cucharadita de sal baja en sodio
- ½ cucharadita de extracto puro de vainilla
- 2 onzas de chispas de chocolate negro
- Crema batida sin grasa para adornar (opcional)

Instrucciones de preparación

- Bate el sustituto del huevo ligeramente y déjalo a un lado. Caliente gradualmente la leche a fuego lento hasta que empiece a burbujear. Retire del fuego y añada edulcorante, almidón de maíz, cacao y sal. Poner la mezcla a hervir a fuego medio mientras se bate constantemente. Cuando la mezcla se espese un poco, quítela del fuego. Añada lentamente el sustituto del huevo a una taza de mezcla de leche (hágalo de manera que el sustituto del huevo no se cocine inmediatamente) y bata. Vierta la mezcla de huevo en la mezcla de leche restante y vuelva a hervir, batiendo constantemente.
- Cuando la mezcla se espese hasta alcanzar la consistencia de un pudín, retire del fuego y añada el extracto de vainilla y las virutas de chocolate. Revuelva para incorporarlo, luego viértalo en un tazón y cúbralo con un plástico. Empuje el envoltorio hacia abajo en el tazón para que toque la parte superior del pudín; esto evita que el pudín desarrolle una piel en la parte superior. Refrigerar hasta que esté listo para servir y adornar con crema batida, si se desea.

Datos nutricionales

Aprox. 92 calorías por porción, 4g de proteína, 1.7g de grasa total, 0.39g de grasa saturada, 0 grasa trans, 13g de carbohidratos, 2mg de colesterol, 97mg de sodio, 0.4g de fibra

405. MAGDALENAS DE ÁNGEL NARANJA

HACE 6 GRANDES MAGDALENAS

Ingredientes

- 1½ tazas de claras de huevo
- 1 cucharadita de crema tártara
- ¼ cucharadita de sal baja en sodio
- 1 cucharadita de extracto de naranja
- La cáscara y el jugo de una pequeña naranja
- ¾ taza de endulzante de hornear bajo en calorías

- ½ taza + 1 cucharada de harina de pastelería
- *Crema batida sin grasa y cerezas marrasquino para adornar (opcional)*

Instrucciones de preparación

- En un tazón mezclador, bata las claras de huevo con una batidora eléctrica a fuego alto hasta que hagan espuma. Añade crema tártara, sal, extracto de naranja, cáscara de naranja y jugo. Bata de nuevo hasta que la mezcla esté rígida y llegue a su punto máximo. Añade edulcorante, ¼ taza a la vez, mientras sigue latiendo. Con una cuchara de madera, añada la harina y revuelva suavemente para mezclar. Forre un molde para magdalenas con 6 revestimientos de papel y vierta la mezcla en los revestimientos. Hornee en la rejilla inferior de un horno a 350 grados durante 15-20 minutos o hasta que el centro de las magdalenas vuelva a saltar al tocarlas. Sacar del horno y dejar enfriar antes de servir. Adorne con crema batida y una cereza marrasquino, si lo desea.

Datos nutricionales

Aprox. 58 calorías por magdalena, 6g de proteína, 0 grasa total, 0 grasa saturada, 0 grasa trans, 8g de carbohidratos, 0 colesterol, 140mg de sodio, 0 fibra

406. DULCES DE CHOCOLATE

HACE UNAS 40 PIEZAS

Ingredientes

- ¾ taza de linaza molida
- 3 cucharadas de proteína de suero con sabor a chocolate
- 1½ cucharaditas de canela molida
- ½ taza de jarabe de chocolate sin grasa ni azúcar
- 2 cucharadas de mantequilla de cacahuete natural en trozos
- 1 cucharada de polvo de cacao oscuro sin azúcar

Instrucciones de preparación

- Mezcle la linaza, la proteína del suero, la canela, el jarabe y la mantequilla de maní en un tazón; revuelva para mezclar bien. Ponga 35-40 porciones del tamaño de una cucharadita en una hoja de galletas cubierta con papel de pergamino. Espolvorear ligeramente cada golosina con una pequeña cantidad de cacao en polvo y refrigerar para que se enfríe; dejar que se endurezca durante unas 2 horas.

Datos nutricionales

Aproximadamente 20 calorías por pieza, 1g de proteína, 1g de grasa total, 0.1g de grasa saturada, 0 grasas trans, 1g de carbohidratos, <0.1mg de colesterol, 8mg de sodio, 1g de fibra

BATIDOS Y SORBETES

NOTA: Los deliciosos batidos listados abajo también pueden ser preparados sin proteína de suero.

407. ARÁNDANO CON SUERO DE LECHE BATIDO

HACE UNA PORCIÓN DE 16 ONZAS

Ingredientes

- ½ taza de agua fría
- ¼ taza de arándanos frescos o sin endulzar congelados
- 2 paquetes de edulcorante no calórico
- ¼ taza de yogur sin grasa
- 1 cucharada de polvo de proteína de suero de sabor natural
- 8 cubos de hielo
- Crema batida sin grasa
- Espolvorear almendras trituradas para adornar

Instrucciones de preparación

- En una licuadora trituradora de hielo, añada agua, bayas y edulcorante y mezcle hasta que esté suave. Añade el yogur y el suero de leche y mézclalo hasta que esté suave de nuevo. Añade cubitos de hielo y pícalos hasta que se aplasten. Viértelo en un vaso y cúbrelo con crema batida y almendras.

Datos nutricionales

Aprox. 124 calorías por porción, 22g de proteína, 1g de grasa total, 0 grasa saturada, 0 grasa trans, 10g de carbohidratos, 2mg de colesterol, 88mg de sodio, 1g de fibra

408. EL FRESCOR DEL VERANO

HACE 3 CUPS

Ingredientes

- ¼ taza de endulzante para hornear bajo en calorías
- 1 taza de agua
- ½ libra de ruibarbo fresco, recortado y cortado en trozos de 1 pulgada
- 1 taza de fresas frescas cortadas en rodajas + extra para adornar
- 3 cucharadas de jugo de limón recién exprimido
- 3 vasos de bebida enfriados en el congelador

Instrucciones de preparación

- Ponga a hervir el edulcorante y el agua en una cacerola grande a fuego alto. Cocinar, revolviendo a menudo, para disolver el azúcar, unos 2 minutos. Reduzca el fuego a medio y añada el ruibarbo, luego cocine hasta que esté tierno. Añada las fresas y el jugo de limón y cocine durante 2 minutos más. Cuele la mezcla a través de un tamiz para eliminar los sólidos. Vierte la mezcla colada en una bandeja para hornear de 9x13 pulgadas, cúbrela con un envoltorio de plástico y colócala en el congelador. Cada 30 minutos, revuelva la mezcla con las puntas del tenedor para romper cualquier trozo de hielo que se esté formando. Congelar la mezcla hasta que esté medio derretida y congelada, unas 3 horas. Cuando se congelen, póngalos en 3 vasos refrigerados y adorne con las fresas rebanadas restantes.

Datos nutricionales: Aprox. 35 calorías por taza, 0 proteína, 0 grasa total, 0 grasa saturada, 0 grasa trans, 7g de carbohidratos, 0 colesterol, 3mg de sodio, 2g de fibra.

409. SUNDAE DE FRESA SUERO DE LECHE

HACE UNA PORCIÓN DE 16 ONZAS

Ingredientes

- ½ taza de agua fría
- ½ taza de fresas congeladas frescas o sin endulzar
- ¼ cucharadita de extracto de vainilla
- 2 paquetes de edulcorante no calórico
- ¼ taza de yogur sin grasa
- 1 cucharada de polvo de proteína de suero de sabor natural
- 8 cubos de hielo
- Crema batida sin grasa
- Jarabe de chocolate sin grasa y sin azúcar para lloviznar

Instrucciones de preparación

- En una licuadora trituradora de hielo, añada agua, fresas, extracto de vainilla y edulcorante, y mezcle hasta que esté suave. Añade el yogur y el suero de leche, y bátelo hasta que esté suave de nuevo. Añade hielo y pícalo hasta que se aplaste. Viértelo en el vaso y cúbrelo con crema batida y jarabe de chocolate.

Datos nutricionales

Aprox. 134 calorías por porción, 21g de proteína, 1g de grasa total, 0 grasa saturada, 0 grasa trans, 11g de carbohidratos, 2mg de colesterol, 94mg de sodio, 2g de fibra0072

410. MOUSSE DE CHOCOLATE CON SUERO DE LECHE

HACE UNA PORCIÓN DE 16 ONZAS

Ingredientes

- ½ taza de agua fría
- ½ taza de yogur sin grasa
- 1 cucharada de polvo de proteína de suero de sabor natural
- 2 paquetes de edulcorante no calórico
- 1 cucharada de jarabe de chocolate sin grasa ni azúcar.
- 1 cucharadita de extracto de almendra
- 8 cubos de hielo
- Crema batida sin grasa
- Jarabe de chocolate sin grasa y sin azúcar para lloviznar
- Espolvorear almendras trituradas para adornar (opcional)

Instrucciones de preparación

- En una licuadora trituradora de hielo, añada agua, yogur, suero, edulcorante, jarabe de chocolate y extracto de almendra, y mezcle hasta que esté suave. Añade hielo y pícalo hasta que se aplaste. Viértelo en un vaso y cúbrelo con crema batida, jarabe de chocolate y almendras, si lo deseas.

Datos nutricionales

Aprox. 145 calorías por porción, 24g de proteína, 1g de grasa total, 0 grasa saturada, 0 grasa trans, 11g de carbohidratos, 3mg de colesterol, 148mg de sodio, 0 fibra

411. DELICIA DE PIÑA CON SUERO DE LECHE LICUADO

HACE UNA PORCIÓN DE 16 ONZAS

Ingredientes

- ½ taza de agua fría
- ½ taza de piña fresca, cortada en cubos
- 1 cucharadita de extracto de piña
- 2 paquetes de edulcorante no calórico
- ¼ taza de yogur sin grasa
- 1 cucharada de polvo de proteína de suero de sabor natural
- 8 cubos de hielo
- Crema batida sin grasa
- Nueces trituradas para adornar

Instrucciones de preparación

- En una licuadora trituradora de hielo, añada agua, piña, extracto de piña, un edulcorante, y mezcle hasta que esté suave. Añade el yogur y el suero de leche y mézclalo hasta que esté suave de nuevo. Añade hielo y pícalo hasta que se aplaste. Viértelo en un vaso y cúbrelo con crema batida y nueces.

Datos nutricionales

Aprox. 149 calorías por porción, 20g de proteína, 1g de grasa total, 0 grasa saturada, 0 grasa trans, 16g de carbohidratos, 1mg de colesterol, 88mg de sodio, 1g de fibra

412. PLÁTANO, MELOCOTÓN, VAINILLA, LECHE DE SOJA Y BATIDO.

HACE UN BATIDO

Ingredientes

- 1 taza de leche de soja de vainilla ligera
- 1 banana mediana
- 1 melocotón mediano, deshuesado y cortado en rodajas
- 1 taza de hielo
- 1 cucharadita de extracto de vainilla
- Edulcorante no calórico

Instrucciones de preparación

- En una licuadora se combinan la leche de soja, el plátano, el melocotón y el hielo. Procese hasta la consistencia deseada; con la máquina en marcha, añada extracto de vainilla y edulcorante. Sirva inmediatamente.

Datos nutricionales

Aprox. 204 calorías por batido, 5g de proteína, 3g de grasa total, 0 grasa saturada, 0 grasa trans, 19g de carbohidratos, 0 colesterol, 2mg de sodio, 3g de fibra

413. BATIDO DE CHOCOLATE, FRAMBUESA Y LECHE DE SOJA

HACE UN BATIDO

Ingredientes

- 1 taza de leche de soja de chocolate ligero
- 1 banana mediana
- 1 taza de frambuesas congeladas sin azúcar
- 1 taza de hielo
- 1 cucharadita de extracto de vainilla
- Edulcorante no calórico al gusto

Instrucciones de preparación

- En una licuadora se combinan la leche de soja, el plátano, las frambuesas y el hielo. Procese hasta la consistencia deseada; con la máquina en marcha, añada extracto de vainilla y edulcorante.
- Sirva inmediatamente.

Datos nutricionales

Aprox. 317 calorías por batido, 8g de proteína, 4g de grasa total, 0.5g de grasa saturada, 0 grasa trans, 66g de carbohidratos, 0 colesterol, 136mg de sodio, 9g de fibra

414. MELÓN CON SUERO DE LECHE

HACE UNA PORCIÓN DE 16 ONZAS

Ingredientes

- *½ taza de agua fría*
- *½ (5-6 pulgadas) melón fresco*
- *2 paquetes de edulcorante no calórico*
- *¼ taza de yogur sin grasa*
- *1 cucharada de polvo de proteína de suero de sabor natural*
- *8 cubos de hielo*
- *Crema batida sin grasa*
- *Almendras trituradas para adornar*

Instrucciones de preparación

- En una licuadora trituradora de hielo, añada agua, melón, edulcorante, yogur y suero, y mezcle hasta que esté suave. Añade hielo y pícalo hasta que se aplaste. Viértelo en un vaso y cúbrelo con crema batida y almendras.

Datos nutricionales

Aprox. 204 calorías por porción, 22g de proteína, 1g de grasa total, 0 grasa saturada, 0 grasa trans, 27g de carbohidratos, 1mg de colesterol, 111mg de sodio, 2g de fibra

APERITIVOS, SALSAS Y BOCADILLOS

APERITIVOS

415. AJO ASADO

HACE 4-5 PORCIONES

Ingredientes

- 1 cabeza de ajo de elefante fresco jumbo
- Aceite de oliva extra virgen para lloviznar
- Sazonadores secos de elección (opcional)

Instrucciones de preparación

- Sujetando la cabeza entera de ajo, corten las puntas de las hojas superiores de cada diente para exponer una pequeña porción del mismo. Mantenga el resto de las hojas intactas alrededor del cuerpo de la cabeza de ajo. Coloca la cabeza de ajo recortada en un recipiente apretado para el horno, con el lado recortado hacia arriba. Llovizna una pequeña cantidad de aceite de oliva en la parte superior de la cabeza y en los lados. Espolvorea con tu condimento favorito (opcional). Ponga el ajo en la rejilla central del horno y hornee a 400 grados durante 20-30 minutos o hasta que los dientes estén blandos y tengan un ligero color dorado. Sacar del horno y esparcir el ajo en el pan crujiente o añadirlo a las verduras, tortillas o pasta.

Datos nutricionales

Aproximadamente 59 calorías por porción, 3g de proteína, 0.2g de grasa total, <1g de grasa saturada, 0 grasa trans, 13g de carbohidratos, 0 colesterol, 7mg de sodio, 1g de fibra.

416. HOJAS DE UVA RELLENAS (DOLMAS)

HACE 20 PORCIONES

Ingredientes

- 3 cucharadas de aceite de oliva extra virgen, divididas
- 1 taza de cebolla roja picada
- ½ taza de cebolletas picadas
- 1 taza de arroz basmati
- 4 dientes de ajo fresco, picado
- 1 cucharadita de comino molido
- ½ cucharadita de pimienta recién molida
- 2 tazas de caldo de verduras bajo en sodio en lata
- ¼ taza de hinojo picado
- ¼ taza de eneldo fresco picado
- ¼ taza de perejil fresco finamente picado
- 2 cucharadas de menta seca
- 1 frasco de 16 onzas de hojas de uva
- 1-2 limones, cortados en rodajas finas para hacer unas 20 rebanadas
- 2 tazas de agua

Para la salsa de yogurt:

- 2 tazas de yogur sin grasa
- 4 cebolletas, picadas
- 1 diente de ajo fresco, picado
- 1 cucharadita de sal

Instrucciones de preparación

- En una sartén a fuego medio, añadir 1 cucharada de aceite de oliva, cebollas y cebolletas; cocinar hasta que estén suaves y transparentes. Añade el arroz y cocínalo hasta que los granos estén ligeramente dorados, revolviendo constantemente. Añade ajo, comino, pimienta y caldo de verduras. Reduzca el calor a fuego lento, cúbralo y cocine hasta que el arroz esté tierno y todo el líquido se absorba. Deje que el arroz se enfríe, luego agregue hinojo, eneldo, perejil y menta. Aparta. Escurrir las hojas de uva y cubrirlas con agua; ponerlas a hervir. Blanquear las hojas durante 1-2 minutos, escurrirlas y dejarlas enfriar. Con el lado brillante de la hoja hacia abajo, llene con la mezcla de arroz y enrolle empezando por el tallo y doblando los lados. Repita hasta que las 20 hojas estén llenas. Forre una sartén de fondo pesado con 10 de las hojas de uva sin rellenar. Empaquen las hojas enrolladas apretadamente una al lado de la otra, con la costura hacia abajo. Cubre las hojas enrolladas con rodajas de limón y cubre las rodajas de limón con las hojas de uva restantes sin rellenar. Mezcla el agua y el aceite de oliva restante y viértelo sobre los rollos de hojas de uva.

- Coloca un objeto como un plato pesado sobre los rollos para ayudar a mantenerlos bajo el nivel del agua durante la cocción, y cocina a fuego lento durante aproximadamente 1 hora, comprobando que no se hayan secado al hervir. Retire la cacerola de la estufa y deje que se enfríe. Retira los rollos de la sartén y enfríalos. Servir frío o a temperatura ambiente. Servir con salsa de yogur a un lado como salsa.

Salsa de yogurt:

- Mezclar yogur natural, cebolletas, ajo y sal a gusto. Enfríese hasta que esté listo para servir.

Datos nutricionales

Aproximadamente 59 calorías por porción, 1g de proteína, 2g de grasa total, 0.2g de grasa saturada, 0 grasa trans, 9g de carbohidratos, 0 colesterol, 123mg de sodio, 1g de fibra

417. BRUSCHETTA DE TOMATE Y AJO

HACE SUFICIENTE PARA 8 PORCIONES

Ingredientes

- *8 rebanadas (½-pulgadas de grosor) de una baguette francesa o un pan integral crujiente*
- *1 cucharadita de aceite de oliva extra virgen*
- *1¼ tazas de tomates ciruela picados*
- *1½ cucharaditas de ajo fresco picado*
- *1 cucharadita de vinagre balsámico*
- *½ cucharadita de albahaca seca*
- *¼ cucharadita de edulcorante no calórico*
- *¼ cucharadita de pimienta recién molida*

Instrucciones de preparación

- Coloca las rebanadas de pan en una bandeja de hornear sin engrasar. Cepille cada rebanada con aceite de oliva y hornee a 500 grados durante 3-4 minutos hasta que se dore. Combina tomates, ajo, vinagre, albahaca, edulcorante y pimienta en un pequeño tazón. Mezclar bien y echar la mezcla con una cuchara sobre las rebanadas de pan.

Datos nutricionales

Aproximadamente 57 calorías por porción, 2.5g de proteína, 0.7g de grasa total, 0.4g de grasa saturada, 0 grasa trans, 11g de carbohidratos, 0 colesterol, 106mg de sodio, 1g de fibra

418. BRUSCHETTA DE TOMATE Y QUESO PARMESANO FRESCO

HACE 8 LONGITUDES

Ingredientes

- 8 rebanadas (½-pulgadas de grosor) de una baguette francesa o pan integral crujiente
- 2 dientes de ajo fresco, finamente picados
- 1 cucharadita de aceite de oliva extra virgen + más para el cepillado
- 1 cebolla pequeña, cortada en cubitos
- 1 tomate mediano, cortado en cubos
- Orégano seco, desmoronado
- Pellizcar la pimienta recién molida
- 2 cucharadas de queso parmesano recién rallado.

Instrucciones de preparación

- Apenas unta las rebanadas de pan por ambos lados con aceite de oliva, y luego las tuesta. Saque del horno y distribuya el ajo uniformemente en un lado del pan. Frota el ajo en el pan con el mango del cuchillo y déjalo a un lado; mantenlo caliente. Calentar una cucharadita de aceite de oliva en la sartén, añadir la cebolla y saltear ligeramente hasta que se dore. Quítalo del calor. Precalentar la parrilla. Combinar la cebolla, el tomate, el orégano y la pimienta; esparcir uniformemente sobre el pan de ajo y espolvorear con queso parmesano. Ponga el pan con queso parmesano bajo la parrilla durante 1 minuto hasta que se dore ligeramente. Sirva inmediatamente.

Datos nutricionales

Aproximadamente 70 calorías por porción, 3g de proteína, 1.7g de grasa total, 0.3g de grasa saturada, 0 grasa trans, 13g de carbohidratos, 1mg de colesterol, 127mg de sodio, 1g de fibra

419. CROSTINI ITALIANO

HACE APROXIMADAMENTE 25-27 PORCIONES

Ingredientes

- 1 baguette francés de aproximadamente 10-12 pulgadas de largo, cortado en rebanadas de ½ pulgadas de espesor
- Aceite de oliva extra virgen en spray para cocinar
- 2½ cucharaditas de pasta de ajo fresco
- Albahaca, perejil o cebollino picados, secos o frescos.
- Sal y pimienta recién molida a gusto

Instrucciones de preparación

- Rocíe ligeramente ambos lados de cada rebanada de pan con una pequeña cantidad de aceite de cocina. Frota una pequeña cantidad de pasta de ajo en un lado de cada rebanada, luego espolvorea ligeramente la hierba que prefieras sobre el ajo. Añade sal y pimienta al gusto. Coloca las rebanadas en una bandeja de galletas antiadherentes y ponlas en un horno a 375 grados en la rejilla del medio para hornearlas hasta que las rebanadas se doren ligeramente (unos 3-5 minutos). Sirva tal cual o añada su cubierta favorita (mozzarella ahumada, tomates frescos picados, aceitunas negras picadas, ajo asado, etc.), si lo desea.

Datos nutricionales

Aprox. 41 calorías por porción, 1g de proteína, 0.2g de grasa total, 0.03g de grasa saturada, 0 grasa trans, 10g de carbohidratos, 0 colesterol, 101mg de sodio, 1g de fibra

420. CROSTINI DE HONGOS

HACE 4 PORCIONES

Ingredientes

- 1 (10-12 pulgadas) de pan integral crujiente
- Aceite de oliva en aerosol de cocina
- 1½ cucharadas de aceite de colza/aceite de oliva sin grasas trans
- 1 cucharada de aceite de oliva extra virgen
- 3 cucharadas de chalotas picadas
- 2 cucharadas de ajo recién picado
- 4 tazas de setas variadas (como crimini, shiitake, botoncillo o portobello), en rodajas
- ½ taza de jerez
- 1 cucharada de perejil recién picado
- 1 cucharadita de tomillo recién cortado
- Sal y pimienta recién molida a gusto
- Queso parmesano recién rallado para adornar (opcional)

Instrucciones de preparación

- Corta el pan en 8 rebanadas gruesas. Rocíe ligeramente las rebanadas por ambos lados con aceite de cocina y colóquelas en una bandeja de hornear antiadherente. Hornee hasta que las rebanadas estén crujientes y doradas. Deje que el aceite de colza/oliva se extienda a temperatura ambiente. En una sartén grande calentar el aceite de oliva, añadir los chalotes y el ajo, y cocinar hasta que estén suaves. Añada los champiñones y el jerez a la mezcla de ajo y cocine hasta que los champiñones estén tiernos y la mayor parte del líquido se haya evaporado (revuelva suavemente durante la cocción para mezclar los sabores). Cuando los hongos estén blandos, mezclar en aceite de canola/aceite de oliva, perejil, tomillo, y sal y pimienta al gusto. Ponga la mezcla de champiñones en las rebanadas de pan tostado y espolvoree con poca cantidad de queso parmesano, si lo desea.

Datos nutricionales

Aprox. 115 calorías por porción, 2g de proteína, 7g de grasa total, 1g de grasa saturada, 0 grasa trans, 15g de carbohidratos, 0 colesterol, 38mg de sodio, 2g de fibra

421. ANTIPASTI

HACE 10-15 PORCIONES

Ingredientes

- Antipasti significa "antes de la pasta" (tradicionalmente, la pasta es el primer plato principal de la cocina italiana). Los antipastos tienden a incluir varios aperitivos diferentes dispuestos en una gran bandeja.
- *Frutas (elija lo que sea de temporada), cortadas en trozos manejables*
- *Queso (use quesos blandos y duros, y picantes y suaves, dejando algunos en cuñas enteras y cortando o troceando otros)*
- *Mariscos (pruebe con camarones cocidos grandes o jumbo, con cola pero sin concha; calamares cocidos; almejas al vapor; mejillones; ostras ahumadas; pescado ahumado)*
- *Otros artículos (intente añadir alcachofas marinadas, aceitunas negras y verdes de varios sabores, tomates secos empapados en aceite y sazonados, pimientos asados, cebollas perla encurtidas y palitos de pan con finas rebanadas de jamón envueltas en las puntas; use con moderación cualquier carne roja grasienta)*

Instrucciones de preparación

- Usa un plato grande para la presentación (unos 15x15 pulgadas) y coloca los artículos en algún tipo de orden: frutas por queso, queso por carnes, artículos encurtidos cerca de cada uno, y así sucesivamente. Asegúrate de que todos los artículos se vacíen de líquido antes de añadirlos a la bandeja. Sirve tus antipastos con una bandeja de pan integral crujiente o palitos de pan.

422. AGUACATE UNTADO CON TOSTADAS DE AJO CRUJIENTES

HACE 2 PORCIONES

Ingredientes

- 1 aguacate grande y maduro, deshuesado y pelado
- ½ taza de hojas de cilantro fresco
- 1 diente de ajo fresco, picado
- 2 cucharadas de cebolleta picada
- 1 cucharada de jugo de limón recién exprimido
- 1 cucharada de aceite de oliva extra virgen
- Sal y pimienta recién molida a gusto
- 4 rebanadas (½-pulgadas de grosor) de baguette de grano entero
- Aceite de oliva en aerosol de cocina
- ½ cucharadita de polvo de ajo
- 1 cucharada de queso parmesano rallado
- 4 rebanadas finas de chile jalapeño (opcional)

Instrucciones de preparación

- Precalentar la parrilla. Combine el aguacate, el cilantro, el ajo, las cebolletas, el jugo de limón, el aceite de oliva y la sal y la pimienta en un procesador de alimentos y procese hasta que quede suave como la mantequilla. Aparta. Rocíe ambos lados de cada rebanada de baguette con aceite de cocina y colóquela en una bandeja para hornear cubierta con papel de aluminio. Espolvorea las tapas de las baguettes con ajo en polvo y queso parmesano. Coloca una bandeja de hornear a unos 15 centímetros debajo de la parrilla y asa las rebanadas hasta que estén ligeramente tostadas. Retire del fuego, deje que se enfríe y cubra con una capa de aguacate. Cubrir con rodajas muy finas de jalapeño y servir.

Datos nutricionales

Aprox. 270 calorías por porción, 4g de proteína, 21g de grasa total, 3g de grasa saturada, 0 grasas trans, 15g de carbohidratos, 2mg de colesterol, 130mg de sodio, 7g de fibra

423. CAMARONES EN CENTENO TOSTADO

HACE 12-16 PORCIONES

Ingredientes

- ½ taza de mayonesa reducida en grasas
- 2 cucharadas de chalota finamente picada
- 1 cucharada de perejil fresco finamente picado
- 1 cucharadita de mostaza de Dijon
- ½ cucharadita de alcaparras picadas
- 16 rebanadas de pan de centeno del tamaño de un cóctel.
- Spray de cocina con aceite de ajo y aceituna
- 1 bolsa de camarones para ensalada cocida, descongelados
- Apenas salpicaduras de jugo de limón recién exprimido
- 16 rodajas finas de papel de limón

Instrucciones de preparación

- En un pequeño tazón, bata la mayonesa, el chalote, el perejil, la mostaza y las alcaparras. Cubrir y refrigerar durante no menos de 1 hora para mezclar los sabores. Mientras tanto, rocíe el centeno en rebanadas ligeras con aceite de ajo/aceite de oliva y tuéstelo en una tostadora o en un horno a 300 grados hasta que esté ligeramente crujiente. Sacar del horno y esparcir una cucharadita de mezcla de mayonesa en cada rebanada de tostada de centeno. Ponga 4 o 5 camarones y un poco de jugo de limón. Añade una rodaja de limón para adornar y servir.

Datos nutricionales: Aprox. 47 calorías por porción, 2g de proteína, 2g de grasa total, 0 grasa saturada, 0 grasa trans, 4g de carbohidratos, 5mg de colesterol, 157mg de sodio, 1g de fibra

424. HUMUS Y BROTES DE ALFALFA

HACE 12 PORCIONES

Ingredientes

- *12 grandes galletas de grano entero*
- *1½ tazas de humus*
- *12 rebanadas de queso cheddar bajo en grasa*
- *12 cucharadas de brotes de alfalfa*
- *Pimienta recién molida*
- *Gajos de limón para adornar*

Instrucciones de preparación

- Ponga las galletas en una bandeja. Esparce el humus igualmente sobre las galletas. Cubre cada galleta con una rebanada de queso cheddar, brotes y un poco de pimienta. Adorne la bandeja con gajos de limón para exprimir sobre las galletas antes de disfrutarlas.

Datos nutricionales

Aprox. 121 calorías por porción, 8g de proteína, 4g de grasa total, 1g de grasa saturada, 0 grasas trans, 9g de carbohidratos, 6mg de colesterol, 274mg de sodio, 1g de fibra

425. CROSTINI DE MANZANA, GORGONZOLA Y NUEZ

HACE 24 PORCIONES

Ingredientes

- *24 rebanadas finas de pan francés*
- *Aceite de oliva en aerosol de cocina*
- *2 manzanas Granny Smith, sin corazón y en rodajas finas.*
- *8 onzas de queso gorgonzola desmoronado*
- *1 taza de nueces picadas*

Instrucciones de preparación

- Precalentar la parrilla. Rocíe ligeramente ambos lados de las rebanadas de pan con una pequeña cantidad de aceite de cocina. Coloca las rebanadas en una bandeja de hornear y tuéstalas bajo el asador por ambos lados, dándolas vuelta una vez, hasta que estén ligeramente doradas. Retire de la parrilla y coloque 2 rebanadas de manzana en cada tostada. Ponga encima de cada rebanada un montón de queso gorgonzola. Presiona los trozos de nuez en el queso y vuelve a la parrilla. Asar a la parrilla hasta que el queso se derrita y tanto el queso como las nueces estén ligeramente dorados. Sirva mientras esté caliente.

Datos nutricionales

Aprox. 234 calorías por porción, 8g de proteína, 5g de grasa total, 1g de grasa saturada, 0 grasas trans, 35g de carbohidratos, 4mg de colesterol, 468mg de sodio, 2g de fibra

426. SALSA DE AGUACATE Y MANGO

HACE 4 PORCIONES

Ingredientes

- ½ cebolla roja, finamente picada
- 1 aguacate maduro, pelado y cortado en cubos de ½ pulgadas
- 2 mangos maduros, pelados y cortados en cubos de ½ pulgadas
- ½ chile jalapeño, sin semillas y cortado en dados finos
- 2 cucharadas de cilantro fresco, finamente picado
- Jugo de una lima
- Sal y pimienta recién molida a gusto

Instrucciones de preparación

- Combina cebolla, aguacate, mango, jalapeño, cilantro y jugo de lima en un tazón. Mezclar bien para incorporar los ingredientes. Sazone con sal y pimienta al gusto. Cúbrelo y refrigéralo para que se enfríe. Se usa como cubierta para el pescado o como salsa con patatas fritas.

Datos nutricionales

Aproximadamente 147 calorías por porción, 1g de proteína, 7g de grasa total, 1g de grasa saturada, 0 grasa trans, 21g de carbohidratos, 0 colesterol, 5mg de sodio, 5g de fibra

427. VIEIRAS DE LAUREL CON PIMENTÓN AHUMADO

HACE 10 PORCIONES

Ingredientes

- 1½ cucharadas de aceite de oliva
- 1½ cucharadas de aceite de colza/aceite de oliva sin grasas trans
- 1 libra de vieiras de laurel fresco (unas 100 vieiras)
- Pimentón ahumado para cubrir
- 1 limón, cortado por la mitad, una mitad para exprimir y la otra en rodajas finas para adornar.
- 10 pequeños pinchos de madera

Instrucciones de preparación

- En una gran sartén de fondo grueso, calentar el aceite de oliva y el aceite de canola/aceite de oliva extendido a fuego medio-alto. Añade las vieiras y cubre la parte superior de las vieiras generosamente con pimentón ahumado. Revuelva frecuentemente cuando las vieiras empiecen a dorarse. Llovizna con el jugo recién exprimido de medio limón y cocínalo durante unos 3 minutos o hasta que esté bien cocido. No cocine demasiado. Coloca 10 vieiras en cada brocheta y sírvelas con finas rodajas de limón para exprimirlas sobre las brochetas.

Datos nutricionales

Aprox. 73 calorías por porción, 8g de proteína, 4g de grasa total, 0 grasa saturada, 0 grasa trans, 1g de carbohidratos, 14mg de colesterol, 111mg de sodio, 0 fibra

428. CROSTINI CON PESTO, PROSCIUTTO, MOZZARELLA Y TOMATES SECOS.

HACE 8 PORCIONES

Ingredientes

- 8 (½-pulgadas de espesor) rebanadas de pan integral rústico
- Escasa cantidad de aceite de oliva
- Sal y pimienta recién molida a gusto
- 1 cucharada de salsa pesto fresca del mercado
- 16 rodajas de tomates secos, envasados en aceite de oliva.

- 8 finas rebanadas de queso provolone-mozzarella
- 8 trozos de prosciutto cortado en rodajas finas (unas 4-6 onzas)
- 1 taza de rúcula para bebés

Instrucciones de preparación

- Precaliente el horno a 425 grados. En una bandeja de hornear con borde, coloca las rebanadas de pan en una sola capa y unta ligeramente las tapas con aceite de oliva. Sazone con sal y pimienta al gusto. Hornee hasta que se dore, unos 10-15 minutos. Retira del horno y cubre cada crostini con una fina capa de salsa pesto. Añade 2 rodajas de tomates secos a cada crostini, seguidas de una rodaja de queso provolone-mozzarella y una rodaja de prosciutto. Cubrir con unas cuantas ramitas de rúcula y servir.

Datos nutricionales

Aprox. 180 calorías por porción, 13g de proteína, 6g de grasa total, 3g de grasa saturada, 0 de grasas trans, 18g de carbohidratos, 29mg de colesterol, 669mg de sodio, 1g de fibra

429. BOTES DE TOMATE ASADO

HACE 4 PORCIONES

Ingredientes

- 2 cucharadas de aceite de oliva
- 2 dientes de ajo fresco, picado
- Sal y pimienta recién molida a gusto
- 6 tomates ciruela, cortados por la mitad y sin semillas
- ⅔ taza panko pan rallado
- ½ taza de queso feta desmoronado
- Perejil fresco picado para adornar

Instrucciones de preparación

- Bate el aceite de oliva, el ajo, y la sal y la pimienta al gusto. Ponga las mitades de tomate en una bolsa de plástico que se pueda volver a cerrar y añada la mezcla de aceite de oliva a la bolsa. Lanza para cubrir los tomates y déjalos marinar durante 20 minutos. Precaliente el horno a 350 grados. Mezcla el pan rallado y el queso feta en un pequeño tazón. Coloca las mitades de tomate en una bandeja de hornear y rellena las cavidades con la mezcla de queso. Hornea los tomates durante 30 minutos, hasta que estén blandos y el queso se haya derretido. Servir con un poco de perejil fresco picado.

Datos nutricionales

Aprox. 156 calorías por porción, 5g de proteína, 10g de grasa total, 4g de grasa saturada, 0 de grasas trans, 10g de carbohidratos, 17mg de colesterol, 235mg de sodio, 1g de fibra

430. MORDISCOS DE CANGREJO CON QUESO

HACE 15 PORCIONES

Ingredientes

- 4 onzas de queso crema bajo en grasa, suavizado
- ¼ taza de queso cheddar rallado bajo en grasa
- 2 cucharadas de mayonesa ligera
- 1 cucharadita de jugo de limón recién exprimido
- ½ cucharadita de mezcla de condimentos de mariscos (como Old Bay)
- ½ cucharadita de polvo de ajo

- *Un cebollín, cortado en rodajas finas*
- *1 lata de carne de cangrejo, cortada y desmenuzada*
- *1 caja de 2 onzas de mini conchas filo*
- *Una pizca de pimentón*

Instrucciones de preparación

- Precaliente el horno a 350 grados. En un tazón, mezcle suavemente el queso crema, el queso cheddar, la mayonesa y el jugo de limón. Dobla el condimento de mariscos, el ajo en polvo, las cebolletas y la carne de cangrejo en la mezcla. Llene las cáscaras de filo con la mezcla, añada un chorro de pimentón en la parte superior de cada cáscara, y coloque las cáscaras en una hoja plana para hornear. Hornee durante unos 15 minutos, o hasta que las cáscaras estén doradas y la mezcla se caliente. Sirva caliente.

Datos nutricionales

Aprox. 62 calorías por porción, 5g de proteína, 1g de grasa total, 0 grasa saturada, 0 grasa trans, 2g de carbohidratos, 29mg de colesterol, 168mg de sodio, 0 fibra

431. UN CRUJIENTE POLLO PARMESANO

HACE 12 PORCIONES

Ingredientes

- *½ taza de huevos líquidos*
- *½ cucharadita de polvo de ajo*
- *Sal y pimienta recién molida a gusto*
- *1 taza de migas de pan panko*
- *½ taza de queso parmesano rallado*
- *1 cucharadita de pimentón*
- *1 cucharadita de mezcla de condimentos italianos secos*
- *Carnes de pollo de una libra...*
- *Aceite de oliva en aerosol de cocina*

Instrucciones de preparación

- Precaliente el horno a 425 grados. En un plato poco profundo, combine los huevos, el ajo en polvo y la sal y la pimienta al gusto. En un plato separado y poco profundo, combina pan rallado, queso paremsano, pimentón y condimento italiano. Sumerja cada blandura en la mezcla de huevo, cubriendo todos los lados con la mezcla, luego sumérjala en la mezcla de miga de pan, de nuevo cubriendo todos los lados del pollo. Coloca las carnes en una bandeja de hornear, rocía las carnes con aceite de cocina y ponlas en el horno para hornear. Cocina durante 20 minutos hasta que los exteriores estén ligeramente dorados y crujientes y los jugos de pollo se aclaren cuando se perforen. Cortar cada tierno en trozos del tamaño de un bocado, si se desea, y arponear con un palillo de dientes para facilitar el servicio.

Datos nutricionales

Aprox. 75 calorías por porción, 8g de proteína, 1g de grasa total, 1g de grasa saturada, 0 grasa trans, 4g de carbohidratos, 20mg de colesterol, 107mg de sodio, 0 de fibra.

432. BOTES DE CALABACÍN PARA PIZZA

HACE 8 GRANDES BOTES

Ingredientes

- *4 calabacines grandes*
- *¾ libra de salchicha de pavo molida*
- *1 cucharadita de mezcla de condimentos italianos secos*

- 1 lata de 15 onzas de tomates bajos en sodio, bien escurridos.
- ½ taza de queso mozzarella rallado, parcialmente descremado, dividido
- Sal y pimienta recién molida a gusto

Instrucciones de preparación

- Precaliente el horno a 350 grados. Lavar y recortar los calabacines, y luego cortarlos por la mitad a lo largo. Con una pequeña cuchara, saque la carne, teniendo cuidado de no romper la cáscara del calabacín. En un pequeño tazón, mezcla la carne de calabacín, la salchicha y el condimento italiano. Transfiera la mezcla a una sartén y cocine a fuego medio durante unos 5 minutos o hasta que se dore. Escurrir la mezcla y añadir los tomates escurridos, ¼ taza de queso mozzarella, y sal y pimienta al gusto. Coloca las mitades de calabacín en una bandeja de hornear con borde. Llena las cáscaras de calabacín con la mezcla de salchichas y hornea durante 20 minutos o hasta que el calabacín esté tierno y crujiente.
- Espolvorea la parte superior del calabacín con el queso mozzarella restante y hornea durante 3-5 minutos más o hasta que el queso se derrita. Sacar del horno y dejar enfriar ligeramente antes de cortar cada calabacín en trozos. Cada bote puede ser cortado en aproximadamente 35-40 pedazos del tamaño de un bocado.

Datos nutricionales

Aproximadamente 102 calorías por barco grande, 9g de proteína, 3g de grasa total, 1g de grasa saturada, 0 grasas trans, 7g de carbohidratos, 25mg de colesterol, 276mg de sodio, 4g de fibra

433. TOSTADAS DE AGUACATE

HACE 4 PORCIONES

Ingredientes

- Aceite de oliva en aerosol de cocina
- 4 (½-pulgadas de espesor) rebanadas de pan de campo crujiente
- ¼ cucharadita de mezcla de pasta de ajo fresco
- 1 aguacate, pelado, deshuesado y cortado en 4 porciones
- ¼ taza de aceitunas negras en rodajas
- ¼ taza de brotes de rábano
- Sal y pimienta recién molida a gusto
- 1 limón, cortado en gajos (opcional)

Instrucciones de preparación

- Precaliente el horno a 350 grados. Rocíe ligeramente una bandeja de hornear con aceite de cocina. Coloca las rebanadas de pan en la hoja y unta ligeramente la parte superior con pasta de ajo y un ligero rocío de aceite de oliva. Hornea hasta que las tapas estén doradas. Sacar del horno y transferirlo a un plato. Cubra cada tostada con rodajas de aguacate, aceitunas negras, brotes de rábano, y sal y pimienta al gusto. Utilice las rodajas de limón para exprimir el jugo de limón en las tostadas, si lo desea, y sírvalas.

Datos nutricionales

Aprox. 169 calorías por porción, 4g de proteína, 8g de grasa total, 1g de grasa saturada, 0 grasa trans, 21g de carbohidratos, 0 colesterol, 226mg de sodio, 4g de fibra

434. POLENTA CRUJIENTE CUBIERTA CON UNA MARINARA PICANTE

HACE 9 PORCIONES (2½-PULGADAS DE REBANADA)

Ingredientes

- Aceite de canola en aerosol
- 1 tubo (18 onzas) de polenta de champiñón y cebolla
- Sal de ajo a gusto (opcional)
- Pimienta recién molida a gusto
- 9 cucharadas de tomates picantes cortados en dados, bien escurridos.
- 9 cucharadas de salsa marinara simple
- Queso parmesano rallado, para espolvorear

Instrucciones de preparación

- Precaliente el horno a 400 grados. Cubrir una hoja para hornear con papel de aluminio. Rocíe ligeramente el papel de aluminio con aceite de cocina. Cortar la polenta en trozos redondos anchos de 2½ pulgadas. Coloca las balas en una hoja de horno en una sola capa. Rociar ligeramente cada ronda con aceite de cocina y espolvorear cada pieza con una cantidad escasa de sal de ajo, si se desea, y pimienta. Ponga la bandeja de hornear en el horno caliente en la rejilla superior y cocine hasta que los redondos estén crujientes y dorados. Mientras la polenta se dora, combina los tomates y la salsa marinara en una cacerola y calienta. Cuando la polenta esté generosamente dorada y crujiente, saca del horno y coloca los cartuchos en la bandeja de servicio calentada. Cubrir cada pieza redonda con una cucharada de la mezcla de marinara y espolvorear con queso parmesano. Sirva inmediatamente.

Datos nutricionales

Aprox. 88 calorías por porción, 2g de proteína, 0 grasa total, 0 grasa saturada, 0 grasa trans, 17g de carbohidratos, 0 colesterol, 356mg de sodio, 1g de fibra

Dips

435.   SALSA FRÍA DE AGUACATE

HACE UNA COPA

Ingredientes

- 2 cucharadas de jugo de limón
- 2 cucharadas de pasta de tahina
- 1 aguacate grande y maduro, cortado por la mitad, sin hueso y pelado.
- ¼ taza de perejil recién picado
- 1 cucharada de aceite de oliva extra virgen
- ⅛ taza de cebolla picada
- 3 dientes de ajo fresco, pelados y picados
- 3 cucharadas de mayonesa baja en calorías
- ⅛ cucharadita de pimienta de cayena
- Sal y pimienta recién molida a gusto
- Una pizca de pimentón

Instrucciones de preparación

- Mezcle el jugo de limón y la pasta de tahina, luego agregue aguacate, perejil, aceite de oliva, cebolla, ajo, mayonesa, cayena, y sal y pimienta al gusto. Mezclar hasta que esté suave, pasar a la fuente de servir y enfriar. Cuando esté listo para servir, espolvoree con pimentón.

Datos nutricionales

Aproximadamente 90 calorías por 2 cucharadas, 1g de proteína, 9g de grasa total, 1.3g de grasa saturada, 0 grasas trans, 3g de carbohidratos, 2g de colesterol, 52mg de sodio, 1g de fibra

436.   SALSA DE TRUCHA AHUMADA

HACE 2 TAZAS - APROXIMADAMENTE 64 PORCIONES

Ingredientes

- *1 paquete (8 onzas) de queso crema reducido en grasas, suavizado*
- *½ taza de cebolletas picadas, partes blancas y verdes*
- *¼ taza de crema agria reducida en grasas + más para adelgazar*
- *1 cucharada de eneldo fresco picado*
- *½ cucharadita de salsa de pimienta picante*
- *½ cucharadita de condimento cajún bajo en sodio*
- *8 onzas de filetes de trucha ahumada, rotos en pedazos ásperos*
- *Sal y pimienta recién molida a gusto*
- *⅛ taza de cebolla roja picada*
- *2 onzas de alcaparras, drenadas*
- *Rebanadas de baguette tostadas o galletas variadas*

Instrucciones de preparación

- Ponga el queso crema en un tazón mediano y bátalo con un batidor eléctrico hasta que esté suave. Añade cebolletas, crema agria, eneldo, salsa picante y condimento cajún. Continúe golpeando hasta que esté bien mezclado. Reduzca la velocidad de la batidora a baja, doble la trucha y bata hasta que esté suave. Si la mezcla es demasiado espesa, añada más crema agria para diluirla hasta la consistencia deseada. Sazonar con sal y pimienta al gusto, luego cubrir y refrigerar hasta que esté bien frío. Servir frío y cubierto con cebolla roja, alcaparras y rebanadas de pan tostado o galletas.

Datos nutricionales

Aprox. 1.246 calorías para 2 tazas de salsa (no se incluyen las rebanadas de pan o galletas), 110g de proteína, 77g de grasa total, 37g de grasa saturada, 0 grasa trans, 17g de carbohidratos, 386mg de colesterol, 1.694mg de sodio, 0 fibra

437.   SALSA MEDITERRÁNEA

HACE 2 CUPS

Ingredientes

- *2 tazas de tomates italianos (ciruela) finamente picados.*
- *4 cucharadas de aceite de oliva extra virgen*
- *2 cucharadas de vinagre de sidra*
- *2 cucharadas de hojas de albahaca fresca picada*
- *1 cucharada de orégano fresco picado*
- *½ cucharadita de sal de cebolla*
- *Cuñas de pita*

Instrucciones de preparación

- En un tazón mediano, combine todos los ingredientes y mézclelos. Dejar a temperatura ambiente durante 30 minutos para mezclar los sabores. Servir con cuñas de pita tostadas u otras patatas fritas.

Datos nutricionales

Aproximadamente 545 calorías por 2 tazas de salsa, 3g de proteína, 57g de grasa total, 7g de grasa saturada, 0 grasa trans, 14g de carbohidratos, 0 colesterol, 18mg de sodio, 4g de fibra

438. SALSA DE PEPINO

HACE ALREDEDOR DE 3 TAZAS

Ingredientes

- *2 tazas de pepino finamente cortado en cubos, pelado y sin semillas.*
- *½ taza de cebolla roja finamente picada*
- *½ taza de cilantro fresco picado*
- *1 diente de ajo fresco, picado*
- *1 chile jalapeño finamente cortado.*
- *3 cucharadas de jugo fresco de lima*
- *1 cucharada de aceite de oliva extra virgen*
- *Sal y pimienta recién molida a gusto*

Instrucciones de preparación

- En un tazón mediano, combine el pepino, la cebolla, el cilantro, el ajo y el jalapeño. Mezclar, luego agregar jugo de lima, aceite de oliva, y sal y pimienta al gusto. Revuelva de nuevo y refrigere durante 15 minutos para permitir que los sabores se mezclen. Deje enfriar a temperatura ambiente antes de servir. Sirve como una gran adición sobre el pescado a la parrilla, como el atún o el pez espada.

Datos nutricionales

Aproximadamente 152 calorías por 3 tazas de salsa, 1g de proteína, 15g de grasa total, 1g de grasa saturada, 0 grasas trans, 6g de carbohidratos, 0 colesterol, 6mg de sodio, 2g de fibra.

439. MANGO CHUTNEY

HACE 6 PORCIONES

Ingredientes

- *1 mango maduro, pelado, deshuesado y cortado en pequeños cubos.*
- *1 manojo de cilantro, finamente picado*
- *½ cucharadita de copos de pimiento rojo picante triturados*
- *¼ taza de aceite de oliva extra virgen*
- *2 cucharadas de jugo de limón recién exprimido*
- *Sal y pimienta recién molida a gusto*

Instrucciones de preparación

- En un tazón, combine mango, cilantro, hojuelas de pimiento picante, aceite de oliva y jugo de lima. Revuelva para mezclar, luego agregue sal y pimienta al gusto. Servir con pescado o pollo.

Datos nutricionales

Aprox. 82 calorías por porción, 0 proteína, 7g de grasa total, 1g de grasa saturada, 0 grasa trans, 6g de carbohidratos, 0 colesterol, 53mg de sodio, 1g de fibra

440. SALSA REMOULADE

HACE UNA COPA

Ingredientes

- *⅔ taza de mayonesa light*
- *2 cebolletas, partes blancas y verdes, picadas*
- *1 cucharada de perejil fresco finamente picado*
- *1½ cucharadas de eneldo fresco picado*

- *2 cucharaditas de jugo de limón recién exprimido*
- *2 cucharadas de rábano picante preparado, bien escurrido.*
- *4 cucharadas de mostaza picante*
- *1 cucharada de ketchup*
- *1 cucharadita de salsa Worcestershire*
- *1 cucharada de pimentón*
- *Sal y pimienta recién molida a gusto*
- *Salsa de tabasco al gusto*

Instrucciones de preparación

- Combina todos los ingredientes en un pequeño tazón y refrigera hasta 1 hora para mezclar los sabores. Sirve como salsa para pasteles de cangrejo o camarones cocidos.

Datos nutricionales

Aprox. 404 calorías por taza, 0 proteína, 38g de grasa total, 5g de grasa saturada, 0 grasa trans, 19g de carbohidratos, 55mg de colesterol, 1,375mg de sodio, 1g de fibra

441. HUMMUS DIP

HACE 1½ TAZA

Ingredientes

- *1 lata de garbanzos (19 onzas), escurridos, ¼ taza de líquido reservado*
- *¼ taza de pasta de tahini*
- *2 dientes de ajo fresco, pelados y picados.*
- *6 cucharadas de jugo de limón*
- *Sal y pimienta recién molida a gusto*
- *Aceite de oliva extra virgen para lloviznar*
- *1 cucharada de menta fresca finamente picada para adornar.*

Instrucciones de preparación

- En el procesador de alimentos, procese los garbanzos, ⅛ de líquido reservado, pasta de tahini, ajo, jugo de limón y sal y pimienta hasta que estén suaves; debe tener la consistencia de la mantequilla. Utilice el líquido restante reservado para lograr la consistencia deseada, si es necesario. Colóquelo en un plato, rocíelo con aceite de oliva y adórnelo con menta.

Datos nutricionales

Aprox. 79 calorías por 2 cucharadas, 2g de proteína, 6g de grasa total, 0.3g de grasa saturada, 0 grasa trans, 5g de carbohidratos, 0 colesterol, 46mg de sodio, 1g de fibra

442. FETA GRIEGA Y SALSA DE NUEZ

HACE 2 TAZAS

Ingredientes

- *½ libra de queso feta*
- *2 cucharadas de aceite de oliva extra virgen*
- *⅔ taza de leche baja en grasa*
- *1 taza de nueces finamente molidas*
- *Una pizca de pimienta de cayena*
- *2 cucharadas de perejil fresco picado*

Instrucciones de preparación

- Escurrir el queso feta, luego combinar todos los ingredientes en un procesador de alimentos y procesarlo hasta que esté suave. Deje reposar la mezcla durante una hora antes de servirla.

Datos nutricionales

Aprox. 88 calorías por cucharada, 4g de proteína, 7,7g de grasa total, 2,5g de grasa saturada, 0 grasas trans, 2g de carbohidratos, 13mg de colesterol, 164mg de sodio, <0,5g de fibra

443. SALSA DE FRIJOLES GRIEGOS

HACE 3¾ TAZA

Ingredientes

- *2 latas (15 onzas) de frijoles del Gran Norte, enjuagados y drenados*
- *Paquete de 4 onzas de queso crema ligero*
- *4 onzas de queso feta*
- *3 dientes de ajo fresco picado*
- *2 cucharadas de jugo de limón*
- *1 cucharada de orégano fresco picado*
- *½ cucharadita de pimienta recién molida*
- *¼ cucharadita de sal*
- *½ taza de tomate sin semillas y finamente picado*
- *¼ taza de aceitunas maduras en rodajas*

Instrucciones de preparación

- En un procesador de alimentos o una licuadora, procese las judías, el queso crema, el queso feta, el ajo, el zumo de limón, el orégano, la pimienta y la sal hasta que estén suaves. Transfiera la mezcla a un plato para hornear de un cuarto de galón, cúbralo y hornee a 350 grados durante 25 minutos o hasta que se caliente. Retire del fuego, espolvoree el tomate y las aceitunas sobre la salsa y sirva.

Datos nutricionales

Aprox. 23 calorías por 1 cucharada, 2g de proteína, 0,7g de grasa total, <0,5g de grasa saturada, 0 grasas trans, 2g de carbohidratos, 1mg de colesterol, 51mg de sodio, <0,5g de fibra

444. SALSA DE YOGURT DE PEPINO DE HIERBAS

HACE 2 CUPS

Ingredientes

- *1 pepino inglés*
- *Sal al gusto*
- *2 dientes de ajo fresco, picado*
- *2 cucharaditas de vinagre de vino blanco*
- *2 cucharadas de aceite de oliva extra virgen*
- *2 tazas de yogur natural bajo en grasa.*
- *2 cucharaditas de eneldo fresco*
- *2 cucharaditas de menta seca*
- *Pimienta recién molida a gusto*
- *2 cucharadas de menta fresca picada para adornar.*

Instrucciones de preparación

- Pele y corte el pepino (si tiene muchas semillas, quítelas). Colóquelo en un recipiente y espolvoree un poco de sal; déjelo reposar durante unos 15 minutos para sacar agua. En un tazón separado, aplaste el ajo en una pasta; añada una pizca de sal, vinagre y aceite de oliva, y revuelva. Añade yogur, eneldo y menta seca y mézclalo bien. Enjuague la sal de las rodajas de pepino y séquelas con palmaditas, eliminando el exceso de agua. Combine el pepino con la mezcla de yogur; añada sal y pimienta recién molida a gusto. Adorne con menta fresca picada y sirva.

Datos nutricionales

Aproximadamente 16 calorías por ⅛ taza, <0.5g de proteína, 1g de grasa total, <0.5g de grasa saturada, 0 grasas trans, 1g de carbohidratos, 2mg de colesterol, 7mg de sodio, 0 fibra

445.   SALSA DE PIMIENTA ASADA

HACE 1½ CUPS

Ingredientes

- 4 pimientos rojos grandes
- 1 cucharada de vinagre de vino tinto
- 3 cucharadas de aceite de oliva extra virgen
- 2 dientes de ajo fresco, pelados y picados.
- Sal y pimienta recién molida a gusto

Instrucciones de preparación

- Lava los pimientos rojos y sécalos con palmaditas. Colóquelo en una parrilla moderadamente caliente, volteándolo a menudo hasta que la piel se carbonice y se ampolle (unos 15-20 minutos). Retire de la parrilla y deje que los pimientos se enfríen. Frota las pieles ennegrecidas. Corta cada pimiento por la mitad, quita los tallos y las semillas y córtalo en tiras de ½ pulgadas. En un procesador de alimentos agregue vinagre y pimientos y pulse, agregando aceite de oliva lentamente hasta que los pimientos estén suaves. Transfiere la mezcla de pimienta del procesador a un tazón. Triture el ajo y mézclelo con la mezcla de pimienta; añada sal y pimienta al gusto.

Datos nutricionales

Aproximadamente 22 calorías por 1 cucharada, <0.2g de proteína, 2g de grasa total, <0.2g de grasa saturada, 0 grasa trans, 2g de carbohidratos, 0 colesterol, 0.5mg de sodio, 0.5g de fibra

446.   HUMMUS CON SALSA DE TAHINI

HACE ALREDEDOR DE 2 TAZAS

Ingredientes

- 4 tazas de garbanzos en lata, enjuagados y escurridos
- 3 cucharadas de pasta de tahina
- 3 cucharadas de jugo de limón recién exprimido
- 4 dientes de ajo fresco, machacados en una pasta
- Sal al gusto
- 1 cucharada de cilantro fresco picado para adornar
- 4 cucharadas de aceite de oliva extra virgen

Instrucciones de preparación

- Hacer puré de garbanzos en un procesador de alimentos o en una licuadora. Mezcla el tahín, el jugo de limón, el ajo y la sal. Combínalo con los garbanzos y mézclalo hasta que se convierta en una pasta suave. Servir adornado con cilantro y rociado con aceite de oliva.

Datos nutricionales

Aprox. 84 calorías por cucharada, 3g de proteína, 4,5g de grasa total, 1g de grasa saturada, 0 grasas trans, 8g de carbohidratos, 0 colesterol, 150mg de sodio, 3g de fibra

Alimentos de la merienda

447. MORDISCOS DE CHOCOLATE

HACE 24 MORDISCOS

Ingredientes

- ½ taza de polvo de cacao sin azúcar
- Una pizca de sal
- ¼ taza de endulzante de hornear bajo en calorías, dividido
- 3 huevos grandes, sólo blancos
- ¼ cucharadita de crema tártara
- 1 cucharadita de extracto puro de vainilla
- 1 cucharada de azúcar de repostería (opcional)

Instrucciones de preparación

- Precaliente el horno a 400 grados. Forrar una bandeja de hornear con papel de aluminio. En un pequeño tazón, cernir juntos el polvo de cacao, la sal y ⅛ taza de edulcorante. Aparta. En un gran tazón, combine las claras de huevo y la crema tártara. Golpee con un batidor eléctrico hasta que se formen picos. Lentamente agregue el edulcorante restante y bata hasta que el merengue forme picos rígidos. Dobla la mezcla de cacao y el extracto de vainilla. Deje caer cucharaditas de mezcla a una pulgada de distancia en la bandeja de hornear. Hornee durante 25 minutos y luego saque del horno. Espolvorea ligeramente con azúcar de repostería, si lo deseas, y sirve.

Datos nutricionales

Aproximadamente 14 calorías por bocado, 1g de proteína, 0 grasa total, 0 grasa saturada, 0 grasa trans, 1g de carbohidratos, 26mg de colesterol, 36mg de sodio, <0.5g de fibra.

448. OBLEAS DE CANELA Y LINAZA

HACE 12-16 OBLEAS

Ingredientes

- 3 tazas de linaza molida
- 2 cucharadas de canela molida
- 6 paquetes de edulcorante no calórico
- 1½ tazas de agua
- Aceite de canola en aerosol

Instrucciones de preparación

- Precaliente el horno a 350 grados. En un gran tazón, mezclar semillas de lino, canela y edulcorante. Revuelva para mezclar los ingredientes. Añade agua y sigue revolviendo hasta que esté bien mezclada. Aparta. Ponga papel de pergamino o papel encerado en una superficie plana. Formar la mezcla en bolas del tamaño de la palma de la mano y extenderla hasta ⅛ pulgadas de grosor con un rodillo ligeramente rociado con aceite de cocina. Cortar la mezcla enrollada en el tamaño deseado para los trozos de oblea y colocarla en una bandeja de horno forrada con papel de aluminio y ligeramente rociada con aceite de cocina. Hornee durante unos 30-35 minutos hasta que esté crujiente. Retire del fuego y deje enfriar antes de servir.

Datos nutricionales

Aproximadamente 90 calorías por oblea, 4g de proteína, 7g de grasa total, 0 grasa saturada, 0 grasa trans, 6g de carbohidratos, 0 colesterol, 0 sodio, 6g de fibra.

BOCADILLOS RÁPIDOS Y FÁCILES

449. Cualquier tipo de fruta fresca o vegetal crudo

TIEMPO DE PREPARACIÓN: 10 MINUTOS. Hace 4 platos

Ingredientes

- Frutas y verduras de elección
- Miel

Instrucciones

- Combina frutas y verduras de tu elección finamente trituradas
- Disfruta de la combinación de frutas con miel
- Consumir inmediatamente

Datos nutricionales: *Los* valores nutricionales dependen del tipo de fruta o verdura que se elija.

450. 10-20 almendras o nueces crudas con un vaso de agua de 8 onzas

TIEMPO DE PREPARACIÓN: 10 MINUTOS. Hace 1 taza

Ingredientes

- Nogal/almendras
- 1 vaso de agua

Instrucciones

- Decide si prefieres almendras o nueces.
- Consumir con un vaso de agua
- Disfruta de

Datos nutricionales: *Aproximadamente* 140 calorías, 5g de proteína, 12g de grasa total, 0.8g de grasa saturada, 0 grasa trans, 4g de carbohidratos, 0 colesterol, 0 sodio, 4g de fibra

451. Batidos de proteína de suero

Tiempo de preparación: 5 minutos; hace 2

Ingredientes

- Proteína de suero de leche con sabor a vainilla natural
- Tomo melocotones
- 1 taza de arándanos congelados
- 2 cucharadas de aceite de semillas de lino
- 2 cucharadas de polvo de stevia verde
- 14 onzas de agua
- 2 onzas de jugo de arándano sin azúcar

Instrucciones de preparación

- Añade los ingredientes a una licuadora en la lista y mézclalos hasta que estén suaves.
- Sirva y disfrute.

Datos nutricionales

Aproximadamente 80 calorías por porción; 0 proteína, 9g de grasa total, 1g de grasa saturada, 0 grasa trans, 0 carbohidratos, 0 colesterol, 0 sodio, 0 fibra

452. Estallido de arándanos

Tiempo de preparación: 5 minutos; hace 2

Ingredientes

- 4 cubos de hielo
- 1 cucharada de hojas de menta fresca picada
- 1 taza de arándanos congelados
- 1 cucharada de jugo de limón
- Un plátano,
- ½ taza de yogur natural
- ½ taza de jugo de naranja exprimido

Instrucciones de preparación

- Añade todos los jugos a una licuadora
- Luego agregue cubos de hielo de arándanos, plátano, jugo de limón, hojas de menta y yogurt.
- Mezclar durante unos 2 minutos hasta que esté suave
- Adorne con hojas de menta y sirva.

Datos nutricionales: *Aproximadamente* 90 calorías por oblea; 4g de proteína, 7g de grasa total, 0 grasa saturada, 0 grasa trans, 6g de carbohidratos, 0 colesterol, 0 sodio, 6g de fibra

453. Sundae de fresa

Tiempo de preparación: 5 minutos. Hace 2

Ingredientes

- 3 fresas
- 2 cucharadas de azúcar
- 500 ml de helado de vainilla
- Doble crema

Instrucciones de preparación

- Combina las fresas con el azúcar y ponlas en un colador y desecha las semillas.
- Bate la crema doble hasta que esté suave y añade 1/3 del puré de fresa hasta que esté marmolado.
- Mezcla el puré restante con la fresa picada y luego coloca las cucharadas de helado de vainilla con la fresa y el helado de fresa.
- Combinar con fresas cortadas por la mitad
- Disfruta de

Datos nutricionales: *Aproximadamente* 16 calorías por ⅛ taza; <0.5g de proteína, 1g de grasa total, <0.5g de grasa saturada, 0 grasas trans, 1g de carbohidratos, 2mg de colesterol, 7mg de sodio, 0 fibra

454. Mousse de chocolate

Tiempo de preparación: 15 minutos. Hace 3

Ingredientes

- 1 1/2 tazas de crema batida
- 1/2 taza de azúcar en polvo

- 1/4 de cucharadita de extracto de almendra
- 1/4 de taza de cacao en polvo

Instrucciones de preparación

- En un tazón de mezcla frío, comienza a batir la crema hasta que se espese ligeramente.
- Añade el azúcar y el cacao en polvo y mételo con cuidado.
- Añada el extracto de almendra si lo desea y bata adecuadamente.
- Ponga una cuchara en una bolsa de plástico con puntas de pipa y póngala en un vaso para servir.
- Disfruta inmediatamente

Datos nutricionales: Aproximadamente 15 calorías; 2g de proteína, 0 grasa total, 0 grasa saturada, 0 grasa trans, 1g de carbohidratos, 0 colesterol, 45mg de sodio, 0 fibra.

455. Batido de chocolate

Tiempo de preparación: 6 minutos. Hace 1

Ingredientes

- 250 ml de leche semidesnatada
- 4 malvaviscos
- 30ml de crema doble batida
- Una cucharadita de avellana picada
- 1 cucharada de chocolate con avellanas para untar

Instrucciones de preparación

- Ponga el chocolate untado en un bol en el microondas a fuego lento y caliéntelo durante unos segundos y déjelo a un lado.
- Ponga la leche y el helado de chocolate en la licuadora y mézclelo.
- Viértelo en un vaso y cúbrelo con malvavisco y crema batida.
- Decora con el chocolate caliente y las avellanas.
- Sirva con una pajita y disfrute.

Datos nutricionales: Aproximadamente 16 calorías por ⅛ taza; <0.5g de proteína, 1g de grasa total, <0.5g de grasa saturada, 0 grasas trans, 1g de carbohidratos, 2mg de colesterol, 7mg de sodio, 0 fibra

456. Batido de suero de leche de Pineapple Delight

Tiempo de preparación: 10 minutos. Hace una porción de 16 onzas

Ingredientes:

- ½ taza de agua fría
- ½ taza de piña fresca, cortada en cubos
- 1 cucharadita de extracto de piña
- 2 paquetes de edulcorante no calórico
- ½ taza de yogur sin grasa

Instrucciones de preparación

- En una licuadora trituradora de hielo, añada agua, piña, extracto de piña y edulcorante.
- Mezclar hasta que esté suave. Añade el yogur y el suero de leche y mézclalo hasta que esté suave de nuevo.
- Añade hielo y pícalo hasta que se aplaste. Viértelo en un vaso y cúbrelo con crema batida y nueces.

Datos nutricionales

Aproximadamente 16 calorías por ⅛ taza, <0.5g de proteína, 1g de grasa total, <0.5g de grasa saturada, 0 grasas trans, 1g de carbohidratos, 2mg de colesterol, 7mg de sodio, 0 fibra

457.   Locura de melón

Tiempo de preparación: 6 minutos; hace 1

Ingredientes

- 6 onzas de jugo de piña
- 2 onzas de licor de melón
- 1 onza de Vodka

Instrucciones de preparación

- Mezclar todos los ingredientes
- Vierta el jugo de piña al final
- Servir con hielo

Datos nutricionales: Aproximadamente 15 calorías; 2g de proteína, 0 grasa total, 0 grasa saturada, 0 grasa trans, 1g de carbohidratos, 0 colesterol, 45mg de sodio, 0 fibra.

458.   Pepino a Las Finas Hierbas

Tiempo de preparación: 16 minutos. Hace 3

Ingredientes

- El uso como se describe en el nombre de la receta

Instrucciones de preparación

- Usar un pepino crudo fresco con la piel intacta
- Cuarto y espolvorear con hierbas como ajo en polvo, sal, cebolla en polvo, pimienta recién molida.
- Añade eneldo fresco o seco, cebollino fresco o seco, o una combinación
- servir y disfrutar

Datos nutricionales

Aprox. 39 calorías, 2g de proteína, 0.4g de grasa total, <0.1g de grasa saturada, 0 grasa trans, 9g de carbohidratos, 0 colesterol, 6mg de sodio, 3g de fibra

459.   Tomate Fresco en Rodajas con Albahaca Fresca

TIEMPO DE PREPARACIÓN: 10 MINUTOS. Porciones: 1

Ingredientes

- 2 tomates maduros
- Albahaca fresca o seca
- Cilantro seco
- Sal
- Ajo en polvo

Instrucciones de preparación

- Combina todos los ingredientes
- Poner en un microondas a baja presión
- Déjalo hervir durante 5 minutos

- Servir caliente

Datos nutricionales

Aprox. 38 calorías, 2g de proteína, 0.6g de grasa total, < 0.1g de grasa saturada, 0 grasa trans, 8g de carbohidratos, 0 colesterol, 16mg de sodio, 2g de fibra

460. Gaufres de plátano

Tiempo de preparación: 15 minutos. Porciones: 4

Ingredientes

- 2 plátanos pelados y rebanados
- 1/2 taza de jarabe sin azúcar
- 4 gofres congelados de grano entero

Instrucciones

- Tostar todos los waffles y colocar un waffle en un plato de servir - 4 porciones.
- Ponga encima de cada gofre la mitad de una rodaja de plátano...
- Añade 2 cucharadas de jarabe.

Datos nutricionales: Aproximadamente 40 calorías; 1g de proteína, 1g de grasa total, 0.5g de grasa saturada, 0 grasa trans, 9g de carbohidratos, 0 colesterol, 45mg de sodio, 2g de fibra

461. Sándwich de pescado

Tiempo de preparación: 5 minutos. Porciones: 2

Ingredientes

- 2 filetes de tilapia
- 4 rebanadas de pan integral
- 2/3 de taza de cebollas rojas en rodajas
- 2 cucharadas de mayonesa ligera
- 2 tomates, en rodajas
- 4 tazas de lechuga romana rallada

Instrucciones de preparación

- Quema el pan y esparce mayonesa en cada rebanada.
- Ponga la lechuga a un lado y añada el pescado, luego las rodajas de tomate y la cebolla.
- Cubre con la otra rebanada de tostada y disfruta

Datos nutricionales: Calorías: 252 Carbohidratos: 29,5 g Proteínas: 19,11 g Grasas: 7,78 g

462. Frambuesa y chocolate

Tiempo de preparación: 5 minutos. Porciones: 8

Ingredientes

- 1 cucharada de salsa de chocolate
- 1 cucharada de cacao en polvo
- 1 taza de galletas de chocolate molido sin grasa
- 1/4 de taza de chispas de chocolate semidulce
- Un sorbete de chocolate de una pinta
- Un sorbete de frambuesa de una pinta

Instrucciones

- Rocíe ligeramente el molde de vidrio para pasteles con aceite de cocina en aerosol.
- Presiona las galletas de chocolate molido en la parte inferior y en los lados.
- Ponga el sorbete de chocolate y el sorbete de frambuesa en el molde de la tarta, alternando entre los colores, y presione con una envoltura de plástico encima.
- Cubrir con chispas de chocolate y volver a congelar durante al menos 2 horas.

Datos nucionales: *Aproximadamente* 100 calorías; 2g de proteína, 0 grasa total, 0 grasa saturada, 0 grasa trans, 20g de carbohidratos, 0 colesterol, 20mg de sodio, 3 fibra

463. Sándwich de frutas y nueces

Tiempo de preparación: 5 minutos. Porciones: 4

Ingredientes

- 1/3 taza de pasas de uva picadas
- 4 rebanadas de pan integral
- 1/4 de taza de nueces o pecanas picadas
- 1/2 taza de queso ricotta sin grasa
- 1/4 de cucharadita de jugo de limón

Instrucciones

- Combina pasas, nueces, requesón y jugo de limón en un pequeño tazón.
- Esparcido en el pan de trigo integral.
- Corta cada sándwich por la mitad en diagonal.

Datos nutricionales: *Aproximadamente* 15 calorías; 2g de proteína, 0 grasa total, 0 grasa saturada, 0 grasa trans, 1g de carbohidratos, 0 colesterol, 45mg de sodio, 0 fibra.

ESPECIAS, SALSAS, ADOBOS Y ADEREZOS

ESPECIAS

465. MIXTO DE ESPECIALIDADES

HACE ALREDEDOR DE 2 CUCHARADAS

Ingredientes

- 2 cucharaditas de pimienta inglesa molida
- 1 cucharadita de canela molida
- 1 cucharadita de clavos molidos
- 1 cucharadita de cilantro molido
- 1 cucharadita de comino molido
- ¼ cucharadita de pimienta recién molida

Instrucciones de preparación

- Combine los ingredientes y guárdelos en un pequeño frasco con tapa hermética en un lugar fresco y seco, lejos de la luz.

466. HARISSA (ESPECIA DE PIMIENTO ROJO)

HACE SOBRE ⅔ TAZA

Las cocinas tunecinas se caracterizan por el picante de sus alimentos, que proviene de una salsa de pimienta picante llamada "harissa". La salsa añade picante a todo tipo de guisos, así como al cuscús. Si eres lo suficientemente valiente, puedes incluso comerlo solo como untado en el pan. La harissa comercial se importa de África del Norte y se puede adquirir en tubos en la mayoría de las tiendas gourmet donde se vende el cuscús.

Ingredientes

- ½ taza de cayena fresca molida
- 2 cucharadas de semillas de alcaravea finamente molidas
- ¼ taza de comino
- 1 cucharadita de semillas de cilantro
- 2 cucharadas de sal
- 5 dientes de ajo fresco, pelados y aplastados
- 1 cucharada de agua
- ½ taza de aceite de oliva extra virgen

Instrucciones de preparación

- Mezclar todas las especias en un mortero. Añade el ajo machacado y la sal a la mezcla de especias y mézclalo todo para formar una pasta. Poner la pasta en un frasco y añadir agua y ¼ taza de aceite de oliva; mezclar bien. Ponga el aceite de oliva restante encima, cúbralo bien y refrigérelo. Se mantiene durante meses.

467. FROTES DE ESPECIALIDADES

HACE SUFICIENTE PARA UNA LIBRA DE PESCADO

Ingredientes

- 2 cucharadas de polvo de curry
- 1 cucharada de polvo de comino
- 1 cucharadita de azúcar
- ½ cucharadita de sal

- ½ cucharadita de pimentón
- ¼ cucharadita de cardamomo

Instrucciones de preparación

- Combine los ingredientes y espolvoree el pescado antes de cocinarlo.

468. FROTES DE POLLO

HACE SUFICIENTE PARA UN ASADOR DE 3-4 LIBRAS

Ingredientes

- 1 cucharada de mostaza de Dijon
- 1 cucharada de mostaza oscura picante
- 2 dientes de ajo fresco, finamente picados
- 1 cucharada de aceite de oliva extra virgen
- 1 cucharadita de tomillo seco
- Sal y pimienta recién molida a gusto

Instrucciones de preparación

- Combine todos los ingredientes, revuelva bien para incorporar los sabores, y frote la mezcla dentro de la cavidad del pollo así como sobre el exterior del mismo. Ponga el pollo en el refrigerador y déjelo marinar durante 2 o 3 horas antes de asarlo.

469. MEZCLA DE CONDIMENTOS ENNEGRECIDOS

HACE ¼ COPA

Ingredientes

- 2 cucharaditas de albahaca seca
- 2 cucharaditas de pimienta negra triturada en grano
- 1 cucharadita de pimienta blanca molida
- 1 cucharadita de comino molido
- 1 cucharadita de semillas de alcaravea, trituradas
- 1 cucharadita de semillas de hinojo, trituradas
- 1 cucharadita de tomillo seco
- 1 cucharadita de orégano seco
- ½ cucharadita de sal
- ½ cucharadita de copos de pimiento rojo picante triturados
- 2 cucharaditas de pimentón

Instrucciones de preparación

- En una sartén a fuego medio-alto, combine todos los ingredientes, excepto el pimentón, y cocine hasta que las semillas estén ligeramente doradas. Retire del fuego y añada el pimentón. Guárdelo en un recipiente hermético y agítelo bien antes de usarlo para sazonar el pescado de su elección.

470. FROTAMIENTO DE POLLO PICANTE

HACE 5-6 CUCHARADAS

Ingredientes

- 2 cucharaditas de pimentón ahumado
- 1 cucharadita de pimienta de cayena
- 2 cucharaditas de polvo de cebolla
- 1 cucharadita de comino molido
- 1 cucharadita de chile en polvo
- 1 cucharadita de ajo en polvo
- 2 cucharaditas de orégano seco
- 2 cucharaditas de tomillo seco
- 2 cucharaditas de mostaza seca
- ½ cucharadita de sal

Instrucciones de preparación

- Combine todos los ingredientes y frótelos en el pollo antes de cocinarlo.

SALSAS

471. SALSA DE NARANJA Y JENGIBRE

HACE 4 PORCIONES

Ingredientes

- Jugo de 3 naranjas frescas
- ¼ taza de mayonesa light
- 2 cucharadas preparadas de rábano picante fresco
- ¼ cucharadita de miel
- ¼ cucharadita de jengibre molido
- 1 cucharada de aceite de oliva extra virgen
- Sal y pimienta recién molida a gusto
- Una generosa pizca de harina para todo uso

Instrucciones de preparación

- Mezclar el zumo de naranja, la mayonesa, el rábano picante, la miel, el jengibre, el aceite de oliva y la sal y la pimienta en una cacerola pequeña. Batir para mezclar a fuego lento. Cuando la salsa empiece a hervir a fuego lento, bátalo en harina. Cocina durante 1-2 minutos, batiendo constantemente, hasta que la salsa esté suave.

Datos nutricionales

Aproximadamente 60 calorías por porción, 0 proteína, 5g de grasa total, 0 grasa saturada, 0 grasa trans, 5g de carbohidratos, 0 colesterol, 155mg de sodio, 0 fibra

472. GLASEADO DULCE Y PICANTE

HACE SUFICIENTE PARA 1 (1-1½-LIBRA) POLLO ENTERO

Ingredientes

- 2 cucharadas de salsa de chile picante
- ⅓ taza de miel

Instrucciones de preparación

- Mezclar bien y cepillar sobre los camarones o el pollo. La salsa se carameliza cuando la comida se asa a la parrilla.

Datos nutricionales

Aprox. 101 calorías, 0 proteína, 0 grasa total, 0 grasa saturada, 0 grasa trans, 25g de carbohidratos, 0 colesterol, 32mg de sodio, 0 fibra

473. SALSA ROJA DE PESTO

HACE 4 PORCIONES

Ingredientes

- 2 onzas de tomates secos en aceite, escurridos y con aceite reservado.
- 2 dientes de ajo fresco, picado
- 1 taza de hojas de albahaca fresca sueltas.

- *3 cucharadas de piñones, ligeramente tostados*
- *4 cucharadas de aceite de oliva extra virgen*
- *4 cucharadas de queso parmesano recién rallado*
- *Sal y pimienta recién molida a gusto*
- *Vinagre balsámico al gusto*

Instrucciones de preparación

- Combina tomates secos, ajo, albahaca y piñones en un procesador de alimentos. Combine el aceite de oliva con 2 cucharadas de aceite reservado de tomates secos (haciendo un total de 6 cucharadas de aceite) y añada lentamente el aceite al procesador de alimentos. Procesa los ingredientes hasta una consistencia suave. Transfiera la mezcla a un recipiente que se pueda cerrar. Añade el parmesano, sal al gusto y una generosa cantidad de pimienta. Añade vinagre al gusto, sella el contenedor y refrigera. Se puede usar hasta una semana.

Datos nutricionales

Aproximadamente 235 calorías por porción, 5g de proteína, 21g de grasa total, 2g de grasa saturada, 0 grasas trans, 9g de carbohidratos, 4mg de colesterol, 373mg de sodio, 2g de fibra

474. PASTA DE ACEITUNA NEGRA

HACE 1½ TAZAS (½ CUCHARADITA VA UN LARGO CAMINO - HAY 144 [½- CUCHARADITA] PORCIONES EN 1½ TAZAS)

Ingredientes

- *1 taza de aceitunas Kalamata sin hueso*
- *5 filetes de anchoa*
- *5 dientes de ajo fresco, picado*
- *½ taza de aceite de oliva extra virgen*
- *1 cucharadita de romero seco*
- *½ cucharadita de pimienta recién molida*

Instrucciones de preparación

- Combina aceitunas, anchoas, ajo, aceite de oliva, romero y pimienta en un procesador de alimentos y procesa hasta obtener una pasta suave. Sírvase en porciones de ½-teaspoon o en la cantidad que desee como un ungüento en los crostini. Se puede añadir a la pasta cocida o usar como guarnición de la carne asada (usar con moderación; una pequeña cantidad sirve para mucho).

Datos nutricionales

Aprox. 1.151 calorías por 1½ tazas, 7g de proteína, 124g de grasa total, 17g de grasa saturada, 0 grasa trans, 9g de carbohidratos, 0 colesterol, 2.028mg de sodio, 4g de fibra

475. SALSA DE LIMA CON ALMENDRAS TOSTADAS

HACE 4 PORCIONES

Ingredientes

- *1 cucharada de aceite de oliva extra virgen*
- *¼ taza de almendras en rodajas*
- *1 cucharada de jugo de limón recién exprimido*
- *Sal al gusto*
- *¼ taza + 1 cucharada de yogur natural bajo en grasa*
- *½ chalota, en rodajas finas*
- *1 taza de perejil fresco desgarrado*

Instrucciones de preparación

- En una pequeña cacerola, calentar el aceite de oliva a fuego medio y añadir las almendras. Tostar hasta que esté fragante y ligeramente tostado. Quítalo del calor y transfiérelo a un tazón. Deje que las almendras se enfríen. Añade el zumo de lima y la sal al gusto. Mezclar en el yogur hasta que esté completamente combinado y enfriar. Para servir con un plato de carne o pescado, pongan una cucharada de salsa sobre cada filete. Añade rebanadas de chalote y hojas de perejil y sirve.

Datos nutricionales

Aprox. 78 calorías por porción, 2g de proteína, 6g de grasa total, 1g de grasa saturada, 0 grasas trans, 3g de carbohidratos, 1mg de colesterol, 17mg de sodio, 2g de fibra

476. SALSA DE BERENJENA RESISTENTE

HACE 6 PORCIONES

Ingredientes

- 2 cucharadas de aceite de oliva
- 1 cebolla blanca mediana, picada gruesa
- 3-4 dientes grandes de ajo fresco, finamente picados
- ½ pimiento verde grande, picado grueso
- 1 berenjena grande (alrededor de 1 libra), pelada y cortada en cubos
- 1 lata (28 onzas) de tomates italianos pelados, escurridos y rotos en pedazos a mano
- ½ taza de vino tinto seco
- 1 cucharadita de albahaca seca
- 1 cucharadita de orégano seco
- Sal y pimienta recién molida a gusto

Instrucciones de preparación

- En una gran sartén de fondo grueso, calentar el aceite de oliva a fuego medio. Añade la cebolla y el ajo y saltéalos hasta que estén suaves y fragantes. Añade pimiento verde, berenjena, tomates, vino, albahaca, orégano, y sal y pimienta. Cúbrelo y déjalo hervir a fuego lento durante unos 30 minutos o hasta que la berenjena y los pimientos tengan una consistencia casi blanda y los ingredientes estén bien mezclados. Sirve caliente sobre tu pasta favorita.

Datos nutricionales

Aproximadamente 268 calorías por porción, 2g de proteína, 4g de grasa total, 1g de grasa saturada, 0 grasa trans, 12g de carbohidratos, 0 colesterol, 222mg de sodio, 5g de fibra

477. PESTO DE ALBAHACA

HACE UNA COPA

Ingredientes

- 2 tazas de hojas de albahaca fresca envasadas
- 3 dientes de ajo fresco
- ⅓ taza de nueces
- ⅔ taza de aceite de oliva extra virgen, dividido
- ½ taza de queso Pecorino recién rallado
- Sal y pimienta recién molida a gusto

Instrucciones de preparación

- Combina la albahaca, el ajo y las nueces en un procesador de alimentos y pulsa hasta que estén picados gruesos. Añade ½ taza de aceite y procesa hasta que esté suave. Añade el queso pecorino, sal y pimienta, y el resto del aceite de oliva y pulsa de nuevo hasta que se mezcle.

Datos nutricionales

Aprox. 1.464 calorías por taza, 24g de proteína, 176g de grasa total, 48g de grasa saturada, 0 de grasas trans, 6g de carbohidratos, 44mg de colesterol, 767mg de sodio, 0 de fibra

478. SALSA DE VINO BLANCO

HACE 6 PORCIONES (1½-TABLESPOON)

Ingredientes

- *Aceite de oliva en aerosol de cocina*
- *⅓ taza de cebolla blanca finamente picada*
- *½ taza de caldo de pollo enlatado bajo en sodio y sin grasa*
- *¼ taza de vino blanco seco (como el Sauvignon Blanc o el Pinot Grigio)*
- *2 cucharadas de vinagre de vino blanco añejo*
- *2 cucharadas de aceite de canola/aceite de oliva sin grasas, derretido*
- *2 cucharaditas de cebollino fresco finamente picado*

Instrucciones de preparación

- Calienta una sartén a fuego medio-alto y rocía la sartén con aceite de cocina. Añade la cebolla y saltéala durante unos 2 minutos. Añade el caldo de pollo, el vino y el vinagre y ponlo a hervir. Continúe cocinando hasta que se reduzca a la taza ¼, aproximadamente 5 minutos. Retire del fuego, añada aceite de canola/aceite de oliva derretido y cebollino, y sírvalo con pollo, pasta o pescado blanco (como la tilapia).

Datos nutricionales

Aprox. 91 calorías por porción, 0 proteína, 6g de grasa total, 1g de grasa saturada, 0 grasa trans, 6g de carbohidratos, 0 colesterol, 33mg de sodio, 0 fibra

479. SALSA DE CHAMPIÑONES

HACE 4-6 PORCIONES

Ingredientes

- *2 cucharadas de aceite de oliva*
- *Setas variadas de 1 libra, como el botón, cremini, o portobello, limpiadas*
- *y rebanado*
- *2 dientes de ajo fresco, picado*
- *2 chalotas, finamente picadas*
- *⅓ taza de vino blanco seco*
- *1 cucharada de mostaza de Dijon*
- *2 cucharaditas de tomillo recién cortado*

Instrucciones de preparación

- Calienta el aceite de oliva en una sartén antiadherente a fuego medio. Combine los champiñones, el ajo y los chalotes en la sartén y cocine durante unos 5 minutos hasta que estén tiernos, revolviendo de vez en cuando. Reduzca el calor y añada vino, mostaza y tomillo. Cocina durante 2 o 3 minutos más o hasta que se combinen y se calienten bien. Servir con pollo o pescado.

Datos nutricionales

Aprox. 67 calorías por porción, 2g de proteína, 4g de grasa total, 1g de grasa saturada, 0 grasa trans, 2g de carbohidratos, 0 colesterol, 4mg de sodio, 1g de fibra

480. UNA SIMPLE Y RÁPIDA SALSA DE TOMATE

HACE 3 CUPS

Ingredientes

- 3 cucharadas de aceite de oliva extra virgen
- 4 dientes de ajo fresco, pelados y picados
- 1 lata (28 onzas) de tomates Roma enteros pelados, sin escurrir.
- Sal y pimienta recién molida a gusto
- 3-4 hojas de albahaca fresca, picadas

Instrucciones de preparación

- En una olla de fondo grueso a fuego medio, agregue el aceite de oliva y el ajo y saltee, revolviendo a menudo, hasta que se dore, unos 3 minutos. Añada tomates con jugo y sal y pimienta al gusto. Aumentar el calor a alto, llevar la salsa a ebullición, y cocinar sin tapar durante unos 5 minutos, reduciendo el líquido ligeramente. Reduzca el calor a medio-bajo y déjelo hervir a fuego lento, revolviendo ocasionalmente, durante unos 30 minutos. Añade la albahaca y cocina durante otros 15 minutos. Hace suficiente salsa para una libra de pasta.

Datos nutricionales

Aproximadamente 570 calorías por, 3 tazas 7g de proteína, 42g de grasa total, 5g de grasa saturada, 0 grasa trans, 35g de carbohidratos, 0 colesterol, 1.330mg de sodio, 14g de fibra

481. PASTA DE ALMIDÓN DE MAÍZ

Ingredientes

- Almidón de maíz
- Agua fría

Instrucciones de preparación

- Se usa para espesar salsas, sopas y salsas de carne. Por cada taza de líquido que quiera espesar, combine 1 cucharada de almidón de maíz con 1½ cucharadas de líquido frío (por ejemplo, agua) y revuelva hasta que se forme una pasta. Luego, agregue esta pasta de almidón de maíz a las salsas calientes, sopas o salsas para espesar.

482. MELAZA GRUESA DE GRANADA

HACE UNA COPA

Ingredientes

- 3 tazas de jugo fresco de granada

Instrucciones de preparación

- En una cacerola de un cuarto de galón 1½ pongan 3 tazas de jugo a hervir a fuego medio. Reduzca el calor y cocine a fuego lento, destapado, revolviendo ocasionalmente y desnatando la espuma, hasta que el jugo se reduzca a una taza. Enfriar, embotellar y almacenar en el refrigerador.

Datos nutricionales

Aprox. 255 calorías por 1 taza, 3g de proteína, 0 grasa, 0 grasa saturada, 0 grasa trans, 63g de carbohidratos, 0 colesterol, 0 sodio, 0 fibra

483. SALSA PESTO PICANTE CON AJO

HACE 4 PORCIONES

Ingredientes

- ¼ taza de aceite de oliva extra virgen
- 4 dientes de ajo fresco, picado
- ¼ cucharadita de copos de pimiento rojo picante triturados
- Sal y pimienta recién molida a gusto
- Queso parmesano rallado (opcional)

Instrucciones de preparación

- En una sartén de tamaño medio a fuego medio, calienta el aceite de oliva. Añade el ajo y saltéalo hasta que esté translúcido. Añade las hojuelas de pimienta picante y cocínalas a fuego muy bajo durante 3-5 minutos. Sírvelo con tu pasta favorita. Adorne con queso parmesano rallado, si lo desea. Esta salsa también es genial para la pizza.

Datos nutricionales

Aproximadamente 110 calorías por porción, 0 proteína, 14g de grasa total, 1.5g de grasa saturada, 0 grasa trans, 1g de carbohidratos, 0 colesterol, 1mg de sodio, 0 fibra.

484. PESTO DE TOMATES SECOS

HACE 2 CUPS

Ingredientes

- 2 tazas de agua hirviendo
- 1 taza de tomates secos
- ¼ taza + ½ cucharada de aceite de oliva extra virgen
- 5 dientes de ajo fresco
- ¼ taza de piñones
- ½ taza de albahaca fresca
- ½ taza de perejil fresco italiano

Instrucciones de preparación

- Combina agua hirviendo y tomates secos y déjalos reposar hasta que los tomates se ablanden (unos 10-15 minutos). Escurrir y reservar 1 taza de líquido. En una sartén mediana, calentar ½ cucharada de aceite de oliva a fuego medio-alto. Añade el ajo y saltéalo, revolviendo a menudo durante un minuto. Quítalo del calor. En un procesador de alimentos, procese el ajo, los tomates, el líquido reservado, los piñones, la albahaca, el perejil y el aceite de oliva restante ¼cup. Sirva sobre la pasta. Esta salsa también es genial para la pizza.

Datos nutricionales

Aproximadamente 50 calorías por cucharada, 1g de proteína, 3,5g de grasa total, 0,6g de grasa saturada, 0 grasa trans, 2g de carbohidratos, 0 colesterol, 23mg de sodio, 1g de fibra

485. SALSA DE TOMATE Y ALBAHACA

HACE 4 PORCIONES

Ingredientes

- 1 cucharada de aceite de oliva
- 4 dientes de ajo fresco, picado
- 1 chalota, finamente picada
- Una lata de 14,5 onzas de tomates cortados en dados con chiles, bien escurridos.
- Sal y pimienta recién molida a gusto
- 4 ramitas de albahaca, picadas

Instrucciones de preparación

- En una sartén a fuego medio-alto, mezclad el aceite de oliva, el ajo y el chalote. Saltee el ajo y el chalote hasta que estén suaves y fragantes. Reduzca el calor a bajo. Añade los tomates, sal y pimienta, y albahaca, y cocina sin tapar hasta que se calienten y se absorba el líquido. Sirve como una salsa con trozos sobre el pescado o el pollo.

Datos nutricionales

Aprox. 66 calorías por porción, 2g de proteína, 3g de grasa total, 0 grasa saturada, 0 grasa trans, 6g de carbohidratos, 0 colesterol, 93mg de sodio, 1g de fibra

486.   SALSA DE MIEL Y MOSTAZA

HACE UNA COPA

Ingredientes

- 4 cucharadas de mostaza de Dijon
- 4 cucharadas de mayonesa ligera
- 2 cucharadas de miel
- 2 cucharadas de vinagre de vino tinto

Instrucciones de preparación

- Combina todos los ingredientes en un recipiente cubierto y enfría en el refrigerador para mezclar los sabores durante 30 minutos. Sirva a temperatura ambiente con pollo, cangrejo o camarones.

Datos nutricionales

Aprox. 372 calorías por taza, 3g de proteína, 22g de grasa total, 4g de grasa saturada, 0 de grasas trans, 46g de carbohidratos, 20mg de colesterol, 402mg de sodio, 0 de fibra

487.   PESTO DE PISTACHO PICANTE

HACE 4 PORCIONES

Ingredientes

- ½ pimienta de cereza picante pequeña, con semillas
- 3 dientes de ajo fresco, pelados
- 2 pimientos rojos medianos y dulces, asados
- ¼ taza de pistachos tostados en seco
- Sal y pimienta recién molida a gusto
- ⅓ taza de aceite de oliva extra virgen
- ¼ taza de queso parmesano fresco rallado

Instrucciones de preparación

- En un procesador de alimentos se combinan el pimiento picante, el ajo, los pimientos rojos y los pistachos. Sazone con sal y pimienta y pulse mientras añade aceite de oliva poco a poco hasta que tenga una consistencia suave. Pásalo a un bol y mézclalo con el queso parmesano. Esta salsa es una gran cubierta para el pescado.

Datos nutricionales

Aproximadamente 233 calorías por porción, 4g de proteína, 23g de grasa total, 3g de grasa saturada, 0 grasas trans, 5g de carbohidratos, 5mg de colesterol, 113mg de sodio, 1g de fibra

488. SALSA DE SARDINAS PARA PASTA

HACE 4 PORCIONES

Ingredientes

- 8-10 aceitunas negras pequeñas, picadas gruesas
- 1 lata (3,75 onzas) de sardinas en aceite de oliva
- 2 dientes de ajo fresco, prensado
- Escamas de pimiento rojo picante trituradas a gusto
- ¼ taza de aceite de oliva extra virgen
- ¼ taza de cilantro fresco finamente picado
- Sal y pimienta recién molida a gusto

Instrucciones de preparación

- Combine todos los ingredientes y mézclelos hasta que las sardinas se rompan en pequeños trozos. Mezcla con la pasta cocida que prefieras. Añade sal y pimienta al gusto y sirve.

Datos nutricionales

Aprox. 186 calorías por porción, 5g de proteína, 19g de grasa total, 2.4g de grasa saturada, 0 grasas trans, <1g de carbohidratos, 13mg de colesterol, 121mg de sodio, <0.5g de fibra

489. SALSA PESTO DE ALBAHACA

HACE UNA TAZA DE SALSA

Ingredientes

- ⅓ taza de piñones, tostados
- 2½ tazas de hojas de albahaca fresca
- 1 cucharadita de jugo de limón
- Una pizca de sal
- 4 dientes de ajo fresco
- ½ taza de aceite de oliva extra virgen, dividido
- ¼ taza de queso parmesano rallado
- ¼ taza de queso Pecorino Romano rallado
- Pimienta recién molida a gusto

Instrucciones de preparación

- En una pequeña sartén tostar piñones a fuego medio durante 1-2 minutos. Quítalo del fuego y déjalo a un lado. Corta las hojas de albahaca en tiras. Combina el jugo de limón, la sal y el ajo en un mortero y mézclalo hasta obtener una pasta. Añade los piñones y continúa machacando hasta que los frutos secos estén molidos. Añade tiras de albahaca de a poco, moliéndolas gradualmente en una mezcla de frutos secos. Añade un chorrito de aceite de oliva y mezcla hasta que la pasta se afloje.
- Añade ambos quesos rallados, pimienta al gusto, y el aceite de oliva restante según sea necesario para formar una consistencia deseable. La salsa puede mantenerse refrigerada durante unos días si se guarda en un frasco con tapa hermética. Si hace esto, añada una pequeña cantidad de aceite de oliva sobre la salsa. Sin embargo, el pesto es mejor si se usa inmediatamente. Esta salsa va muy lejos: una cucharada de pesto es todo lo que se necesita para dar sabor a minestrone, verduras, pollo a la parrilla, pescado o pasta.

Datos nutricionales

Aprox. 75 calorías por cucharada, 2g de proteína, 7g de grasa total, 1.2g de grasa saturada, 0 grasas trans, 2g de carbohidratos, 5mg de colesterol, 135mg de sodio, <1g de fibra

490.   SALSA DE ALMEJAS ROJAS

HACE 4 PORCIONES

Ingredientes

- *½ copa de vino blanco*
- *3 dientes de ajo fresco, machacados*
- *48 pequeñas almejas de caparazón duro*
- *2 cucharadas de aceite de oliva extra virgen*
- *1 cebolla, picada*
- *2 tazas de tomates ciruela cortados en dados*
- *3 cucharadas de albahaca fresca picada*
- *1 cucharada de orégano fresco picado*
- *¼ cucharadita de copos de pimiento rojo picante triturados*
- *Sal y pimienta recién molida a gusto*
- *1 cucharadita de perejil fresco picado para adornar.*

Instrucciones de preparación

- En una olla grande, cocine el vino, el ajo y las almejas en una pequeña cantidad de agua hasta que las conchas se abran. Quitar las almejas de las conchas. En una sartén, añadir aceite de oliva y cebolla y saltear. Añade los tomates, sazona con albahaca, orégano y hojuelas de pimiento picante, y cocina durante 8 minutos. Añade las almejas en su jugo y sal y pimienta a gusto y cocina por otros 2-3 minutos. Servir sobre la pasta y adornar con perejil.

Datos nutricionales

Aprox. 99 calorías por porción, 15g de proteína, 8.5g de grasa total, <1g de grasa saturada, 0 grasas trans, 8g de carbohidratos, 26mg de colesterol, 68mg de sodio, 1g de fibra

491.   SALSA DE ANCHOAS Y AJO

HACE 4 PORCIONES

Ingredientes

- *6 cucharadas de aceite de oliva extra virgen*
- *El aceite de las anchoas*
- *6 dientes de ajo fresco, prensado*
- *Una lata de 2 onzas de filetes de anchoas en aceite, escurridos y picados.*
- *Escamas de pimiento rojo picante trituradas a gusto*
- *2 cucharadas de cilantro o perejil fresco, finamente picado*
- *6 cucharadas de queso Romano recién rallado*
- *Sal y pimienta recién molida a gusto*

Instrucciones de preparación

- Combina los aceites y el ajo en una sartén a fuego medio y cocínalos durante 1-2 minutos. Añada las anchoas, cocine unos 30 segundos y retire del fuego. Añade hojuelas de pimiento picante y cilantro o perejil. Añada a la pasta que elija, espolvoree con queso Romano rallado y sirva. Añade sal y pimienta al gusto.
- Esta salsa también es genial como salsa para la pizza.

Datos nutricionales

Aprox. 189 calorías por porción, 3g de proteína, 18g de grasa total, 2g de grasa saturada, 0 de grasas trans, 1g de carbohidratos, 13mg de colesterol, 387mg de sodio, 0 de fibra

492. SIMPLEMENTE UNA GRAN SALSA MARINARA

HACE 9 CUPS

Ingredientes

- ½ taza de cebolla amarilla, finamente picada
- 6 dientes de ajo fresco, finamente picados
- 3 cucharadas de aceite de oliva extra virgen
- 2 latas (28 onzas) de puré de tomate sin sal añadida
- 1 lata (28 onzas) de tomates triturados
- 1 cucharada de pasta de tomate
- ½ cucharadita de albahaca seca
- 2½ tazas de agua
- 1 taza de caldo de pollo enlatado bajo en sodio y sin grasa.
- 1 cucharadita de endulzante de hornear bajo en calorías
- ¼ cucharadita de copos de pimiento rojo picante triturados
- Sal y pimienta recién molida a gusto

Instrucciones de preparación

- Saltee la cebolla y el ajo en aceite de oliva a fuego medio hasta que estén blandos; no los dore. Añade puré de tomate, tomates triturados, pasta de tomate y albahaca. Revuelva para mezclar los sabores. Añade agua, caldo, edulcorante, hojuelas de pimienta picante, y sal y pimienta, luego lleva la mezcla a ebullición, cúbrela, reduce el fuego a bajo y cocina a fuego lento durante 1 hora. Almacene la salsa no utilizada (en un recipiente sellado) en el congelador durante un máximo de 3 a 4 meses.

Datos nutricionales

Aprox. 74 calorías por ½ taza de salsa, 17g de proteína, 3g de grasa total, <0.4g de grasa saturada, 0 trans-fat, 12.4g de carbohidratos, <0.1mg de colesterol, 131mg de sodio, 2g de fibra

493. SIMPLE SALSA DE TOMATE PARA PASTA

HACE 6-8 PORCIONES

Ingredientes

- 1½ libras de tomates frescos o 1 lata de 28 onzas de tomates pelados
- 6 dientes de ajo fresco, finamente picados
- 6 cucharadas de aceite de oliva extra virgen
- 10 hojas de albahaca fresca, picadas
- Sal y pimienta recién molida a gusto
- 1 zanahoria grande, finamente picada
- 1 cebolla grande, finamente picada
- Un tallo de apio, finamente picado
- 1 cucharadita de perejil fresco finamente picado
- ½ cucharadita de copos de pimiento rojo picante triturados

Instrucciones de preparación

- Si se usan tomates frescos, colóquelos en una olla grande de agua y póngalos a hervir. Retire del fuego, enjuague los tomates bajo agua fría y pele inmediatamente las pieles. Este método permite quitar fácilmente la piel de los tomates. Corta los tomates pelados en trozos y déjalos a un lado. Si se utilizan tomates en lata, escurrir el líquido y reservarlo (para ser utilizado más tarde si la salsa es demasiado espesa). En una sartén grande a fuego medio-alto, saltee ligeramente el ajo en aceite de

oliva, luego añada la albahaca, los tomates, la sal y la pimienta al gusto, la zanahoria, la cebolla, el apio, el perejil y las hojuelas de pimiento picante; cocine a fuego medio-alto durante 2-3 minutos.
- Reduzca el calor a bajo y cocine a fuego lento durante unos 20-25 minutos, revolviendo a menudo para mezclar los ingredientes.

Datos nutricionales: Aprox. 119 calorías por porción, 1g de proteína, 11g de grasa total, 1g de grasa saturada, 0 grasa trans, 7g de carbohidratos, 0 colesterol, 15mg de sodio, 2g de fibra

494. ADOBO DE JENGIBRE Y AJO

HACE SUFICIENTE PARA 1½ LIBRAS DE PESCADO, AVES O CARNE

Ingredientes

- *3 cucharadas de aceite de oliva extra virgen*
- *2 cucharadas de salsa de soja baja en sodio*
- *2 cucharadas de jugo fresco de lima*
- *1 cucharada de jengibre molido*
- *1 cucharada de ajo fresco finamente picado*
- *½ cucharadita de mostaza seca*

Instrucciones de preparación

- Combine todos los ingredientes y revuelva para mezclar. Coloque el pescado, las aves o la carne en un recipiente y cúbralo con el escabeche. Cúbralo con una tapa bien ajustada y déle la vuelta al recipiente varias veces para cubrir todas las piezas con el escabeche. Colóquelo en el refrigerador por un mínimo de 30 minutos, hasta varias horas. Retire el pescado o la carne del adobo cuando esté listo para cocinar y deseche el adobo.

495. GRAN ADOBO DE PESCADO

HACE SUFICIENTE PARA 1½ LIBRAS DE PESCADO

Ingredientes

- *Jugo de 2 limas grandes frescas*
- *1 cucharada de aceite de oliva extra virgen*
- *2 cucharadas de salsa de soja baja en sodio*
- *2 dientes de ajo fresco, finamente picados*
- *½ taza de vermut seco*
- *2 cucharadas de hojas de menta fresca, picadas*

Instrucciones de preparación

- Combina todos los ingredientes en un pequeño tazón y bátelos para mezclarlos. Aparta. Anote la piel del pescado y colóquelo en un recipiente bien cerrado en una sola capa. Vierte el adobo sobre el pescado y gira para cubrir ambos lados. Cúbralo y refrigérelo durante 2 ó 3 horas, volteando el contenedor varias veces mientras lo marina para cubrir el pescado. Retire el pescado cuando esté listo para cocinar y deseche el adobo.

496. DELICIOSO ADOBO PARA EL POLLO

HACE APROXIMADAMENTE ½ TAZA

Ingredientes

- *½ taza de tu aderezo italiano favorito*

- *1 cucharadita de jugo de limón recién exprimido*
- *1½ cucharaditas de miel agria*
- *2 cucharadas de ajo fresco picado*
- *Trozos de pollo sin piel y sin hueso de una libra.*

Instrucciones de preparación

- Mezcla el aderezo italiano, el jugo de lima, la miel y el ajo en un tazón y mézclalo bien. Añade los trozos de pollo, asegurándote de cubrir todos los trozos con la salsa. Colóquelo en el refrigerador para marinarlo durante al menos una hora antes de cocinarlo.

497. UN GRAN ADOBO

HACE 6 PORCIONES

Ingredientes

- *⅓ taza de aceite de oliva*
- *4 dientes de ajo fresco, picado*
- *1 cucharadita de copos de pimiento rojo picante triturados*
- *3 cucharadas de jugo de limón recién exprimido*
- *¼ taza de jugo de naranja*

Instrucciones de preparación

- En una pequeña olla, combine aceite de oliva, ajo y hojuelas de pimiento picante. Calentar a fuego medio hasta que el ajo esté blando. Retire del fuego y añada los dos jugos. Deje que se enfríe antes de añadirle proteínas. Se usa para marinar cerdo, pollo, camarones o vieiras.

Vestidos

498. ADEREZO DE YOGURT

HACE UNA COPA

Ingredientes

- *Ajo triturado o menta al gusto*
- *1 taza de yogur natural*

Instrucciones de preparación

- Mezclar ajo o menta en el yogur, al gusto.

Datos nutricionales

Aprox. 160 calorías por 1 taza, 9g de proteína, 8g de grasa, 4g de grasa saturada, 0 grasa trans, 13g de carbohidratos, 0 colesterol, 160mg de sodio, 0 fibra

499. ADEREZO DE LIMÓN

HACE ACERCA DE ½ TAZA DE VESTIR

Ingredientes

- *¼ taza de aceite de oliva extra virgen*
- *¼ taza de jugo de limón recién exprimido*
- *1 diente mediano de ajo fresco, aplastado hasta formar una pasta*
- *Una escasa pizca de sal*
- *Pimienta recién molida a gusto*

Instrucciones de preparación

- Combina todos los ingredientes en un tazón y mézclalos bien.

Datos nutricionales

Aproximadamente 61 calorías por cucharada, <0.1g de proteína, 7g de grasa total, 0.7g de grasa saturada, 0 grasa trans, 1g de carbohidratos, 0 colesterol, 0.1mg de sodio, 0 fibra

500. ADEREZO PARA ENSALADA DE PIMIENTA Y LIMÓN

HACE ½ COPA

Ingredientes

- ½ taza de aceite de oliva extra virgen
- 2 cucharadas de vinagre
- 1 cucharada de edulcorante no calórico
- 2 cucharaditas de condimento de limón y pimienta

Instrucciones de preparación

- Combina todos los ingredientes en una coctelera de aderezo para ensaladas y agítala bien para que se mezcle.
- Llovizna en la ensalada.

Datos nutricionales

Aprox. 720 calorías por ½ taza (aproximadamente 90 calorías por cucharada), 0 proteína, 84g de grasa total, 11g de grasa saturada, 0 grasa trans, 0 carbohidratos, 0 colesterol, 0 sodio, 0 fibra

501. UN GRAN ADEREZO PARA ENSALADAS

HACE UNA COPA

Ingredientes

- ¼ taza de vinagre de sidra de manzana
- 1¼ cucharaditas de mostaza de Dijon
- 1¼ cucharaditas de chalota picada
- 1 cucharadita de edulcorante no calórico
- ¾ taza de aceite de oliva extra virgen
- Sal y pimienta recién molida a gusto

Instrucciones de preparación

- Bate el vinagre, la mostaza, la chalota y el edulcorante en un pequeño tazón. Añade aceite de oliva, sal y pimienta a gusto y bate de nuevo. Deje a un lado por 15 minutos antes de usar para mezclar los sabores. Llovizna en la ensalada.

Datos nutricionales

Aprox. 1.080 calorías por taza (aproximadamente 67 calorías por cucharada), 0 proteína, 126g de grasa total, 16g de grasa saturada, 0 grasa trans, 0 carbohidratos, 0 colesterol, 0 sodio, 0 fibra

502. ADEREZO SICILIANO

HACE UNA COPA

Ingredientes

- ¼ taza de agua
- ⅔ taza de aceite de oliva extra virgen
- Jugo de 1 limón
- 2 dientes de ajo fresco, cortado en rebanadas
- ½ taza de perejil fresco picado
- 1 cucharadita de orégano

Instrucciones de preparación

- Ponga el agua a hervir y viértala en un tazón. Añade aceite de oliva y bate. Añade el jugo de limón, ajo, perejil y orégano y bate de nuevo hasta que se mezclen bien. Ponga la mezcla en una olla doble y cocínela durante 5 minutos más, revolviendo constantemente. Úsalo como cubierta de pescado o déjalo enfriar y sírvelo sobre la ensalada.

Datos nutricionales

Aproximadamente 80 calorías por cucharada, 0 proteína, 9g de grasa total, 1.2g de grasa saturada, 0 grasa trans, 0 carbohidratos, 0 colesterol, 0 sodio, 0 fibra

503. VINAGRETA DE HIGOS FRESCOS

HACE APROXIMADAMENTE ½ TAZA

Ingredientes

- 3 higos, cortados en cuartos
- 3 cucharadas de vinagre balsámico
- 1 cucharada de jarabe de arce
- Sal y pimienta recién molida a gusto
- 3 cucharadas de aceite de oliva extra virgen

Instrucciones de preparación

- Combina higos, vinagre, jarabe y sal y pimienta al gusto en una licuadora o procesador de alimentos. Procesa hasta que esté suave. Apaga el procesador y raspa la mezcla de los lados. Empieza a procesar de nuevo mientras añades lentamente aceite de oliva. Cuando la vinagreta se haya espesado, rocíe la ensalada.

Datos nutricionales

Aprox. 450 calorías basadas en la cantidad total de aderezo, 1g de proteína, 42g de grasa total, 5g de grasa saturada, 0 grasa trans, 25g de carbohidratos, 0 colesterol, 1mg de sodio, 4g de fibra

504. ADEREZO DE VINAGRETA DE MENTA

HACE APROXIMADAMENTE ¼ TAZA

Ingredientes

- 1 cucharadita de vinagre de vino tinto
- 1 cucharadita de jugo de limón recién exprimido
- 1 cucharada de chalota finamente picada
- ¼ taza de aceite de oliva extra virgen
- ¼ taza de menta fresca picada

Instrucciones de preparación

- Bate el vinagre, el jugo de limón y el chalote en un tazón. Añada el aceite de oliva lentamente mientras continúa batiendo los ingredientes. Añade la menta y deja que el aderezo se asiente en infusión durante 10 minutos antes de usarlo en la ensalada.

Datos nutricionales

Aprox. 340 calorías por cada cantidad entera de aderezo, 0 proteína, 42g de grasa total, 5g de grasa saturada, 0 grasa trans, 0 carbohidratos, 0 colesterol, 0 sodio, 0 fibra

505. VINAGRETA DE CEBOLLINO

HACE APROXIMADAMENTE 1½ TAZAS

Ingredientes

- 6 cucharadas de vinagre de vino blanco añejo
- 6 cucharadas de aceite de oliva extra virgen
- 2 paquetes de cebollinos frescos (aproximadamente ¾ onzas)
- 6 cucharadas de mostaza de Dijon
- 6 cucharadas de miel pura
- Sal y pimienta recién molida a gusto

Instrucciones de preparación

- Combina todos los ingredientes en una licuadora y haz un puré. Viértelo en la vinagrera para guardarlo y agítalo bien antes de servirlo sobre la ensalada.

Datos nutricionales

Aproximadamente 60 calorías por porción, 0 proteína, 7g de grasa total, 0 grasa saturada, 0 grasa trans, 8g de carbohidratos, 0 colesterol, 0 sodio, 0 fibra.

506. VINAGRETA DE CHALOTE-BALSÁMICO

HACE APROXIMADAMENTE ⅔ TAZA

Ingredientes

- 4 cucharadas de vinagre balsámico
- 4 cucharadas de aceite de oliva extra virgen
- 2 cucharadas de chalota picada
- 2 cucharaditas de jarabe de arce puro
- 1 cucharadita de mostaza de Dijon
- Sal y pimienta recién molida a gusto

Instrucciones de preparación

- Combina todos los ingredientes en un pequeño tazón y bátelos enérgicamente para mezclarlos. Sirva rociado sobre la ensalada.

Datos nutricionales: Aproximadamente 80 calorías por porción; 0 proteína, 9g de grasa total, 1g de grasa saturada, 0 grasa trans,

0 carbohidratos, 0 colesterol, 0 sodio, 0 fibra

- Onza —— 28 gr
- libra —— 454 gr